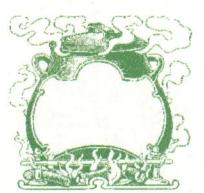

 微信扫码，添加本书
智 能 阅 读 助 手

————————
帮助您提高本书阅读效率

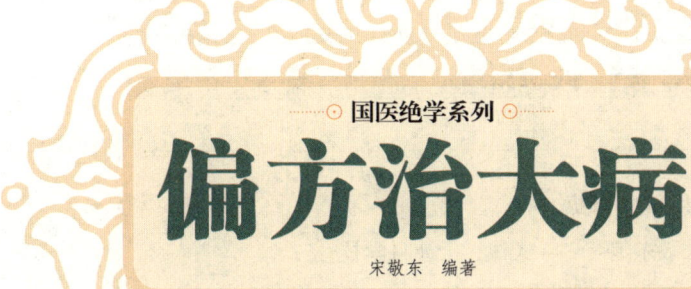

国医绝学系列

偏方治大病

宋敬东　编著

融合传统中医养生之精华

居家必备的自我调理良方

适合国人体质的养生保健自然疗法

天津出版传媒集团

天津科学技术出版社

本书配有智能阅读助手，帮您实现

"时间花得少，阅读效果好"

▶ 建议配合二维码一起使用本书 ◀

我们为本书特配了智能阅读助手，它可以为您提供本书配套的读者权益，帮助您提高阅读效率，提升阅读体验。

针对本书，您可能会获得以下读者权益：

线上读书群
为您推荐本书专属读书交流群，入群可以与同读本书的读者，交流本书阅读过程中遇到的问题，分享阅读经验。

另外，还为您精心配置了一些辅助您更好地阅读本书的读书工具与服务。

微信扫码
添加智能阅读助手

阅读助手，助您高效阅读本书，让读书事半功倍！

图书在版编目（CIP）数据

偏方治大病 / 宋敬东编著 . -- 天津：天津科学技术出版社，2014.6（2020.10 重印）

ISBN 978-7-5308-8878-0

Ⅰ .①偏… Ⅱ .①宋… Ⅲ .①土方 - 汇编 Ⅳ .① R289.2

中国版本图书馆 CIP 数据核字（2014）第 085819 号

偏方治大病
PIANFANG ZHI DABING

策 划 人：杨 譞
责任编辑：王朝闻
责任印制：兰 毅
出 版：天津出版传媒集团
天津科学技术出版社
地 址：天津市西康路 35 号
邮 编：300051
电 话：（022）23332490
网 址：www.tjkjcbs.com.cn
发 行：新华书店经销
印 刷：三河市兴博印务有限公司

开本 720×1020 1/16 印张 15 字数 330 000
2020 年 10 月第 1 版第 3 次印刷
定价：45.00 元

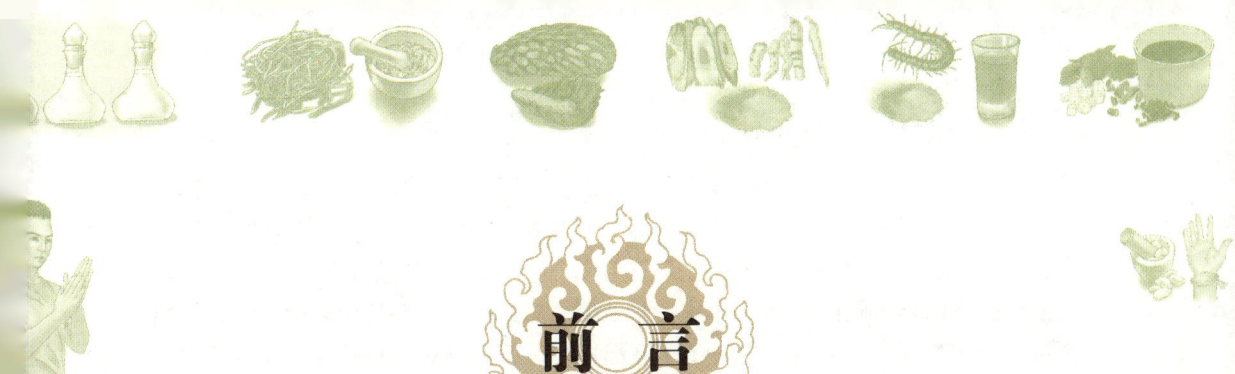

前　言

　　我国民间自古就有"偏方治大病""小小偏方，气死名医"的说法。偏方是指广泛流传于民间但不见于医学著作的治病药方，是中医理论与实践在民间应用的结晶，是千百年来中医学家和广大民众不断摸索、不断积累起来的经验之方。它们或是来自老百姓日常生活的偶然发现，或是来自传内不传外的家族秘方，或是来自于历代医家在民间诊病时开具的药方，因使用有效而流传下来。这些偏方历经反复验证，流传甚广，生命力极强，一直以来，因其实用简单、价廉、疗效独特而深受老百姓的喜爱，也为中华民族的繁衍和人类健康做出了巨大的贡献。

　　在我国民间流传的大量偏方中，不乏组合精当、构思奇特、疗效显著的治病良方、秘方和奇方。民间偏方一般用药极为简洁，往往选择人们常用却未想到的药材配伍，甚至以单味药取效，如冬青叶治感冒、喝醋治呃逆等。偏方不但能够治疗各种小病、大病、疑难杂症，在关键时刻还能帮大忙，救人于危难之际，解决某些突发情况，如利用胡萝卜缨解砒毒，用蚕豆、韭菜治误吞针入腹，用土豆皮治烫伤等。令人称奇的是，一些偏方中所用的药材看似与所治疾病无关，却有药到病除之效。这实际上是运用了中医五脏相生相克的原理，通过调养其他相关脏器，来达到促使患病脏器痊愈的目的。就连一些现代医学技术都治不了、花很多钱都治不好的疾病，利用偏方也能治好，而且花钱少，甚至不花分文。

　　即使是在医学技术较为发达的现代社会，偏方仍然具有巨大的实用价值，因为它材料易得，操作简便，花钱少又有实效，更适合普通老百姓采用。为使读者能够正确利用民间偏方治病，我们搜集了散见于古今医籍、文献和报刊中的民间疗法，遍寻民间广泛流传的老偏方，广罗各民族独特的治病秘方，取其精华，弃其糟粕，精选出2000多个最有效、最简便、最经济、最实用的偏方，编写了这部《偏方治大病》。它内容丰富，药源广泛，制取简便，是一部适合现代人治病和保健的方药大全。

　　书中选录的偏方具有以下特点：一是取材方便，其中很多药方都取自老百姓日常所吃的五谷杂粮、瓜果蔬菜和禽肉蛋，如用酸枣仁粥治疗心悸失眠、赤小豆治血肿等；二是配制简便，大都采用煎、煮、研末等方法制取，有的甚至仅仅是用日常食物煲粥或制成药酒饮用，操作简便，容易为普通患者所掌握并自行治疗；三是疗效显著，千百年来历经反复验证，屡试屡验，沿用至今，有很多都已被目前各大医院所采用；四是经济实用，因多取自民间偏方，很少有奇特名贵的中药材，且副作用小，最适合普通家庭使用，患者利用此类偏方治病，不但省钱，还能免去来回跑医院的麻烦；五是一方多用，有的药方可以治疗多种疾病，如醋蛋液对治疗盗汗、关节炎、皮肤瘙痒等都具有显著的疗效。根据各类偏方的主治疾病，本书分为传染性疾病、呼吸系统疾病、妇科疾病等十二章，涉及疾病共计300余种，每种疾病都提供了多种治病偏方，有的多达十几种，既有内服方，也有外敷方，还有食疗方，便于患者根据自身健康状况和疾病性质选择采用。每种药方都不同程度地介绍了其配方及用法、随症加减、功效、禁忌事项等。

　　本书内容丰富，通俗易懂，体例简明，可供广大患者自学自用，无论你有无医学知识，均能一看就懂，一学就会，是一部即查即用的家庭必备医疗书，可随时随地为你和你的亲朋好友治病疗疾。对于基层医务人员、中医院学生、中医药爱好者和临床工作者，书中的偏方也有很高的参考价值。最后需要说明的是，中医讲究辨证施治，书中所录偏方仅供参考，未必适合所有人，在采用时应尊重个体生理和病理的差异性，最好配合医院的诊断并征得医生意见后再行使用。孕妇及哺乳期妇女务须在医生指导下慎重选择书中所录偏方。患有危重疾病的朋友，一定要及时就医，在医生的指导下使用此类民间偏方，以期取得更好的治疗效果。

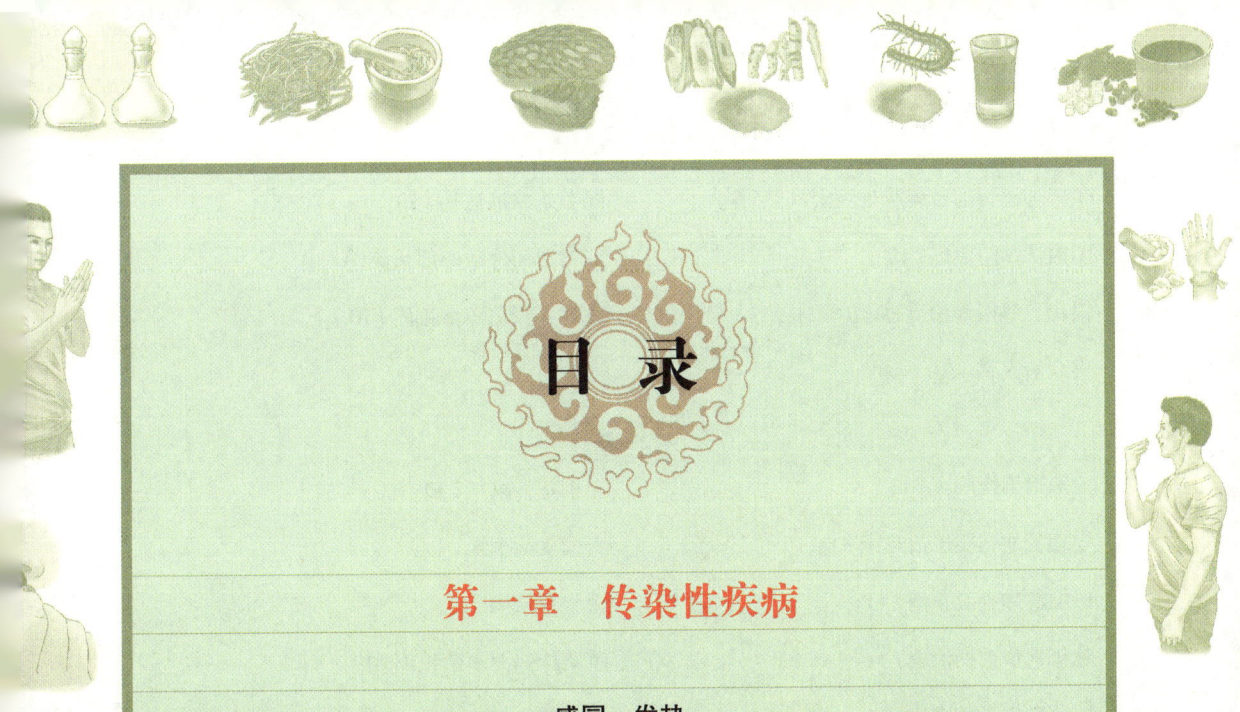

目　录

第一章　传染性疾病

感冒、发热

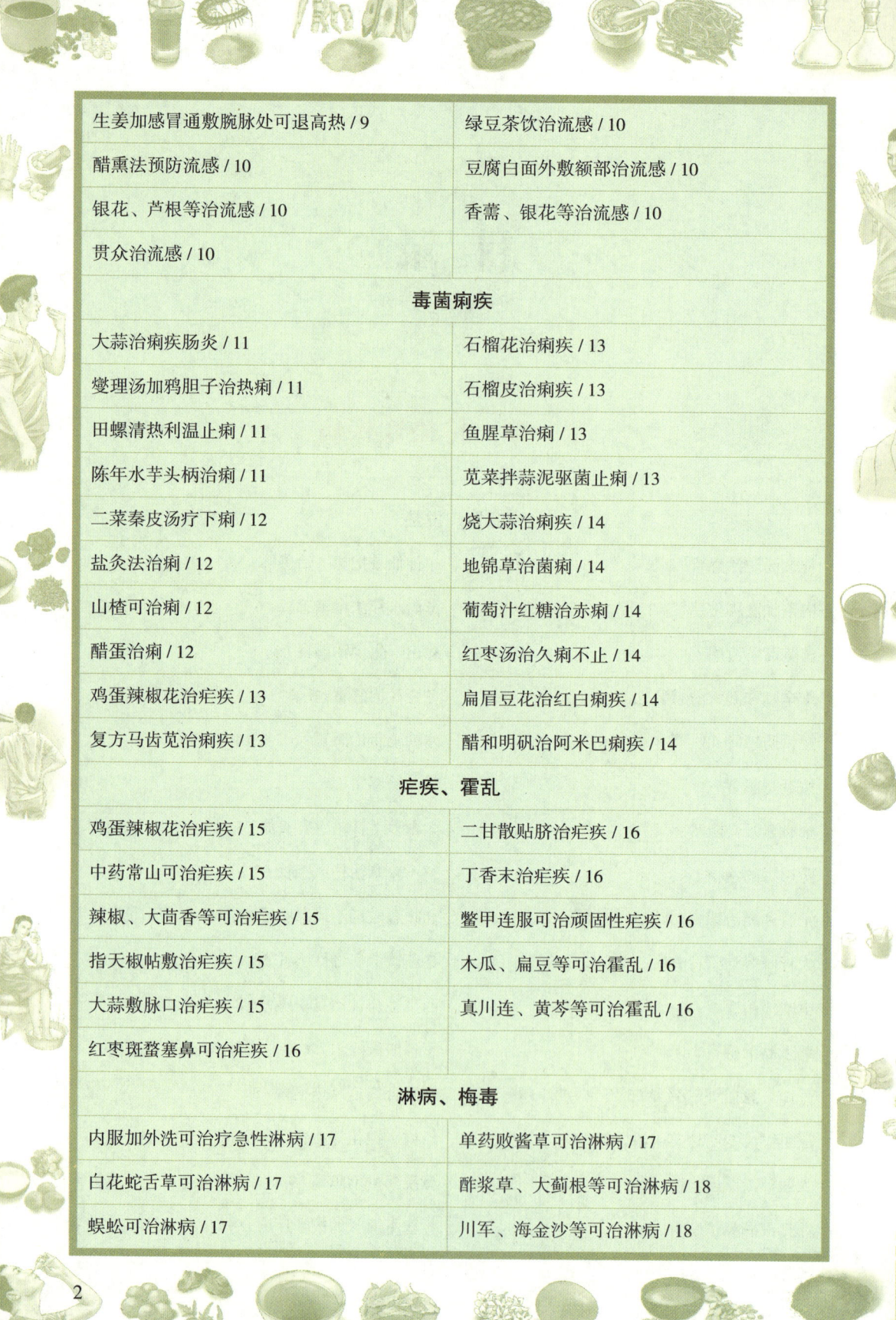

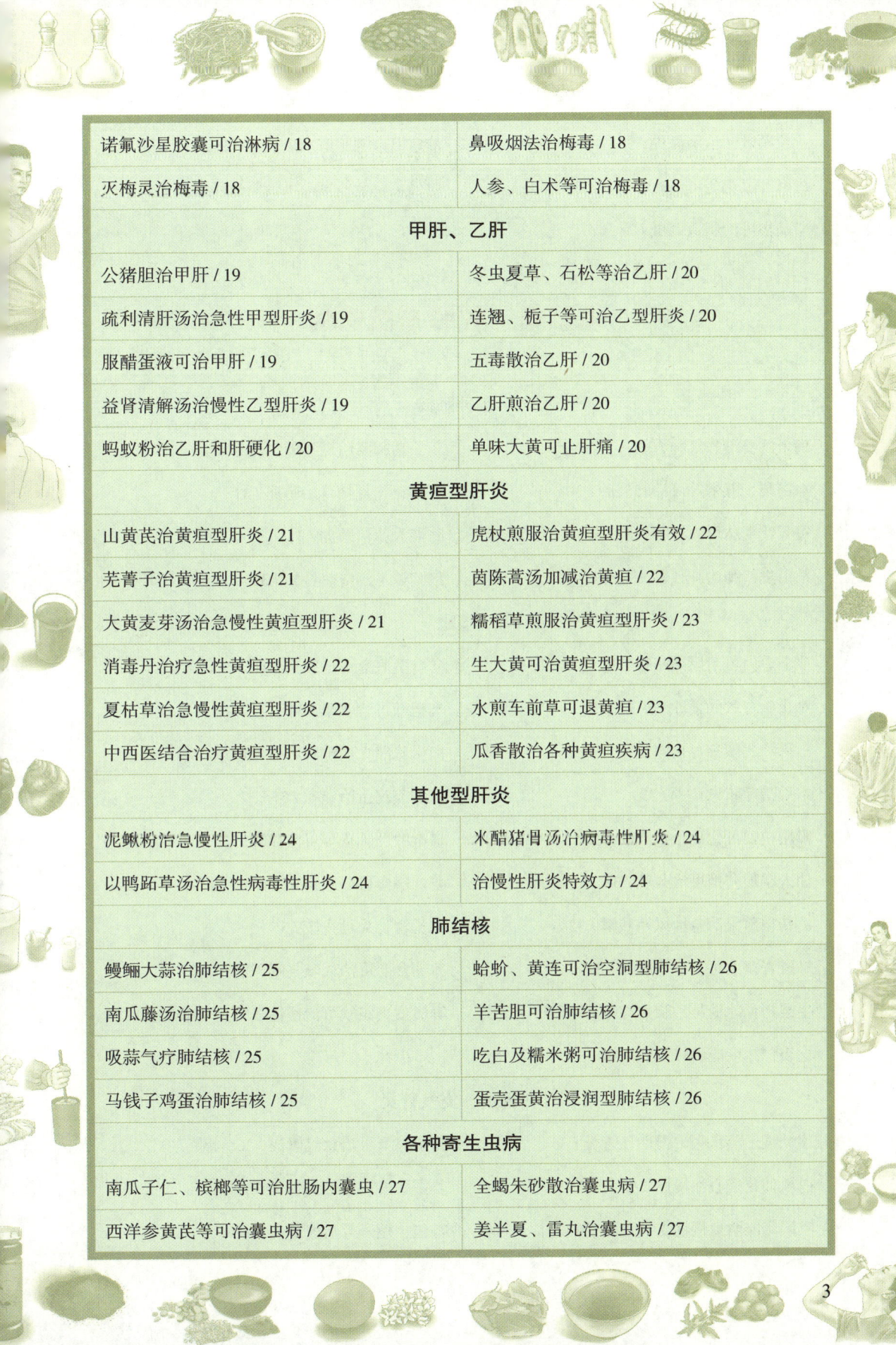

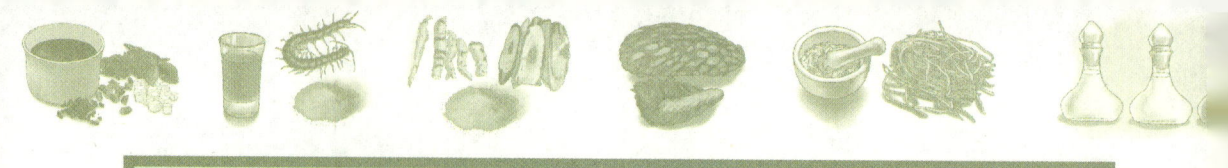

第二章　呼吸系统疾病

各种肺病

咳嗽

气管炎、支气管炎

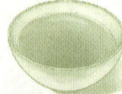

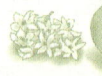
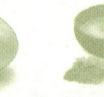
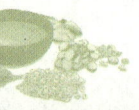

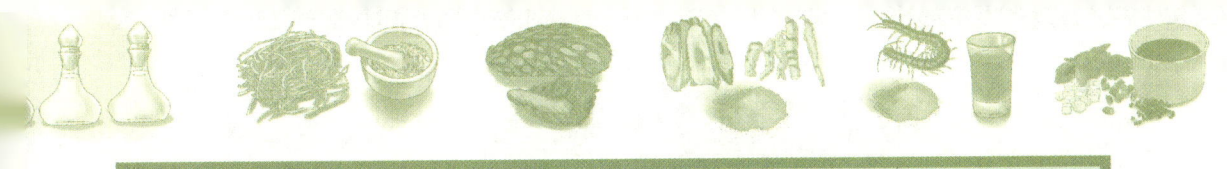

哮喘、打鼾

第三章　消化系统疾病

消化不良、呃逆

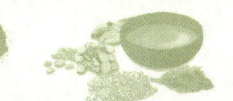
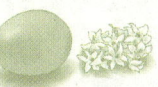

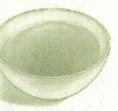
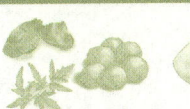
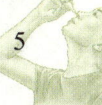

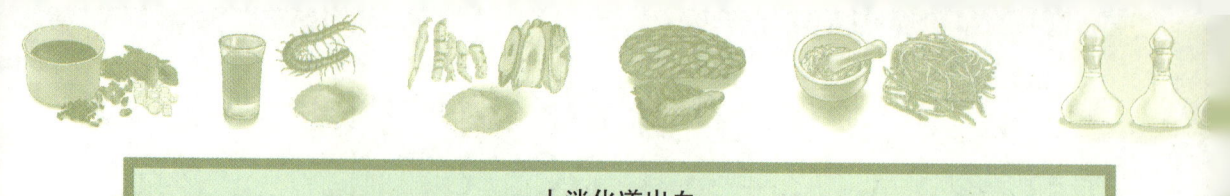

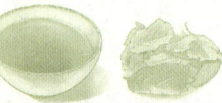
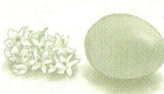
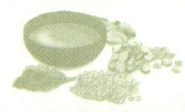

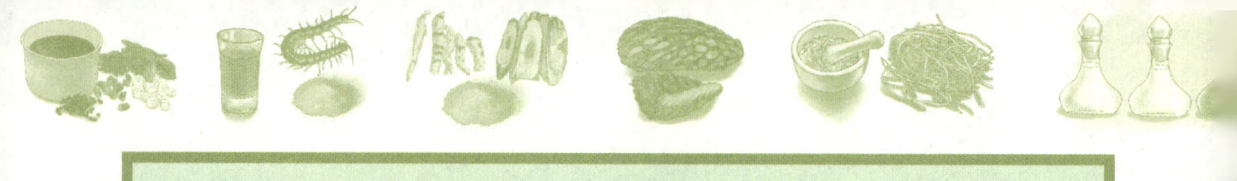

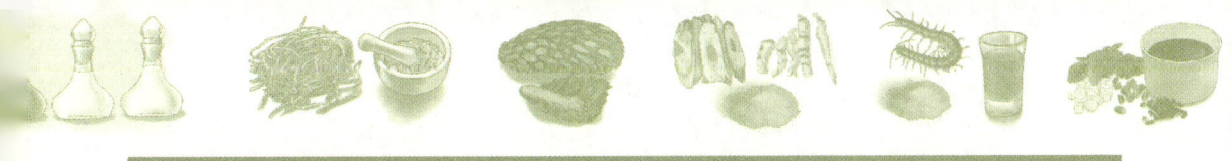

第五章　泌尿系统疾病

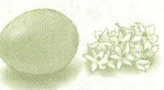

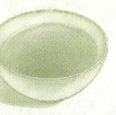

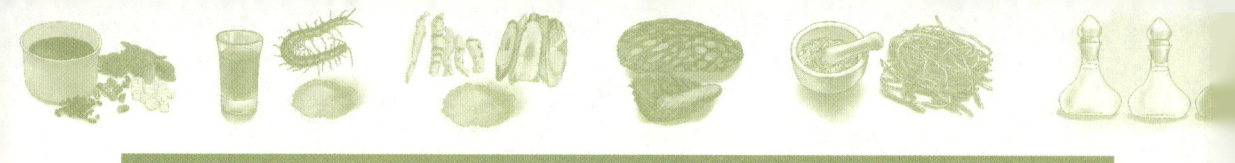

第六章　内分泌系统疾病

第七章　神经系统疾病

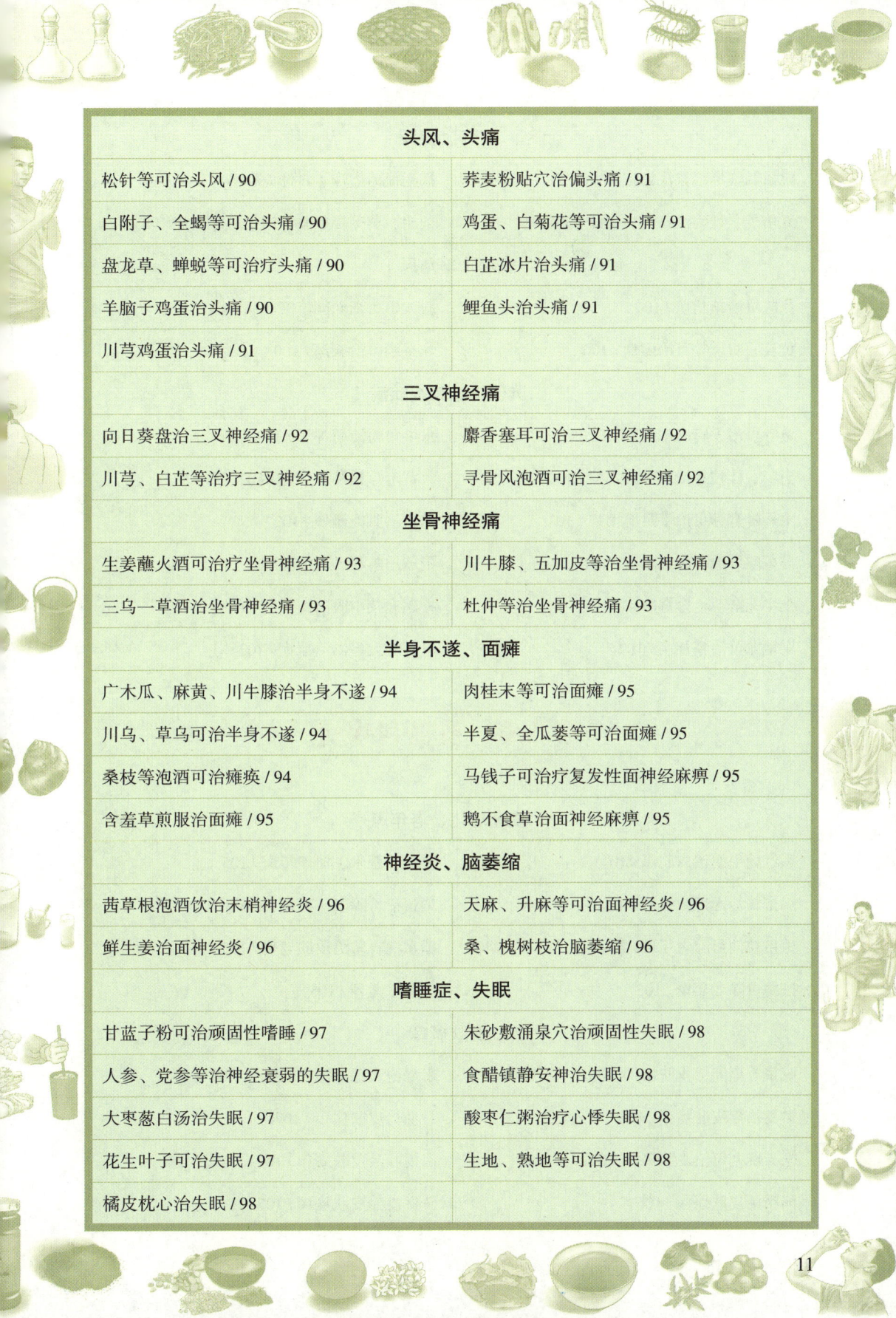

头风、头痛

三叉神经痛

坐骨神经痛

半身不遂、面瘫

神经炎、脑萎缩

嗜睡症、失眠

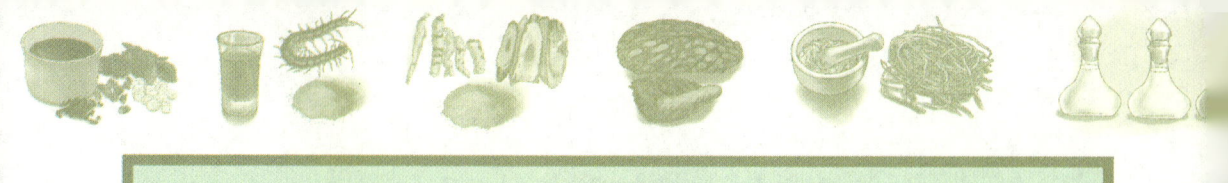

自汗、盗汗

桃奴、红枣治自汗、盗汗 / 99	糯稻根治盗汗、自汗 / 99
五倍子、牡蛎治自汗、盗汗 / 99	柴胡、黄芩等煎服可治半身汗出症 / 99

癫痫（羊角风）

茵陈可治羊角风 / 100	服大枣黄米面能治癫痫病 / 100
黄芪、防风等可治癫痫 / 100	炸蚕蛹可治癫痫 / 100

其他神经系统疾病

桑叶可治手脚麻木症 / 101	水牛角粉治精神病 / 102
当归、桂枝等治双手麻木症 / 101	大黄治疗精神分裂症 / 102
木耳蜂蜜糖可治手足麻木症 / 101	木通治肌肉瘫痪 / 102
姜葱醋可治手脚麻木症 / 101	蛋黄淫羊藿汤可治健忘症 / 102
土牛七全草治全身麻木 / 101	朴硝混菜中服治癫狂病 / 102
用地龙可治精神病 / 102	以甘麦大枣汤治癔症 / 102

第八章　皮肤科疾病

皮肤老化、老年斑

黑红糖牛奶治皮肤黑 / 104	苡仁（薏米）治老年斑 / 105
鸡蛋粉治面部皱纹 / 104	鸡蛋清可除老年寿斑 / 105
擦色拉油可除老年斑 / 104	醋水洗脚防治皮肤老化 / 105
按摩可除老年斑 / 105	丝瓜水美容 / 105

皮肤瘙痒

硫黄香皂能治皮肤瘙痒 / 106	米醋泡大蒜擦治皮肤瘙痒 / 107
黄蒿治疗皮肤瘙痒 / 106	甘油治皮肤瘙痒 / 107
吃天麻丸可治皮肤瘙痒 / 106	樟树叶治皮肤瘙痒 / 107
醋精治皮肤瘙痒 / 106	鲜橘皮治皮肤瘙痒 / 107

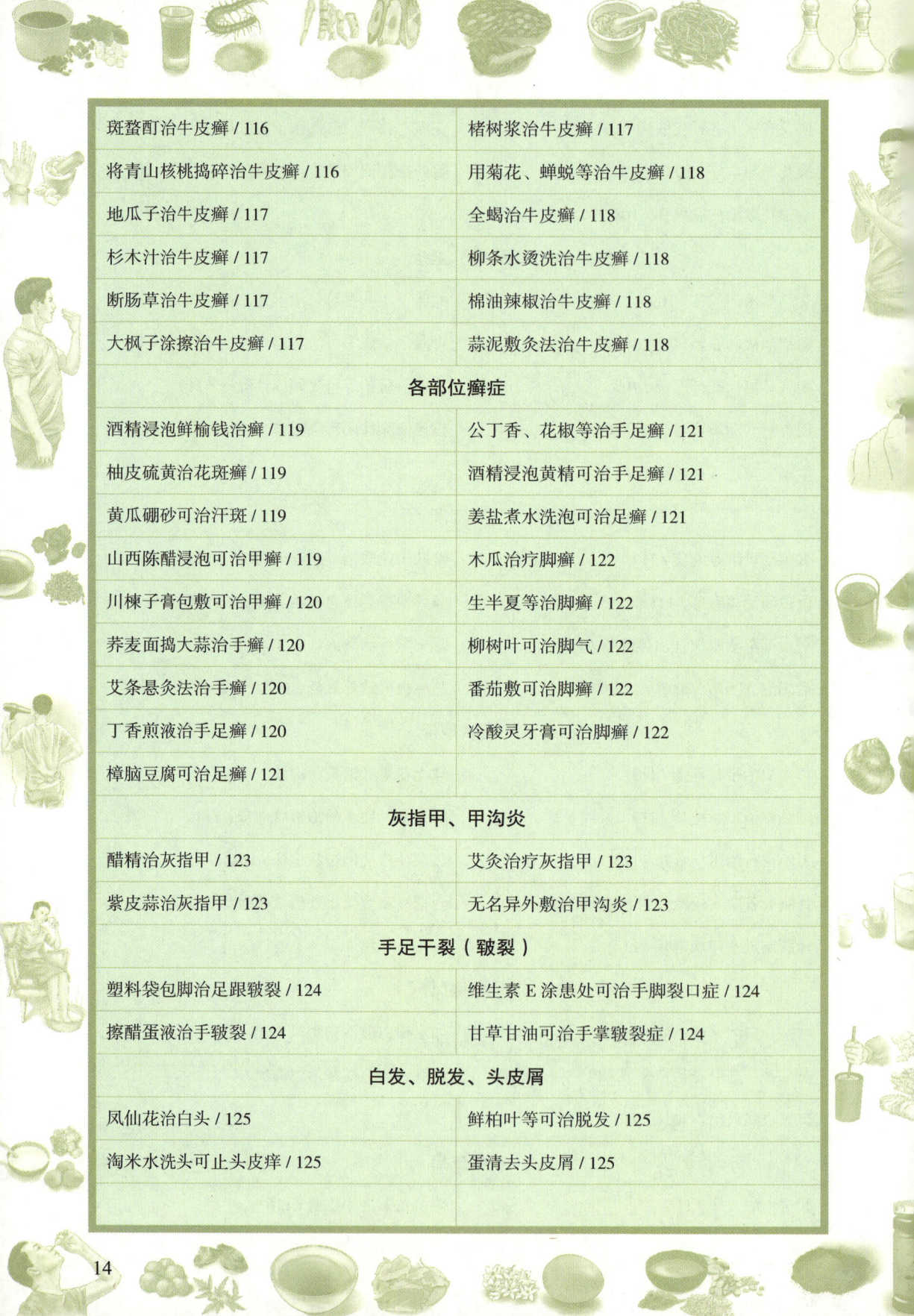

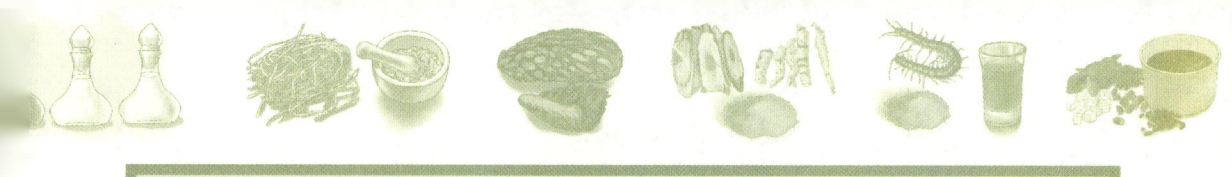

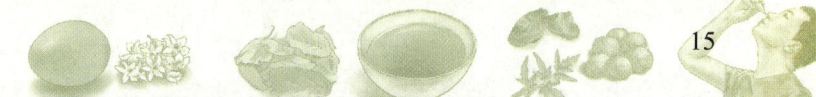

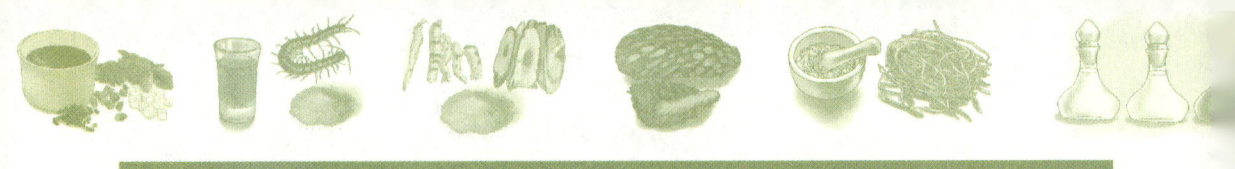

第九章　肛肠外科疾病

痔疮

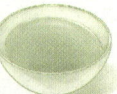

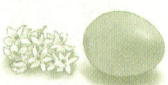
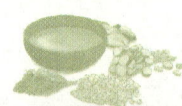
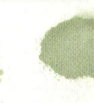

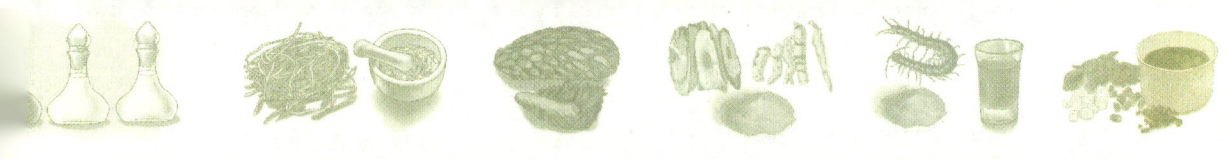

肛瘘、肛裂、脱肛

第十章　五官科疾病

眼疾

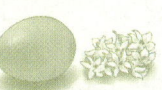

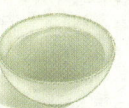

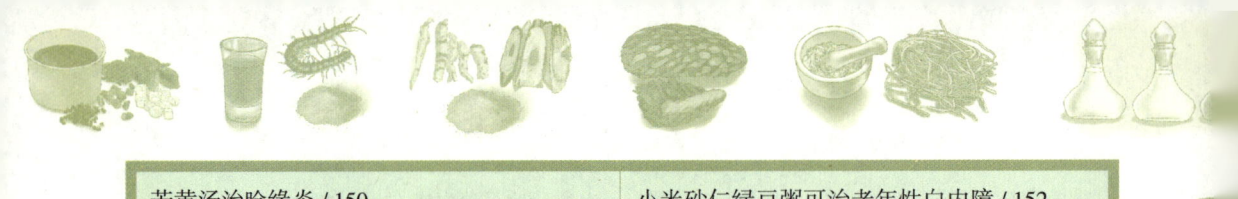

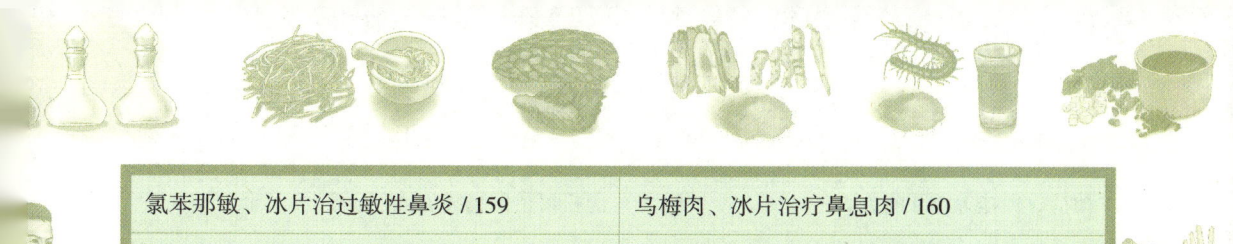

喉疾

牙痛

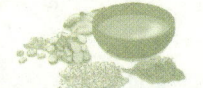
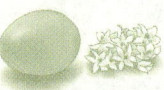

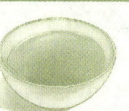

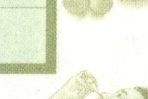

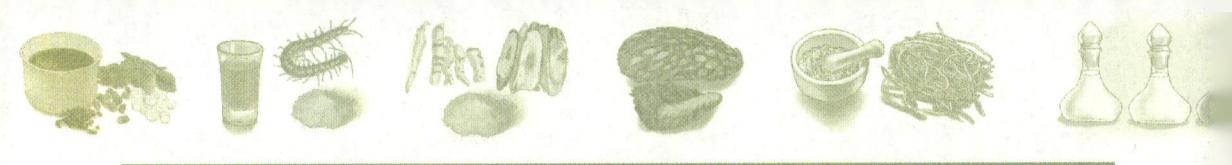

口疮

第十一章　骨伤科及风湿性疾病

风湿性关节炎

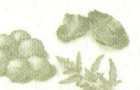
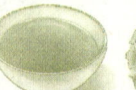

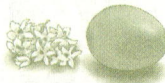
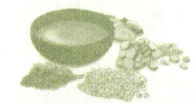

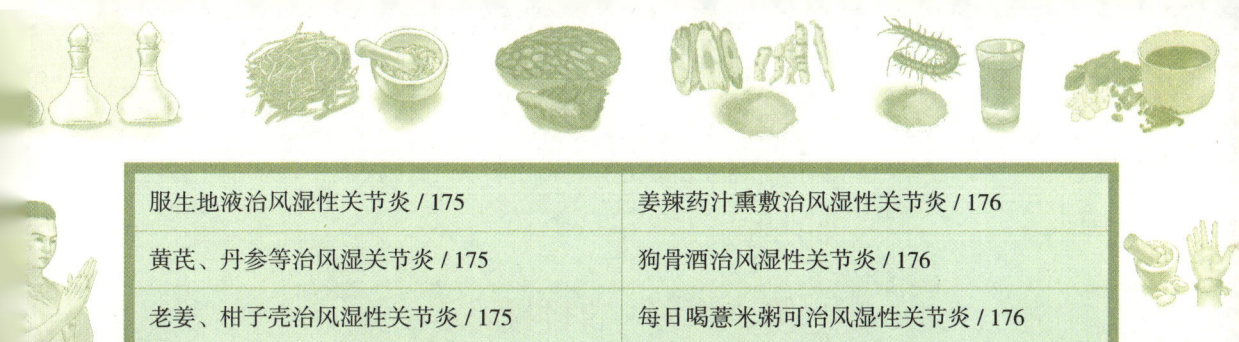

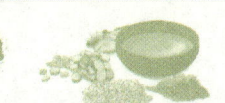
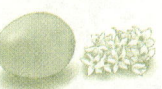

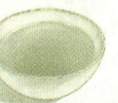
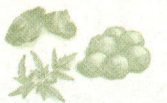

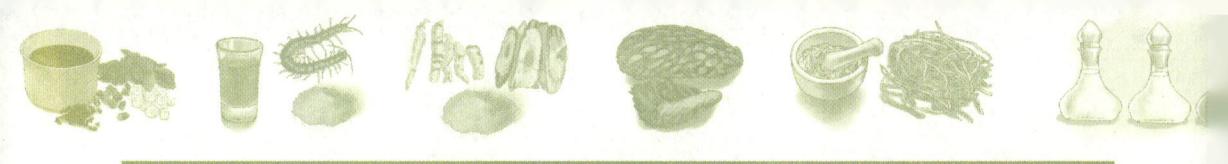

第十二章　妇科疾病

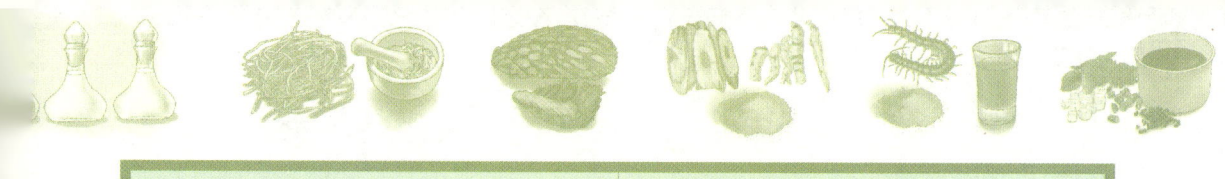

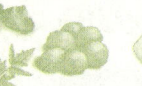

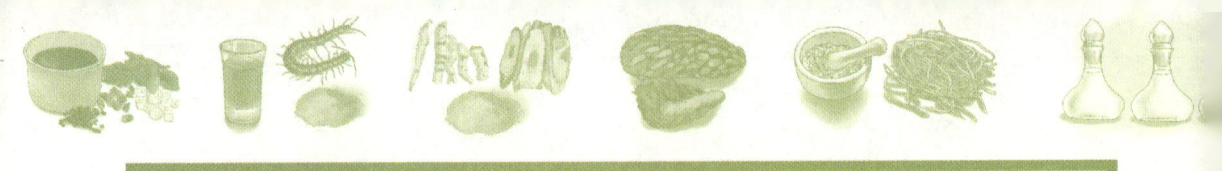

第一章

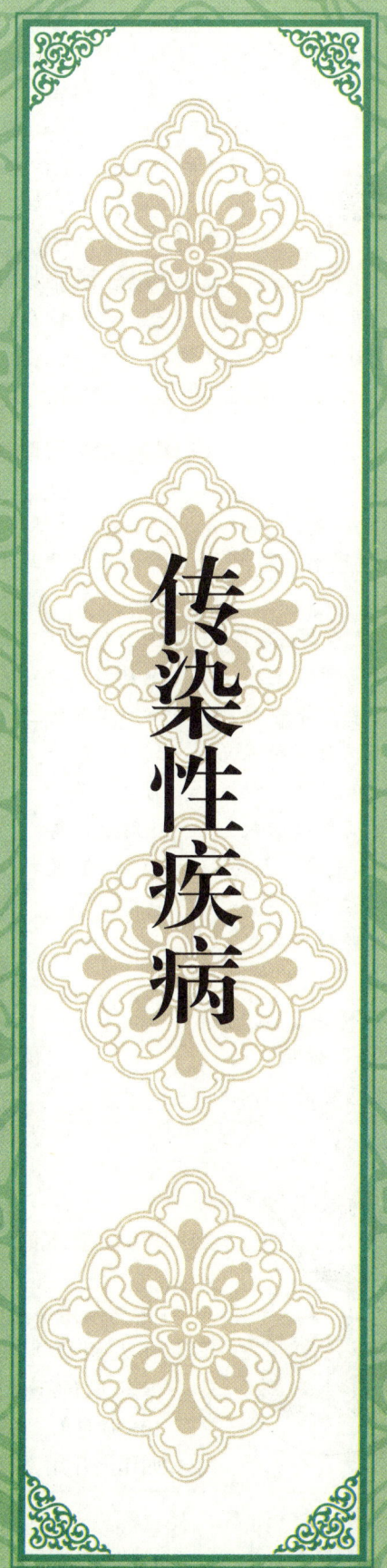

传染性疾病

感冒、发热

感冒的发生主要是体虚，抗病能力减弱引起的。感冒发热是指感冒常常能引起发热症状。当气候剧变时，人体内外功能不能适应，邪气便会乘虚由皮毛、口鼻而入，引起一系列发热症状。感冒发热对人体有利也有害，发热时人体免疫功能明显增强，有利于清除病原体和促进疾病的痊愈。因此，只有当体温超过38.5度时，才需要吃退热药。

神仙汤防治感冒

【配方及用法】7个葱头7片姜，一把糯米熬成汤，食时兑入适量醋，防治感冒保健康。

【功效】米醋有杀灭流行性感冒病毒作用，既能治疗感冒，又能预防流感，安全有效。生姜含姜辣素、芳香醇、姜烯、氨基酸等成分，性味甘辛而温，是一味芳香性健胃药，有暖胃止呕、发汗解表、散寒驱邪、解毒镇痛功效，主治风寒感冒、胃寒呕吐等症。大葱性味温辛，主要成分葱蒜辣素，能杀菌健胃，刺激呼吸道和汗腺管壁分泌，起发汗解表作用，主治外感风寒、头疼寒热等症。糯米能健胃和中，益气扶正，有"多食使人贪睡"作用。因此，此验方是防治伤风感冒的良方，素有"神仙汤"之称。

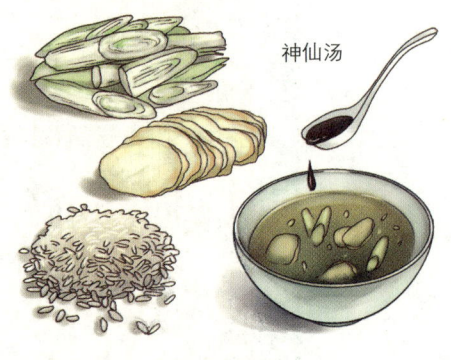

神仙汤

喝茶加洗脚防感冒

【方法】当天气突变，双足冰凉，身体不适时，马上喝一大杯热茶（茶叶10~15克，热开水50毫升左右，浸泡10分钟以上），接着用50~60℃的热水泡脚15~20分钟，以水浸过踝关节，周身感到热乎乎为度。隔2小时后，再如法重复1次。

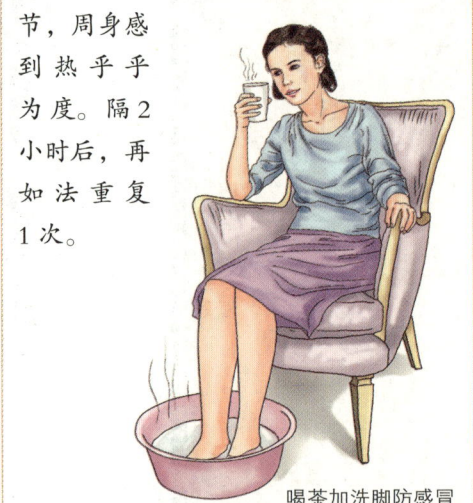

喝茶加洗脚防感冒

茵陈蒿防流感

【配方及用法】茵陈蒿全草6~10克（1人用量），加水熬至药液相当于生药量的3~4倍时即成。每次口服20~30毫升，每日1次，连服3~5日。如作治疗用，每日2次。

细辛贴神阙穴防感冒

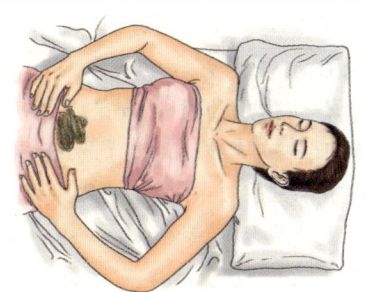

【配方及用法】细辛 10 克。将细辛用沸水冲泡后沥去水分，待不烫手时敷在肚脐上（神阙穴），外用塑料纸覆盖，保持湿润，再用绷带包扎固定 12 小时后揭去。每周 1 次，可连用 2~4 次。

【功效】治疗后感冒发作次数每年少于 3 次为显效，明显减少则为有效，发作次数无明显变化则为无效。

细辛贴神阙穴防感冒

搓手防感冒

【方法】对搓双手大鱼际穴，直至搓热。搓法跟双掌搓花生米的皮一样，一只手固定，另一只手搓动，两手上下交替，搓 2~3 分钟，使整个手掌发热。此法可促进血液循环，加快新陈代谢，增强体质，使人不易感冒。此法也可叫搓手保健操。不受时间、地点限制，随时可做，简便易行。

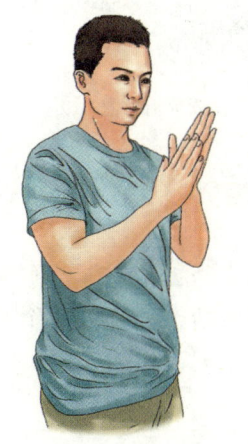

搓手防感冒

按摩防感冒

【方法】在每个节气的第一天用示指按摩人中、风府（在哑门穴上四陷中）穴各 20 次，也可于早晨起床穿衣或出门时各按二穴位 20 次。总之，当你觉得身上冷时或准备下冷水前，要先按摩上面介绍的穴位，两手同时按也行，一只手前后各按 20 次也可。在接触感冒的人时，按二穴 20 次保证传染不到你，大概是按此二穴邪气不得进，正气能保留，以正压邪之故。

金霉素眼膏防治感冒

【方法】将金霉素眼膏管伸入鼻腔内，朝上方挤入少许，然后用手指捏挤鼻子两侧数次，使药膏均匀地分布于鼻腔内，每日 3 次。金霉素眼膏用来防治感冒，既经济又实惠，患此病症时不妨一试。

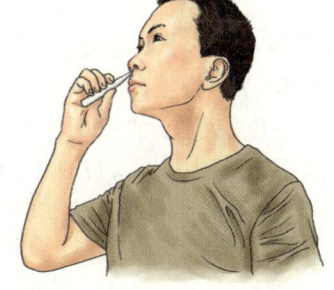

金霉素眼膏防治感冒

防感冒的绝招

【方法】用左手把住水龙头的开关，将右手的五指并拢，与手心形成凹陷状，接水后，便用鼻子往里吸，稍作停顿后再喷出，连续10次即可。遇到有感冒症候时，可反复多洗几次。只要能持之以恒，必见效果。

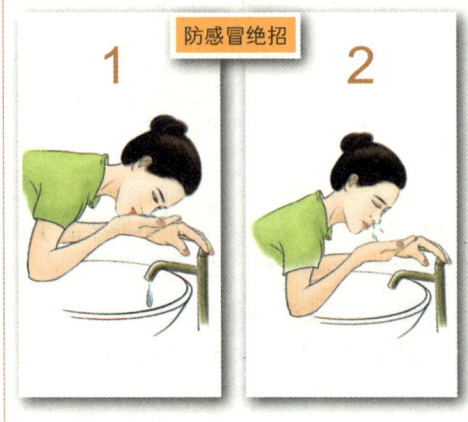

干葱和醋治感冒

【配方及用法】干大葱两棵（100~150克），食醋100~150毫升。空腹生食大葱，用醋送服。一般1剂便好（退热止咳特有效）。胃有毛病的患者慎用。

大青叶等治感冒

【配方及用法】大青叶、板蓝根、紫草各50克。将上药用温水浸泡半小时后，用文火煎，煮沸后3~5分钟即可，忌煎煮时间过长，每日1剂，分2次服。小儿宜少量昼夜服。

电吹风治感冒

【方法】用电吹风吹患者后枕部的风池、天柱两穴，可洗头后湿吹也可干吹，一般以有温热感为佳，如有灼痛可将风挡关小或移得稍远些，待吹至感觉后脑部有一股热流向全身扩展，手脚、额头等处冒热汗后再继续吹5~8分钟，每日2~3次。也可用下列方法兼治：吹孔最、吹太阳、吹风门，点合谷、点迎香。

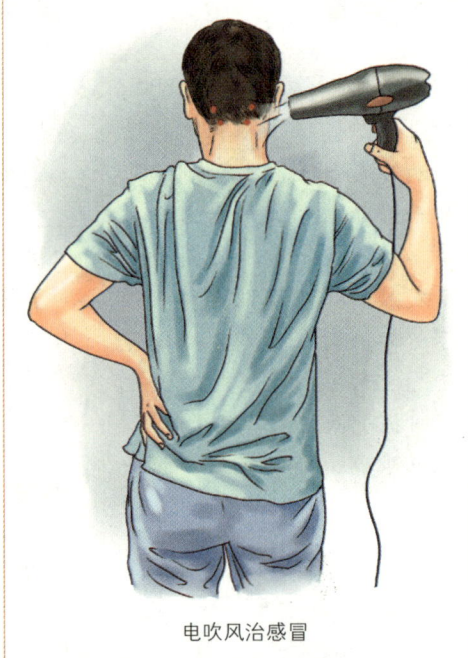

电吹风治感冒

鸡蛋酒治感冒

【配方及用法】酒250毫升，倒进锅里煮，蒸发掉酒精，再打入一个鸡蛋，搅散后，加一匙白糖，兑开水冲淡饮用。

蒜瓣、葱白等治感冒

【配方及用法】蒜瓣 25~30 克，葱白 25~30 克，鲜生姜 25~30 克。各物洗净干后放入一个合适的器皿里，捣研成糨糊状（切成片或块亦可，但效果稍差），加水 250 毫升煎煮，煎好后将成品分成 6/10 和 4/10 两份。首次温服 6/10，服后需注意保暖，用不了 1 小时，即会满身大汗湿透，立感两鼻畅通，全身舒爽，时隔五六小时后再服 4/10。两份为 1 剂，一般连服 2 剂即可痊愈；初患者服 1 剂即可解决问题，儿童剂量减半或减去 2/3 也可，婴幼儿最好别服。此方一般无副作用，服后如有短暂的不适感，喝些醋或冷开水即可缓解。

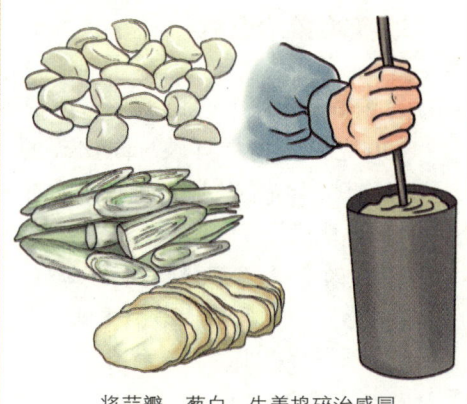

将蒜瓣、葱白、生姜捣碎治感冒

潘生丁（双嘧达莫）治感冒

【配方及用法】潘生丁（双嘧达莫）每次服 25 毫克，每日服 3 次，一般服用 2 次就能明显见效，再继续服用两三次，最多不超过 3 天，感冒便彻底治愈，心脏不适的症状也随之消失。

大葱汁治感冒

【配方及用法】取约 10 厘米长的葱白一段，捣烂取汁，睡前服一酒杯，一夜治愈感冒。如因感冒咽喉疼痛时，可取葱白竖切，切面朝里，敷脖颈睡觉，一夜治愈。

苏打液滴鼻治感冒

【配方及用法】6 克苏打加 100 克凉开水配制成 6% 溶液即可。每 3 小时滴鼻一次，每次每侧鼻孔滴 2~3 滴，连续使用 2~3 天，感冒即可痊愈。

"神仙一把抓"治感冒

【方法】用手微缩成爪形，伸在鼻端 5 厘米处，臆想手指伸长，插入鼻腔病灶内，将病气抓出，慢慢地拉伸，直到手臂不能伸长为止，并意想将病气送入一地深处。

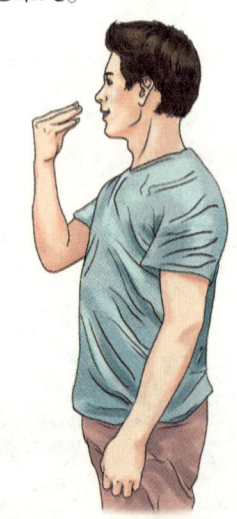

"神仙一把抓"治疗感冒

鼻内水疗法可治感冒

【方法】1. 用手心捧起一些水放在鼻孔前，用两个鼻孔同时吸水（不要把水吸入喉咙）；2. 然后让水自然流出，如此重复3~5次；3. 接着用手指按住一鼻孔，用另一鼻孔使劲呼气3次，将余水喷出，再换另侧鼻孔同样呼气3次；4. 最后用擤鼻涕的方法将鼻孔内的余水用力擤出嘴巴微张，以免水进入耳中。具体如右边图所示。

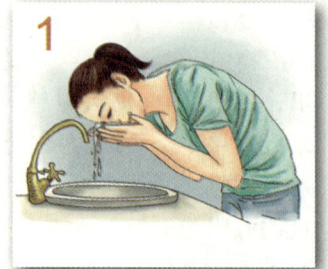
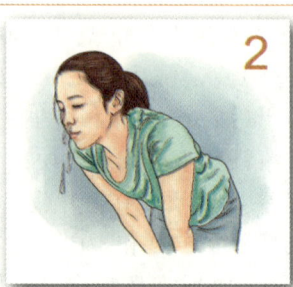
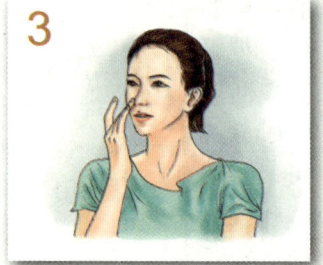
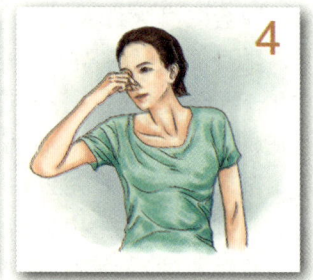

葱白、生姜治感冒

【配方及用法】葱白、生姜各15克，食盐3克。葱姜洗净，捣烂成糊，用纱布包裹。用力涂擦前胸、后背、脚心、手心、腘窝、肘窝，擦后安卧。

【功效】清热，发表，通阳，解毒。治感冒。

冬青汁治感冒

【配方及用法】取冬青叶少许榨汁，每次饮用3毫升，日服3次。

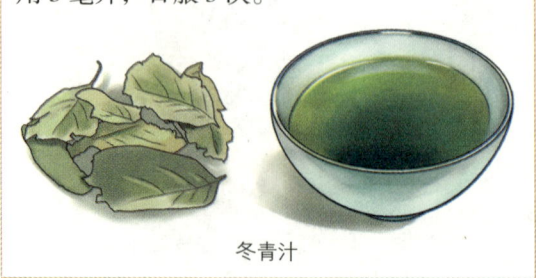

冬青汁

冰糖鸡蛋治感冒

【配方及用法】鸡蛋1个，冰糖30克。将鸡蛋打破，同捣碎的冰糖混合调匀。临睡前用开水冲服，取微汗。

【功效】养阴润燥，清肺止咳。治感冒，症见流清涕、咳嗽、发冷等。对小儿流鼻血亦有效。

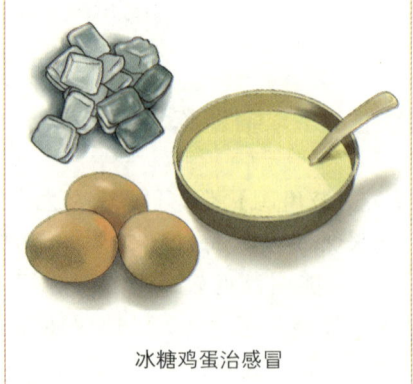

冰糖鸡蛋治感冒

三油治感冒

【配方及用法】香油80克，薄荷油40克，樟脑油40克。三油调匀装瓶备用。此油专治由流感引起的头痛、腹痛等症，平时涂于嘴唇周围和鼻腔内可预防感冒。用时将此油少许涂抹于疼痛部位，效果神奇。

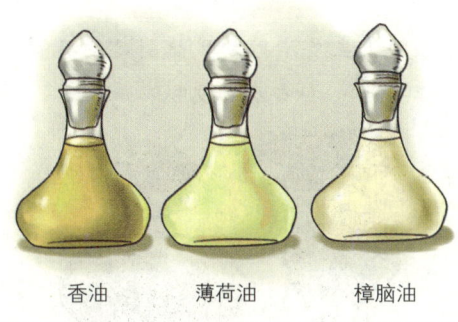

香油　　薄荷油　　樟脑油

大白萝卜汁治感冒头痛

【配方及用法】大白萝卜。将大白萝卜洗净，捣烂取汁。滴入鼻内，治各种头痛；饮用治中风。

【功效】治感冒头痛、火热头痛、中暑头痛及中风头痛等。

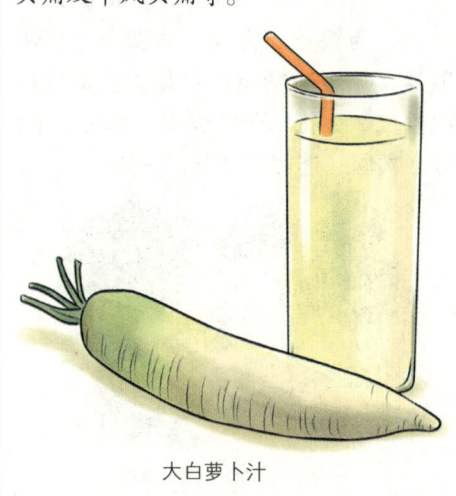

大白萝卜汁

鹅不食草治伤风感冒

【配方及用法】鹅不食草适量，晒干，研成细末，贮瓶备用，勿泄气。头痛、牙痛取本散少许，交替吹入左右鼻中或搐鼻，即刻打嚏，涕泪俱出。若不应，隔1~2小时再吹一次。赤眼（急性结膜炎）、暴翳用药棉裹药塞鼻（塞入健侧鼻中或交替塞鼻），或用鲜鹅不食草搓成药绒塞鼻。每次6小时，每日2次。

【功效】本方用于外感引起的伤风、头痛、牙痛、目赤、暴翳等病初起之轻症，每日3次，可在1~2日内痊愈。

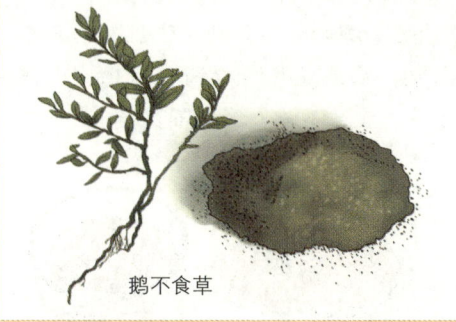

鹅不食草

加味葱豉汤治风寒感冒

【配方及用法】豆豉、紫苏叶、生姜各10克，葱白5枚。每天1剂，煎2遍，每日3次分服。服后多饮热开水。如无汗者，争取出汗为佳。头痛肢楚较重者加白芷10克；鼻塞嚏多较甚者加辛夷10克，麻黄6克。咳嗽加杏仁10克，桔梗10克。

【功效】主治风寒感冒，恶寒发热、头痛、鼻塞、嚏多、流清涕，肢楚无汗，咳嗽痰白等。

【备注】风热外感忌用。

参苏饮治病毒性感冒

【配方及用法】人参、苏叶、葛根、前胡、半夏、茯苓各 22 克，陈皮、甘草、桔梗、枳壳、木香各 15 克，生姜 3 片，大枣 1 枚。水煎服，每天 1 剂。

【功效】益气解毒，祛痰止咳。

西瓜番茄汁治夏季感冒

【配方及用法】西瓜、番茄各适量。西瓜取瓤，去子，用纱布绞挤汁液。番茄先用沸水烫，剥去皮，也用纱布绞挤汁液。二汁合并，代茶饮用。

【功效】清热解毒，祛暑化湿。治夏季感冒，症见发热、口渴、烦躁、小便赤热、食欲不佳、消化不良等。

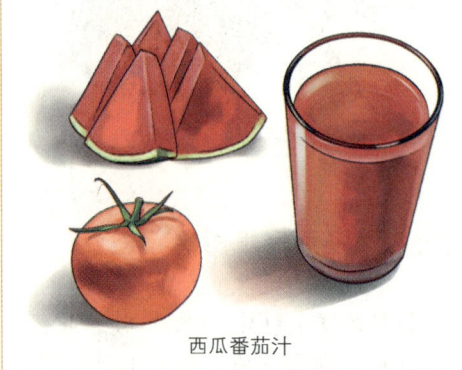

西瓜番茄汁

感冒酸碱疗法

【配方及用法】食醋咸苏打用凉开水配成 5% 的食醋溶液或 6% 的苏打溶液，任用两者之一即可（但不能两者同时使用），每 3 小时 1 次，每个鼻孔每次滴入 2 ~ 3 滴溶液。发现感冒立即使用，效果更佳。

银翘合剂治风热感冒

【配方及用法】板蓝根、银花、连翘各 30 克，荆芥 10 克（后下）。煎成 50% 浓液，每服 30~60ml，1 日 3 次，儿童酌减。服药后多饮水。如果咳嗽，就加生甘草、桔梗、杏仁各 10 克；如果咽喉肿痛，就加锦灯笼、山豆根各 10 克。

【功效】主要治疗由风热引起的感冒、咽红喉痛、目赤发热或咳嗽痰黄等。

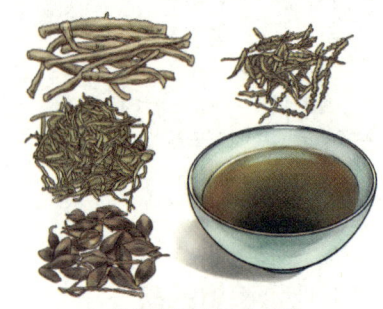

银翘合剂治风热感冒

核桃、银花等治感冒鼻塞

【配方及用法】核桃 10 个，银花 10 克，生姜 20 克，冰糖 30 克。将核桃去壳取仁，与银花、生姜、冰糖一起加水煎熬，熬至冰糖全部溶化为止，然后取桃仁、银花、药汁服用。每日 1 剂，分 2 次服，连服 1~2 剂。

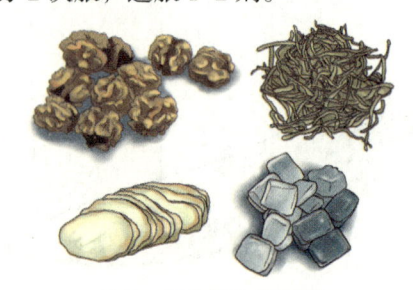

核桃、银花等治感冒鼻塞

鼻浸药可治鼻塞

【方法】1. 鼻塞严重者，先用 1% 的麻黄素滴入鼻腔，使肿胀的鼻甲缩小（如图 1）；2. 再用 7 厘米左右长棉签浸上 0.25% 氯霉素眼药水或庆大霉素眼药水后，轻轻塞入鼻腔中（如图 2），直至稍用力不能塞入为止（双鼻孔阻塞则两鼻孔皆塞入药水棉签），过 2 小时左右取出棉签。每天 2~3 次，晚上可塞着棉签过夜。

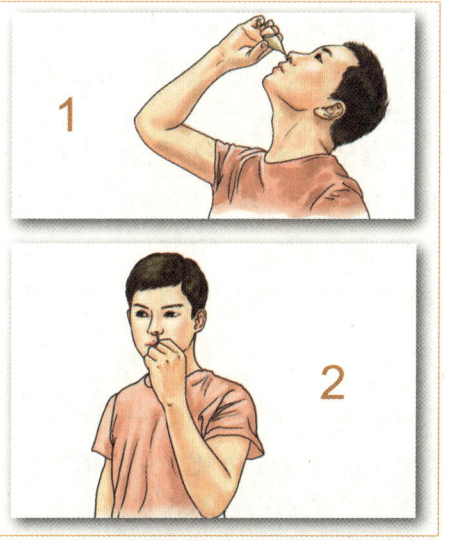

临床实践证明鼻塞患者除临床对症给药外，另加浸药疗法，治疗一次病症即感轻松，几次则基本痊愈。此法简单、方便，对多种原因造成的鼻塞，皆有良效。

鼻塞不通气的按摩疗法

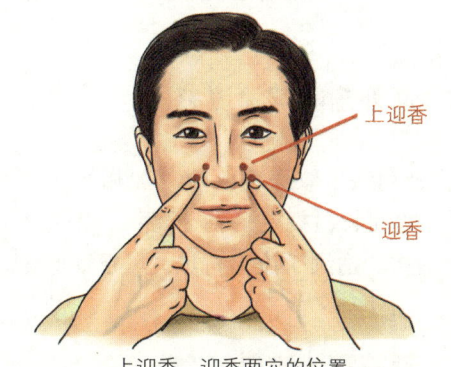

上迎香

迎香

上迎香、迎香两穴的位置

【方法】将两手握拳，拇指中节的内侧由上向下快速按摩（即从上迎香到迎香），向下需用力，向上则不需用力，一边按摩一边用鼻吸气（吸气到不能吸为止），共按摩 36 次；按摩完后抬头，双拳微翘，让开气路，同时喊"活"，气从口出。重复 3 遍为 1 次。如鼻塞和鼻不通气比较严重，停 2~3 分钟后再做一次。如此做反复 2~3 次，即能治好鼻塞和鼻不通。

生姜加感冒通敷腕脉处可退高热

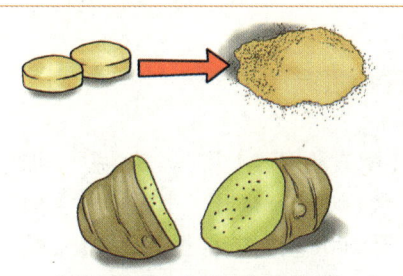

生姜加感冒通敷腕脉处可退高热

【配方及用法】取拇指般大小生姜一块，洗净后切为两半。将 2 片感冒通（如是"热伤风"用感冒清）研成粉末涂撒于姜片切面上，再将涂撒了药粉的生姜片切面分别紧贴在感冒发热患者左右手腕内侧中医把脉处，并用医用带状胶布把姜片固定在手腕上，松紧以药粉不散落为度。从姜片贴在感冒发热患者手腕时算起，一般 5~10 分钟即可退热。

醋熏法预防流感

【配方及用法】米醋不拘量。米醋加水适量,文火慢熬,在室内烧熏约1小时。

【功效】消毒杀菌。有预防流行性感冒、脑膜炎之功效。

银花、芦根等治流感

【配方及用法】银花30克,鲜芦根60克,大枣10枚,罗汉果3克,薄荷10克。先将前四味药煮沸15分钟,再加薄荷煮3分钟,也可加冰糖适量,饮其滤液,食大枣。适用于高热、口渴、咳嗽等流感。

贯众治流感

【配方及用法】贯众30克,加水600~800毫升(水位平药)煎至300毫升左右过滤,加入糖精0.15克,或加入适量糖,装入瓶中(备用汤剂须加防腐剂,同时加热)。每天3次,每次100毫升左右,连服2天。

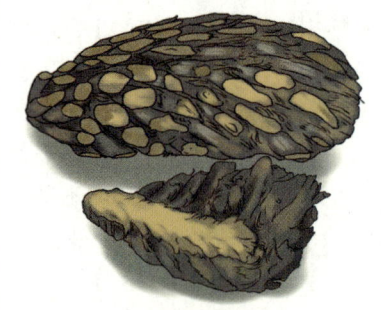
贯众治流感

绿豆茶饮治流感

【配方及用法】绿豆50克,绿茶5克,冰糖15克。绿豆洗净,捣碎,同茶、糖放入碗内,用开水冲沏,约泡20分钟。代茶饮用。

【功效】清热解毒。治流行性感冒,症见咽痛、热咳。也可用于预防流感。

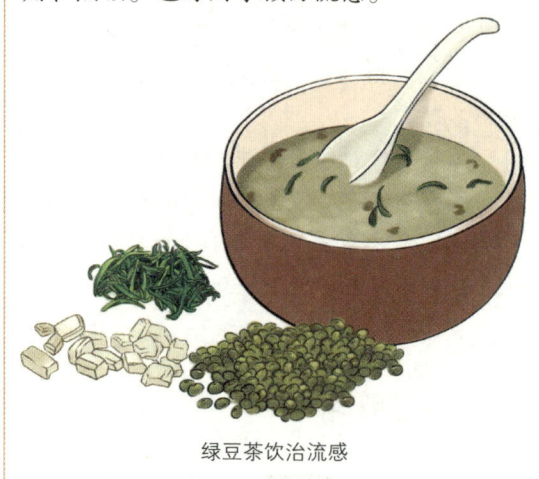
绿豆茶饮治流感

豆腐白面外敷额部治流感

【配方及用法】取豆腐一块,加相当于豆腐量1/5的面粉,捣匀后敷于额头,2~3小时更换一次。适用于流感高热,可帮助退热。

香薷、银花等治流感

【配方及用法】香薷10克,银花、连翘各15克,青蒿12克,板蓝根、大青叶各30克。将上药水煎,分2次服,每日1剂。若偏寒,则加淡豆豉;若偏热,则加薄荷、野菊花;若汗多,则去香薷;若热盛,则加鸭跖草;若咳重,则加杏仁、虎耳草;若暑湿明显,则加鲜藿香、鲜佩兰、厚朴、六一散;若恶心呕吐,则加姜半夏、竹茹。

毒菌痢疾

痢疾，古称肠辟、滞下。为急性肠道传染病之一。临床以发热、腹痛、里急后重、大便脓血为主要症状。感染疫毒，发病急剧，伴突然高热、神昏、惊厥者，为疫毒痢。痢疾初起，先见腹痛，继而下痢，日夜数次至数十次不等。根据病情的不同，基本分为急性菌痢、迁延性菌痢、慢性菌痢这三种。痢疾一年四季均可发生，但以夏、秋季发病率为高。

大蒜治痢疾肠炎

【配方及用法】大蒜 1 头，白糖 20 克。大蒜去皮切细末，用白糖拌和。每日早晚各 1 次，饭前吞服，连用 7~10 天。

燮理汤加鸦胆子治热痢

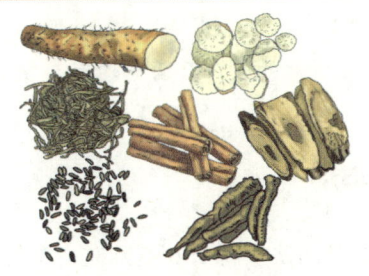

燮理汤加鸦胆子治热痢

【配方及用法】生山药 25 克，白芍 18 克，银花 15 克，牛蒡子（炒捣）、甘草各 6 克，黄连、肉桂各 1.5 克。热痢下重数天者可煎服此汤，另加鸦胆子（去壳）40~80 克（去壳时仁破者不用），用温开水分两次吞服。通常服 1~2 剂，大便即由赤转白，腹痛、里急后重也可大大减轻或消失。如属热痢下重已久，或迁延失治，造成肠黏膜严重损害，所下之痢色紫腥臭，杂以脂膜，则宜加三七粉 9 克，温开水分两次吞服。多能止住脓血。

田螺清热利温止痢

【配方及用法】田螺。取田螺挑出螺肉，晒干，炒焦，水煎。日服 3 次，每次 15 克。

【功效】清热解毒。用治菌痢。

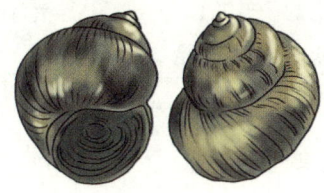

田螺止痢

陈年水芋头柄治痢

【配方及用法】陈年水芋头柄（即叶秆，农家常割来晒干，隔年再吃）一把，腊肉 100 克，加三碗水熬成一碗即可。然后加红糖，连汤带药食完，当天即愈。

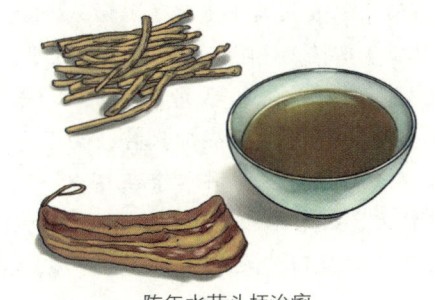

陈年水芋头柄治痢

二莱秦皮汤疗下痢

【配方及用法】委陵菜、铁苋菜、秦皮各30克。发热、大便脓血较多、苔黄腻、脉数者加黄连10克。每天1剂煎2遍和匀，每日3次分服。

【功效】治急慢性细菌性痢疾，下痢大便带脓血、黏液，里急后重者。委陵菜清热解毒，凉血止血，有抗菌治痢的作用；铁苋菜消炎收敛，有保护肠黏膜的作用；秦皮清热燥湿"主热痢下重"，对痢疾杆菌有强大抗菌作用。三药合用，各药相辅相成，方简而效宏，为热毒下痢（菌痢）之良方。

【备注】症状消除，大便正常后须继续再服3剂，以求彻底治愈。

盐灸法治痢

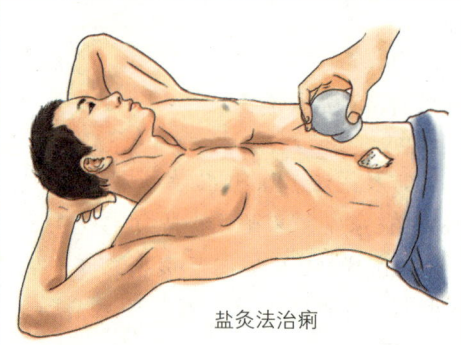
盐灸法治痢

【方法】取食用盐1克左右，放入神阙（肚脐）凹陷处，再滴入2~3滴温开水，使盐湿润后，用火罐灸（拔）之。若无火罐，可用二号茶缸代替，为了加大杯子的拔力，可用水涂在杯口一圈处拔之，效果不亚于火罐。拔火罐时，为避免火烧肚皮之苦，可把火具做成灯座形放在肚脐边点燃，聚热后拔之。

山楂可治痢

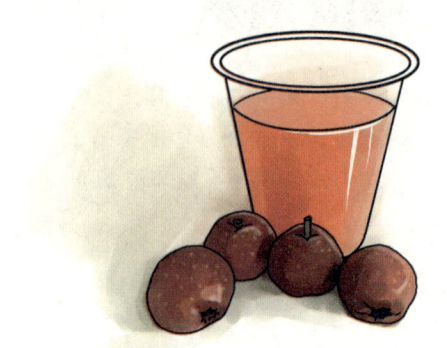
山楂糖水

【配方及用法】取市售糖水山楂罐头，或生山楂30~50克，水煎加食糖适量。每次少则服150毫升，多则可服500毫升。一般1次即可止痛止泻。孕妇慎用，泻止则停服。

【功效】有温脏止痛、止泻之功，对多种原因所致的腹泻及菌痢均有奇效。

醋蛋治痢

【配方及用法】将250毫升左右食用醋（米醋用低度的，9度米醋应用水稀释）倒入铝锅内，取新鲜鸡蛋1~2个打入醋里，加水煮熟，吃蛋饮汤，1次服完。

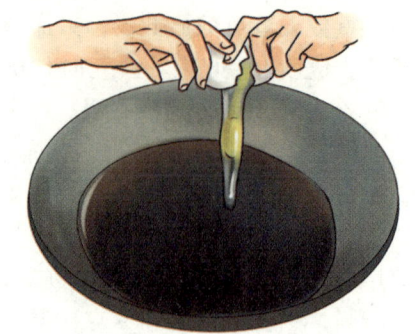
醋蛋治痢

鸡蛋辣椒花治疟疾

【配方及用法】取鸡蛋 1 个，新鲜辣椒花朵，洗净。在发病那天早晨一同煮熟，空腹时食之，一般 1 次有效。如病顽固，可连食几日，定能奏效，无毒副作用。

复方马齿苋治痢疾

【配方及用法】鲜马齿苋 90 克，当归、白芍、榔片、乌梅、黄柏、地榆炭、厚朴、茯苓、陈皮各 9 克，木香 5 克，黄芩、白头翁各 12 克，甘草 6 克，水煎服。

石榴花治痢疾

【配方及用法】采摘 3~4 朵石榴花，洗净并捣成碎粒，然后加入半碗酸奶，拌匀食之。按此方法炮制，食后，痢疾即愈。如无石榴花，可将半个石榴皮（药店有售）放入磁茶缸内，加水约 500 克煎至 250 克，倒入碗内，再加白砂糖少许，一次温服下。

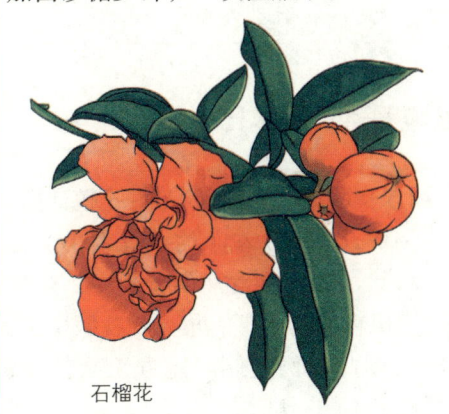

石榴花

石榴皮治痢疾

【配方及用法】石榴 3 个，取皮煎汤服用，次日即愈。

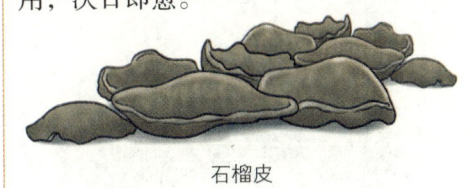

石榴皮

鱼腥草治痢

【配方及用法】取新鲜鱼腥草一小把，洗干净晾晒干，用木棍捣烂，放入洗净拧干的纱布或毛巾中包好，拧汁服用。白痢在汁中加适量白糖，红痢在汁中加适量红糖，3 小时服 1 次，连服 3 次见效。

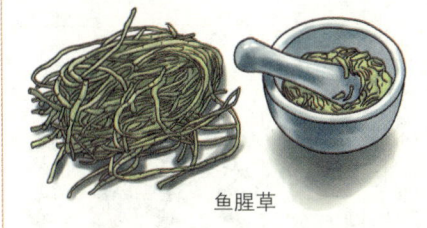

鱼腥草

苋菜拌蒜泥驱菌止痢

【配方及用法】苋菜 100 克，大蒜 1 头，香油少许。将苋菜洗净切段备用，大蒜去皮捣烂，铁锅倒入油后立即将苋菜放入，而后置于旺火上炒熟，撒上蒜泥。

【功效】"养精益气补血，食之肥健，嗜食。"（见《神农本草经》）因此经常食用苋菜能增强身体素质。对细菌性痢疾有辅助疗效。

烧大蒜治痢疾

【配方及用法】将紫皮大蒜埋在柴炭火中，烧熟扒皮吃饱，1次即愈。用其他蒜蒸食也可。

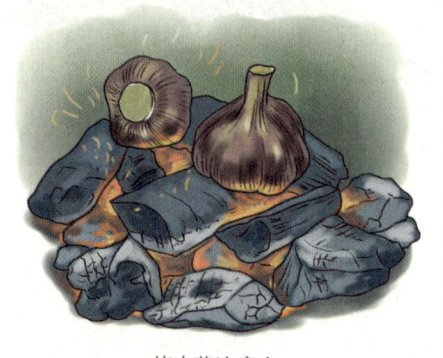

烧大蒜治痢疾

地锦草治菌痢

【配方及用法】
采集鲜地锦草60克，洗净煎水一小碗加点儿糖，分1~2次服用，即可治愈。地锦草还可治疗急性肠炎、副伤寒等肠道感染性疾病。

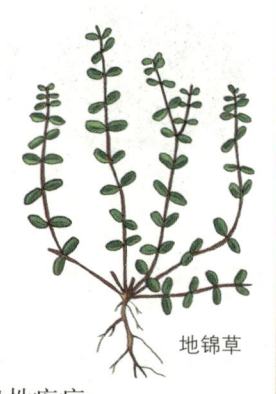

地锦草

葡萄汁红糖治赤痢

【配方及用法】鲜葡萄250克，红糖适量。将葡萄洗净，绞取汁，放入红糖调匀。顿服，数次即愈。

【功效】消炎止痢。治赤痢疾。

红枣汤治久痢不止

【配方及用法】红糖60克，红枣5枚。煎汤服。

【功效】治痢有神效。

【备注】本方健脾温中，大建中气，并有活血之功。用此方治久痢不止的虚寒痢甚效。

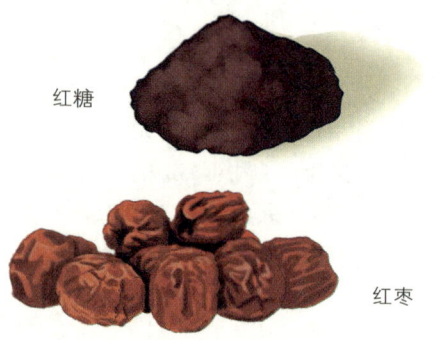

红糖

红枣

扁眉豆花治红白痢疾

【配方及用法】扁眉豆花50克，黄砂糖50克。将扁眉豆花捣成蒜汁形，用白开水一碗冲沏，再将花渣滤出，然后加上黄砂糖，半温可服用。

【备注】若是白痢疾，可用扁眉豆白花；若是红白痢疾，可用扁眉豆的红白花各半。无禁忌，什么人都可以用。

醋和明矾治阿米巴痢疾

【配方及用法】取食醋（最好是镇江醋）一调羹，明矾1粒（约黄豆大小）碾成粉状，放入盛食醋的调羹中，连醋带明矾粉一起服下。早、晚各服1次，每次按此比例配制。此方无副作用，同病者不妨一试。

疟疾、霍乱

疟疾在我国古代称为瘴气，是由雌按蚊叮咬人体，将其体内寄生的疟原虫传入人体引起的。疟疾是以周期性冷热发作为最主要特征，脾肿大、贫血以及脑、肝、肾、心、肠、胃等受损引起的各种综合征。其临床症状为周期性寒战、发热、头痛、出汗、贫血和脾肿大，严重的患者会出现脑型疟、黑热尿，甚至死亡。此病多发病于夏秋季节。

鸡蛋辣椒花治疟疾

【配方及用法】取鸡蛋1个，新鲜辣椒花数朵，洗净。在发病那天早晨一同煮熟，空腹时食之，一般1次有效。如病顽固，连食几日，定能奏效，无毒副作用。患者不妨一试。

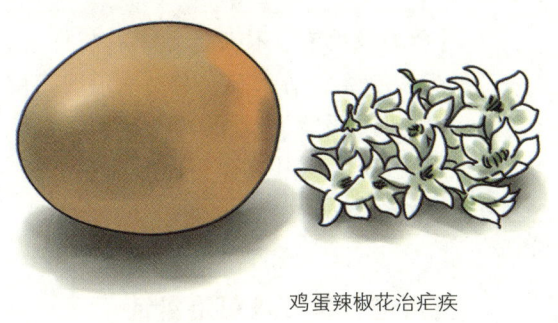

鸡蛋辣椒花治疟疾

指天椒帖敷治疟疾

【配方及用法】指天椒适量。将药捣烂如泥，摊于棉垫上如铜钱大，贮存备用。于疟疾发作前4~6小时，取药丸贴在神阙（肚脐）、大椎两穴，以胶布固定。每次贴4~6小时后除去。每日1次，3~4次为1疗程。

【备注】据临床实践观察，本方用于风湿脾痛、急性结膜炎、角膜白斑、神经衰弱失眠，效果亦佳。

中药常山可治疟疾

【配方及用法】常山24克，煎汤一大碗，徐徐温饮之，一次只饮一大口，饮至日夕而剂尽，心中丝毫不觉难受，而疟亦遂愈。

辣椒、大茴香等可治疟疾

【配方及用法】辣椒、大茴香等份研末，于疟疾发作前2小时用膏药贴大椎穴。

大蒜敷脉口治疟疾

【方法】取几瓣新鲜、个大的蒜头捣烂，用手帕包上，疟疾发作前约个把小时把手帕系在脉口上（中医切脉处），男左女右。

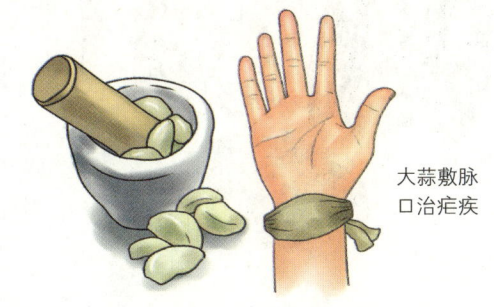

大蒜敷脉口治疟疾

红枣斑蝥塞鼻可治疟疾

【方法】在疟疾发作前2小时，将红枣去核，裹一小斑蝥于内，塞在左鼻中就能痊愈了。

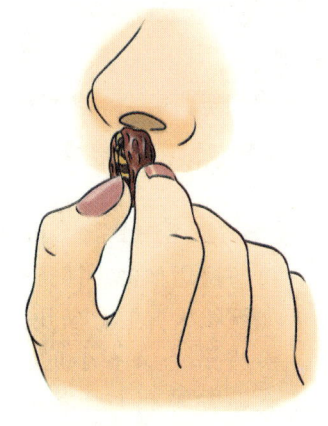

红枣斑蝥塞鼻治疟疾

二甘散贴脐治疟疾

【配方及用法】甘草、甘遂各等份。共研细末，贮瓶备用。每次取本散0.5~1克，用药棉裹之如球状，于疟疾发作前2小时放置肚脐内，外盖纱布，以胶布固定，贴紧，勿泄气。每次贴1~2天。当时即可抑制症状，或显著减轻症状。

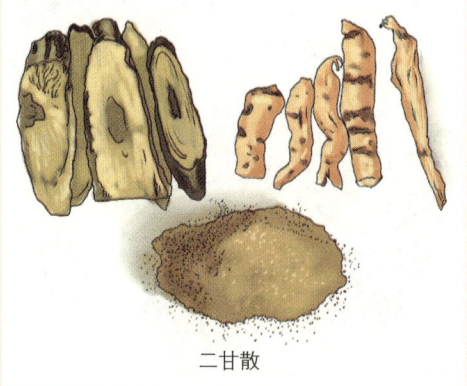

二甘散

丁香末治疟疾

【配方及用法】丁香研为细末。小儿一小撮，大人两小撮，发病前将细末填入肚脐中，用膏药盖上，即愈。

鳖甲连服可治顽固性疟疾

【配方及用法】鳖甲研末，每次服9克，每日3次，白水送下，服用3周，完全治愈。

木瓜、扁豆等可治霍乱

【配方及用法】木瓜、扁豆各31克，广皮9克。清水煎，分2次服，每隔5小时1次。病重的可1次服，甚至1日2剂，其中木瓜可用至62克。
【备注】禁忌：痢证勿用。

真川连、黄芩等可治霍乱

【配方及用法】真川连（酒炒之）、黄芩、老干姜各120克，真川贝30克（去心），车前草30克，荆芥穗、真广皮、炒麦芽、丁香、砂仁（去壳）各15克，荜拨30克。以上各味必须为地道真正的药材，并称准分量，共研为细末，用荷叶自然汁（必须是新鲜荷叶自然汁，切不可用蜂蜜或者其他物汁之类取代）一并配制为药丸。每剂药料共制作药丸200粒。服用时，成人每次服1丸，儿童减半，用水送服。如属病重者，成人加服1丸。服药期间，禁忌荤腥食物入口。

淋病、梅毒

淋病梅毒是淋病与梅毒的统称。淋病是淋病奈瑟菌引起的以泌尿生殖系统化脓性感染为主要表现的性传播疾病，是一种古老而又常见的性病，多发生于青年男女。梅毒是由苍白（梅毒）螺旋体引起的慢性、系统性性传播疾病，绝大多数是通过性途径传播的，临床上可表现为一期梅毒、二期梅毒、三期梅毒和潜伏梅毒。

内服加外洗可治疗急性淋病

【配方及用法】①内服方（淋病消毒饮），生地30克，黄连10克，黄柏12克，茵陈25克，茅根30克，木通15克，淡竹叶10克，土茯苓45克，川萆薢15克，石菖蒲10克，甘草6克；②外洗方，土茯苓50克，苦参30克，百部30克，蛇床子30克，地肤子30克，黄柏30克。淋病消毒饮每日1贴，水煎，分早、晚2次服。中药外洗方每日1贴，水煎成750毫升左右，待凉后泡洗阴茎及龟头，每日3次，每次20~30分钟。以上治疗连续7天为1疗程。

白花蛇舌草可治淋病

【配方及用法】白花蛇舌草25克，加清水2500毫升，水煎30分钟后，去渣，分3次服，每日1剂。

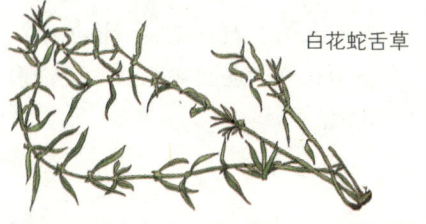

白花蛇舌草

蜈蚣可治淋病

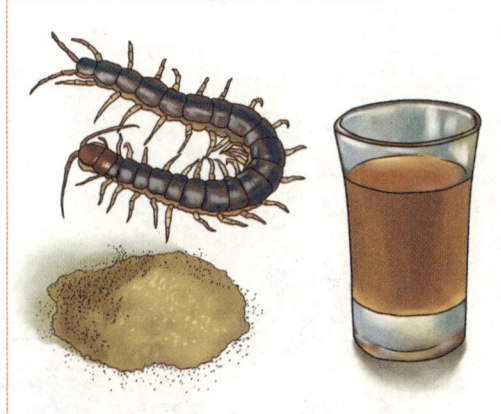

蜈蚣治淋病

【配方及用法】先将蜈蚣1条研细末，用黄酒送下，然后用凤眼草、防风、麻黄各9克，水煎服。外用黄酒擦小腹，取汗为度，如汗不出，再服1剂，无不奏效。

单药败酱草可治淋病

【配方及用法】1.内服法：取败酱草50克，加水2000毫升，煎半小时，去渣，分4次服。每6小时1次。2.外洗法：取败酱草100克，加水2000毫升，煎半小时，去渣待凉，分两次洗前阴，每日1剂。

酢浆草、大蓟根等可治淋病

【配方及用法】酢浆草、大蓟根、积雪草各31克。用清水煎成浓液约一热水瓶，每天分3次服。

【功效】服药后1~2天即从尿道排出乳白色黏稠液，随后排出小便，病情好转，继服3剂痊愈。

川军、海金沙等可治淋病

【配方及用法】川军31克，海金沙24克，共研为细末，用鸡蛋清和为丸，如绿豆大。上药分4日服完，开水送下，服完即愈。（川军为泻药，体弱者禁用）

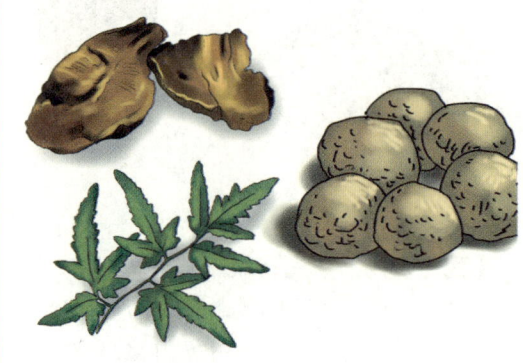

川军、海金沙等治淋病

诺氟沙星胶囊可治淋病

【配方及用法】取诺氟沙星胶囊1克（每粒含量为0.1克，共10粒），饭后1次服完，次日症状减轻，3日可愈。身体虚弱或严重肾功能损害者慎用，或可酌情减量分次口服。治疗期间1周内不可性交。

灭梅灵治梅毒

【配方及用法】雄黄、矾石各10克，麝香0.15克。矾石不易购到时可用磷黄代替，麝香可用松香代替。即雄黄6克，磷黄加松香各9克，三样研为一体加香油涂抹。如加猪油拌和比香油好得更快。

鼻吸烟法治梅毒

【配方及用法】朱砂6克，梅0.3克，云黄连1.5克，广丹3克，银朱1.5克，以上5味共研细末用棉纸卷成条，分作五段，每天熏一段（用火点燃，以鼻孔吸入烟气）。

【备注】每天应注意口腔卫生，保持口腔清洁。

人参、白术等可治梅毒

【配方及用法】人参50克，白术50克，当归50克，黄芪50克，大黄50克，金银花50克，土茯苓50克，石膏50克，甘草15克，远志15克，天花粉15克，柴胡10克。以上各味药水煎服，服用2剂后，上述药方减去大黄、石膏2味，再加上茯苓100克，连服4剂后，可治愈其病。

甲肝、乙肝

甲型病毒性肝炎，简称甲型肝炎、甲肝，是由甲型肝炎病毒（HAV）引起的，以肝脏炎症病变为主的传染病，主要通过粪—口途径传播，临床上以疲乏，食欲减退，肝大，肝功能异常为主要表现，部分病例出现黄疸，主要表现为急性肝炎，无症状感染者常见。乙型病毒性肝炎，简称乙肝，是一种由乙型肝炎病毒（HBV）感染机体后所引起的疾病，分为急性和慢性两种。

公猪胆治甲肝

【配方及用法】从刚宰杀的公猪肚内取出新鲜猪胆，划破，将胆汁倒进碗里，一口喝完，然后取适量白糖或甜食放入口中改变苦味。每日1次，连服5天为1疗程。轻者服1个疗程，重者服2个疗程即可痊愈。此方对甲型肝炎有特效。

【备注】要采用新鲜公猪胆。

疏利清肝汤治急性甲型肝炎

【配方及用法】藿香（后下）、薄荷（后下）、五味子各6克，车前子（包煎）、龙葵、马鞭草各30克，生大黄（后下）3克，飞滑石（包煎）、生苡仁各15克，茯苓、白芍、枸杞各12克。每日1剂，分2次服。

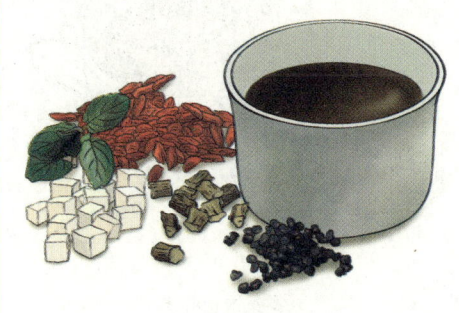

疏利清肝汤

服醋蛋液可治甲肝

【配方及用法】杯中置醋（9度以上的食醋，如山西产的老陈醋、江苏产的镇江陈醋等）100毫升，放入洗净的鲜鸡蛋1枚，浸泡3~7天，等蛋壳软化，挑破薄皮，搅匀后即成。服用时可将原液一汤匙加适量开水及蜂蜜调匀，空腹或饭后服均可。

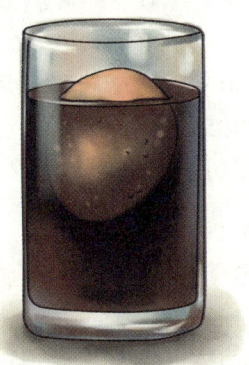

服醋蛋液治甲肝

益肾清解汤治慢性乙型肝炎

【配方及用法】巴戟、肉苁蓉、制首乌各20克，仙灵脾、菟丝子、丹参、黄芪、白芍、黄柏各15克，虎杖、旱莲草各30克，晚蚕沙、郁金各10克。水煎服，每天1剂。

蚂蚁粉治乙肝和肝硬化

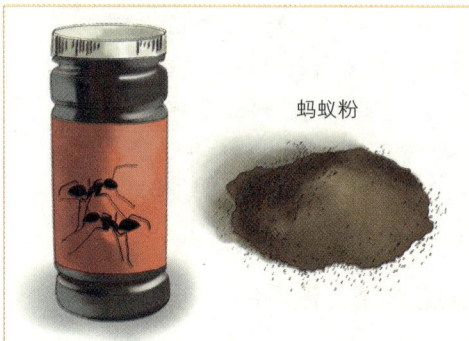

蚂蚁粉

【配方及用法】蚂蚁粉 1000 克。按期服用 2 个月。

冬虫夏草、石松等治乙肝

【配方及用法】冬虫夏草 100 克，石松 80 克，蜂尸 100 克，守宫 60 克，茵陈 80 克，五味子 60 克，陈香 60 克，羚羊角 40 克。将诸药晒干共碾细粉，每次内服 5 克，每日 2 次，30 天为 1 疗程。服药期间忌白酒、辣椒。

连翘、栀子等可治乙型肝炎

【配方及用法】连翘（连召）15 克，栀子 15 克，柴胡 10 克，丹参 15 克，茵陈 50 克，元胡 15 克，白术 15 克，黄芪 20 克，龙胆草 25 克。上述中草药可以制成汤剂、丸剂、冲剂或胶囊等剂型。

【功效】可清热解毒、疏肝理气、健脾利湿、活血化瘀，消灭乙肝病毒，增强人体免疫力，减少肝脏纤维化，达到治疗目的。

五毒散治乙肝

【配方及用法】醋制蜂尸 60 克，黑蚂蚁 60 克，蜘蛛 50 克，守宫 50 克，蚂蟥 40 克，黄芪 60 克，茵陈蒿 50 克。将上药晒干，共碾细末，过 100 目筛，即可装瓶备用。每次 5 克，用温开水冲服，每天 2~3 次，30 天为 1 疗程。

【备注】患者服药期间勿饮酒，勿食有辛、辣等刺激性的食物。

乙肝煎治乙肝

【配方及用法】黄芪、丹参、虎杖、土茯苓、白花蛇舌草、皂角刺各 25 克，露蜂房、甘草各 9 克，菌灵芝（研末冲服）5 克。每日 1 剂，水煎服。30 天为 1 疗程，总疗程为 3~4 个月。

单味大黄可止肝痛

【配方及用法】生大黄 4 克，洗净泡开水代茶饮，3 日换一块大黄即可。

【功效】大黄味苦性寒，能下淤血，破症瘕，清淤热，有保肝利胆的作用。

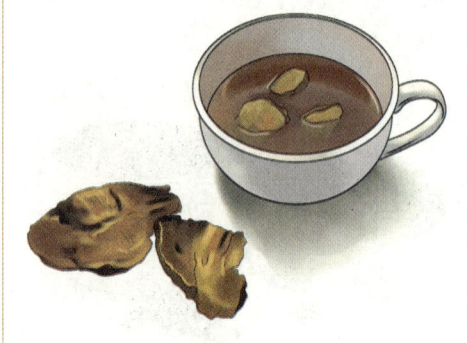

大黄茶饮止肝痛

黄疸型肝炎

黄疸型肝炎就是由于肝炎病毒使肝细胞破坏、肝组织破坏重构、胆小管阻塞，导致血中结合胆红素与非结合胆红素均增高，所引起的皮肤、黏膜和眼球巩膜等部分发黄的症状。患有黄疸型肝炎的人群，会出现尿黄如茶、肝区疼痛和发热的症状。值得注意的是，药物性黄疸型肝炎是不存在传染性的，但如果是病毒性肝炎，黄疸型肝炎的传染就会很厉害。

山黄芪治黄疸型肝炎

【配方及用法】取山黄芪根，切短洗净，加红枣、冷水，先煮沸，再以文火炖熟，然后吃红枣和汁水。煮炖时，山黄芪与红枣的比例为 1：2 左右。山黄芪多放一些也无妨。同一份山黄芪还可配红枣再炖 1~2 遍。

【功效】增强机体免疫力、保肝、利尿、抗衰老、抗应激、降压和较广泛的抗菌作用。

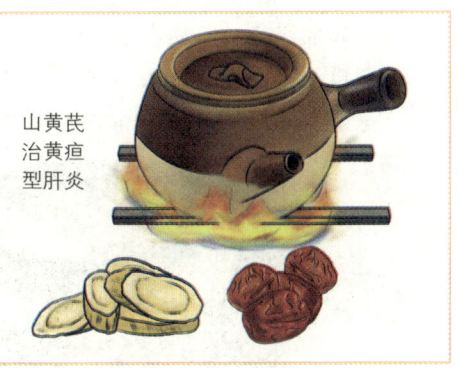

山黄芪治黄疸型肝炎

芜菁子治黄疸型肝炎

【配方及用法】芜菁子。将菜籽晾干，研末。以开水调服，每次服 10~15 克。

【功效】清热，祛湿，润肠。用治黄疸、便秘。

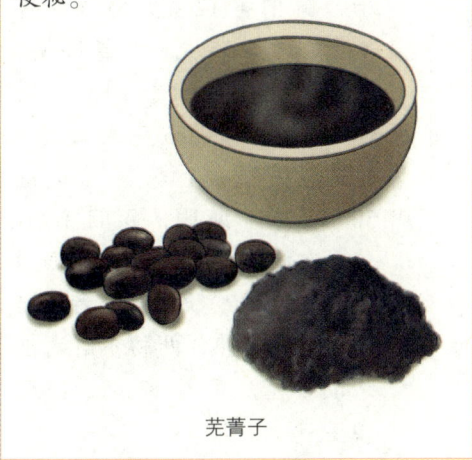

芜菁子

大黄麦芽汤治急慢性黄疸型肝炎

【配方及用法】酒蒸大黄 40 克，生麦芽 30 克。上药水煎服，儿童剂量酌减。

【功效】此方一般服药当天尿量即增加，黄疸在 6~8 天内消退，肝功能在 3 周内恢复正常。

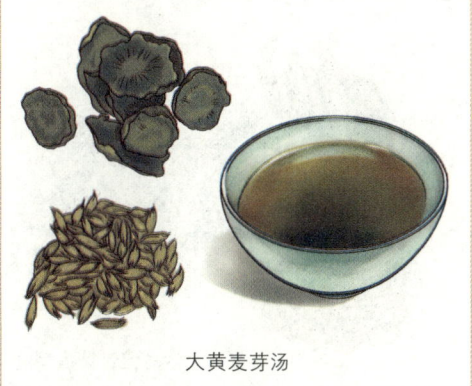

大黄麦芽汤

消毒丹治疗急性黄疸型肝炎

【配方及用法】茵陈、苡米、板蓝根各20克，田基黄30克，泽泻、楂肉、猪苓、云苓各15克，木贼、丹参、泽兰、陈皮各10克，甘草5克。将上药入罐用清水盖药面，浸泡10~15分钟，然后煎15~30分钟取汁，每次约25毫升，日服2次。若腹痛甚，加厚朴10克，白蔻5克；呕吐剧加法半夏6克，竹茹10克；便结难行加大黄、枳壳各10克；全身酸痛加秦艽、柴胡各10克；目赤舌质红赤加胆草、生地各10克。忌食肥肉猪油、酒类、酸辣菜、腌菜，以及油炸、煎炒、辛燥之物。

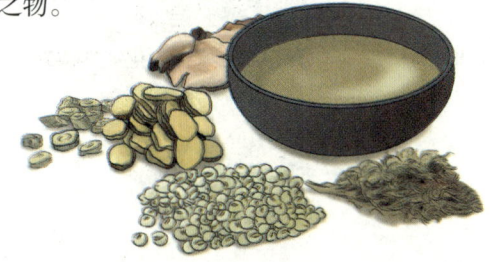

清毒丹

夏枯草治急慢性黄疸型肝炎

【配方及用法】夏枯草62克，大枣31克。上药加水1500毫升，文火煨煎，捣枣成泥，煎至300毫升，去渣，分3次服。

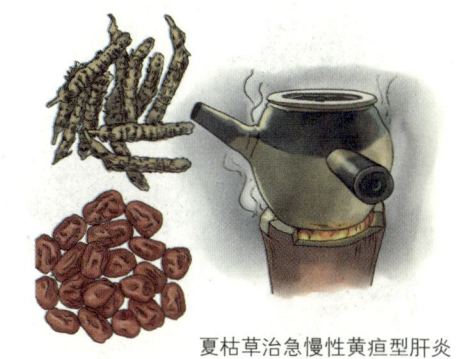

夏枯草治急慢性黄疸型肝炎

中西医结合治疗黄疸型肝炎

【配方及用法】茵陈30克，黄芩10克，胆草10克，大黄10~30克，虎杖10克，柴胡10克，金钱草15克，蛇舌草15克，板蓝根15克。上药放入大罐头瓶中，开水冲泡后取汁内服，每日3次，小儿量酌减。

【功效】服上药后均有不同程度的泄泻，一般每日2~3次，疗效最好。早期用药，抓住时机，改变煎法，是治疗黄疸型肝炎的一种有效途径。

虎杖煎服治黄疸型肝炎有效

【配方及用法】每天虎杖90克，加水浓煎至300毫升，分3次服。

茵陈蒿汤加减治黄疸

【配方及用法】茵陈30克，栀子、黄柏各12克，党参、苍术、香附各15克，郁金12克，干姜6克，五味子10克，灵仙15克，甘草6克，大枣6枚（31克）。上药入水（约500毫升）煎服，每日1剂，分2次服下。小儿可加白糖适量调匀，当茶饮。呕吐者加半夏9克；有热、两胁不舒者加柴胡9克，黄芩12克，白芍12克。

糯稻草煎服治黄疸型肝炎

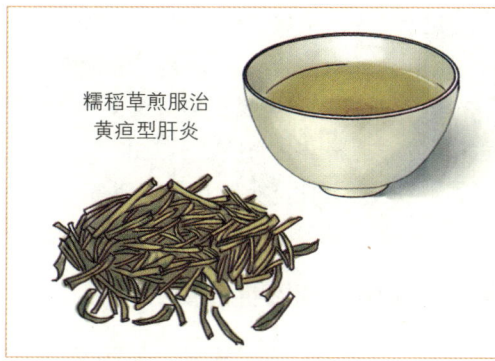

糯稻草煎服治
黄疸型肝炎

【配方及用法】糯稻草45克，用水洗净，切成3厘米长，加水500毫升，煎取300毫升呈淡黄色味微甜的汤液，过滤即成。分2次服，1日服完（成人量）。

【功效】用药7~10天后，黄疸指数可降至正常范围，黄疸症状全部消失。

生大黄可治黄疸型肝炎

【配方及用法】生大黄30克，共服9剂后，黄消尽，复以药膳调理。

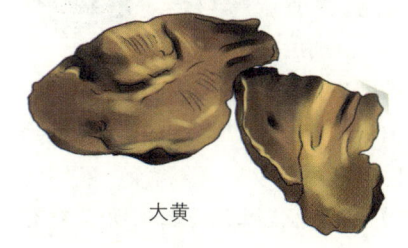

大黄

水煎车前草可退黄疸

【配方及用法】车前草3棵，洗净水煎，调入食糖适量温服。每日早、晚各1次。连服1周后黄疸退，诸症消失。

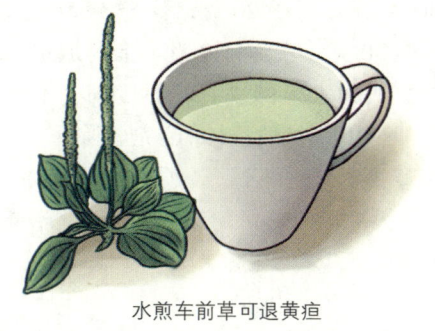

水煎车前草可退黄疸

瓜香散治各种黄疸疾病

【配方及用法】甜瓜蒂15克，白丁香10克，茵陈15克，广郁金9克。上药共研极细末，贮瓶备用，勿泄气。取本散少许，交替吹入两鼻孔中，每日3次，以鼻中流尽黄水为度，或用本散擦牙，使口流涎水，效果亦佳。

【功效】治各种黄疸性疾病，退黄效果颇佳。通常3~5天即可效，有效率达97%以上，轻者病愈，重者缓解。若能配合内治，则奏效更快。

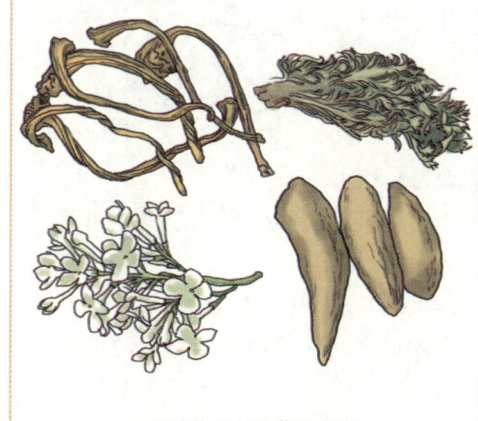

瓜香散治各种黄疸疾病

其他型肝炎

甲肝、乙肝、黄疸型肝炎都是病毒侵害肝脏，破坏了肝脏的细胞，损害肝脏的功能引起的。除了病毒，细菌、寄生虫、化学毒物、药物和毒物、酒精等均可侵害肝脏，引起肝炎。人体营养不良、劳累、感冒发热也有可能引起肝脏受损，导致肝炎。肝炎根据病因可分为病毒性肝炎、药物性肝炎、酒精性肝炎、中毒性肝炎等，根据病程长短则可分为急性肝炎、慢性肝炎等。

泥鳅粉治急慢性肝炎

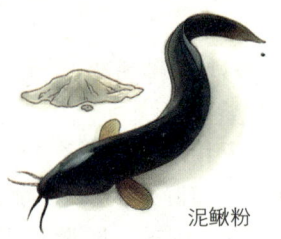

泥鳅粉

【配方及用法】泥鳅500克。上药烘干，研末。每次9克，每日3次，饭后服。

【功效】治疗急、慢性肝炎，疗程一般为12~16天，有效率100％。

以鸭跖草汤治急性病毒性肝炎

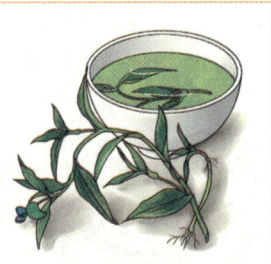

鸭跖草汤

【配方及用法】鸭跖草30~60克。每天1剂，水煎分2次服，15~20天为1疗程，不加用其他药品。食欲差者，可静滴葡萄糖液。

【功效】此方治疗急性病毒性肝炎，可达到临床治愈标准，治愈率100％。

米醋猪骨汤治病毒性肝炎

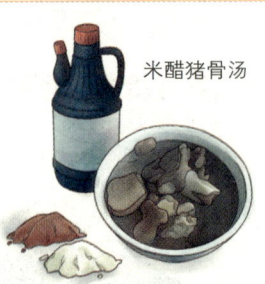

米醋猪骨汤

【配方及用法】米醋1000克，鲜猪骨500克，红糖120克，白糖120克。置锅内以醋共煮（不加水），沸后30分钟取出过滤。每次成人30~40毫升，小儿10~15毫升，每日3次，饭后服，1个月为一疗程。

【功效】用治急慢性病毒性肝炎。对有高热者不适用。

治慢性肝炎特效方

【配方及用法】丹参12克，茯苓18克，佛手12克，枣仁15克，麦芽30克，谷芽30克，天茄子20克，岗稔根30克，鹰不泊30克，素馨针9克。上药加水三碗半，煎到大半碗服，每日1剂，不可中断，8~10剂见效，12~15剂根除。

【备注】各味药缺一不可，勿用相近药代替，否则无效。服药期间，忌食肥、腻、辛辣食物和饮酒，注意休息。

肺结核

结核病起病可急可缓，多有低热、盗汗、乏力、食欲缺乏、消瘦、女性月经失调等症状，呼吸道症状有咳痰、咯血、胸痛、胸闷或呼吸困难，是由结核分枝杆菌引起的慢性传染病，可侵及许多脏器，以肺部结核感染最为常见。排菌者为其重要的传染源。人体感染结核菌后不一定发病，当抵抗力降低或细胞介导的变态反应增高时，才可能发病。若能及时诊断，并予合理治疗，大多可获临床痊愈。

鳗鲡大蒜治肺结核

【配方及用法】鳗鲡（白鳝）150克，大蒜2头，葱、姜、油、盐各适量。将鳗鲡开膛洗净，切段，大蒜去皮，洗净。将锅置于旺火上，加油烧热，放入鳗鲡煎炸至呈金黄色，下大蒜及调料，加水1碗煮至鱼熟即成。

【功效】补虚赢，祛风湿，杀菌。有抑制结核病菌的作用。

【备注】鳗鲡烧存性，研细（或做成丸剂），每服5~10克，每日2次，亦有治疗肺结核、淋巴结核之功效。

南瓜藤汤治肺结核

【配方及用法】南瓜藤（即瓜蔓）100克，白糖少许。加水共煎成浓汁。每次服60克，每日2次。

【功效】清肺，和胃，通络。用于肺结核之潮热。

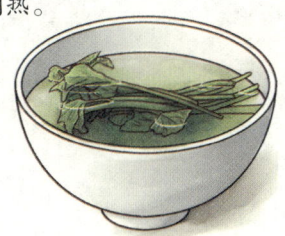

南瓜藤汤

吸蒜气疗肺结核

【配方及用法】紫皮大蒜2或3头。蒜去皮，捣烂，置瓶中插两管接入鼻内，呼气用口，吸气用鼻。每日2次，每次30~60分钟，连用3个月。

【功效】止咳祛痰，宣窍通闭。

吸蒜气疗肺结核

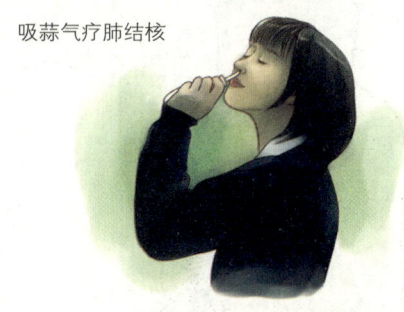

马钱子鸡蛋治肺结核

【配方及用法】取马钱子12克，砸碎，用开水浸泡1小时，再放入鸡蛋7个，文火煮1小时，将鸡蛋捞出，用冷水浸泡片刻，然后放回药液中泡1小时，即成马钱子鸡蛋。捞出鸡蛋放凉备用。煮鸡蛋过程中谨防弄破鸡蛋，破鸡蛋应弃去，绝对不可食，因马钱子有毒。每日早晨空腹吃1个马钱子鸡蛋，7天为1疗程。间隔7天，再继续进行下1个疗程的治疗。

蛤蚧、黄连可治空洞型肺结核

【配方及用法】蛤蚧 3 对，黄连 500 克，百部、白及各 1000 克。先将蛤蚧去头切成长条，用黄酒浸后，焙干，研成粉末，再将黄连、百部和白及以水洗净，晒干，粉碎过 100~120 目筛，与蛤蚧粉混合均匀，用开水泛为水丸，干燥即得。分装成 300 袋，每袋约 9 克。每次 1 袋，每日 3 次，饭后温开水送服。

【功效】适用于肺结核、慢性纤维空洞型肺结核，疗效显著。

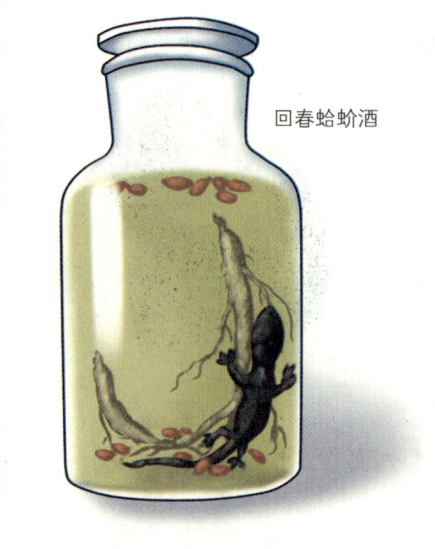

回春蛤蚧酒

羊苦胆可治肺结核

【配方及用法】羊苦胆 1 枚。洗净后蒸食之。每日 1 枚，3 个月为一疗程。

【功效】清热解毒，有抑制结核菌作用。

【备注】为了便于保存和食用，把羊胆焙干，研细，过筛，成为粉末，每日服 1 克，亦有同等功效。

吃白及糯米粥可治肺结核

【配方及用法】白及 1 千克，焙干磨粉，每天早晨煨一碗糯米粥，粥熟后放一羹匙白及粉，放半汤匙白糖（因白及味苦），当早饭吃下。

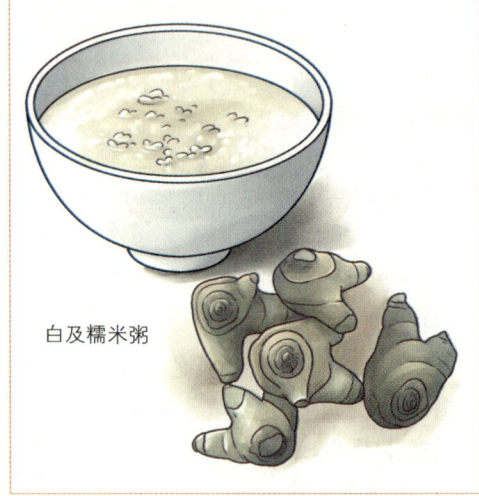

白及糯米粥

蛋壳蛋黄治浸润型肺结核

【配方及用法】鸡蛋壳（皮）6 个，鸡蛋黄 6 个。将蛋壳研细，放入蛋黄搅匀，然后置于搪瓷或陶器内，于炭火上炒拌至呈焦黑色，即有褐色之油渗出，将油盛在盖碗内备用。每次饭前 1 小时服 5 滴，每日 3 次。

【功效】滋阴养血，润燥利肺。

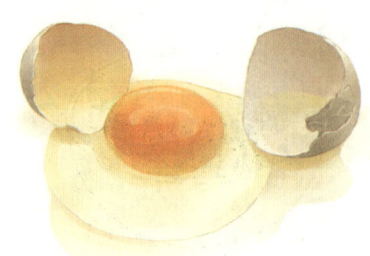

蛋壳蛋黄治浸润型肺结核

各种寄生虫病

寄生虫病是一些寄生虫寄生在人和动物的身体里所引起的疾病。寄生虫病有蛔虫病、蛲虫病等种类，发病主要取决于侵入体内的寄生虫数量和毒力以及寄主的免疫力。侵入的虫体数量愈多，毒力愈强，发病的机会就愈多，病情也较重。寄主的抵抗力愈强，感染后发病的机会就愈小，即使发病，病情也较轻。寄生虫病发病的过程是寄主与虫体相互斗争的结果。

南瓜子仁、槟榔等可治肚肠内囊虫

【配方及用法】南瓜子仁、槟榔各100克，硫酸镁30克。上药混合水煎服。服药前的头天晚上宜少吃饭，于次日早晨每隔半小时吃一次药，共吃2次，服药1小时后，便可将囊虫打出体外。

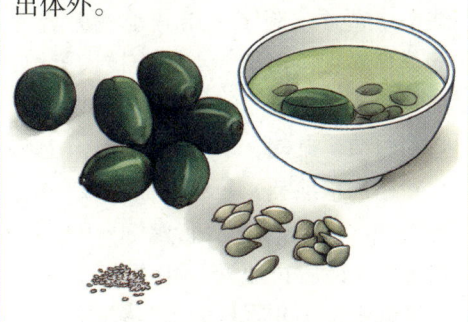

南瓜子仁、槟榔等可治肚肠内囊虫

全蝎朱砂散治囊虫病

【配方及用法】全蝎50克，蝉蜕75克，甘草25克，朱砂15克，琥珀20克，冰片5克。将上药共研细末，过120目筛（朱砂、冰片待其他药物研细后，再合成）。每次3.5~5克，每日服2~3次，温开水送下。

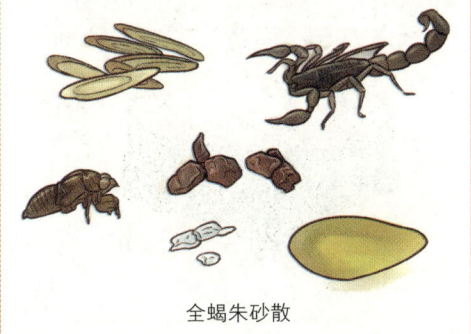

全蝎朱砂散

西洋参黄芪等可治囊虫病

【配方及用法】西洋参30克，黄芪60克，鹿角胶30克，三七参30克，陈皮25克，半夏20克，茯苓30克，竹茹20克，雷丸70克，槟榔90克，全虫60克，三棱15克，蓬莪术15克，昆布30克，海藻30克，仙鹤草芽60克。上药精工各研细末，过120目筛。黄酒打为丸如绿豆大，晒干装瓶备用。每次10克，每日2次，饭前开水送下。3个月为1疗程，服1~2个疗程后观察其效果。

姜半夏、雷丸治囊虫病

【配方及用法】姜半夏、雷丸、陈皮各9克，茯苓、白芥子各12克，苡米15克。将上药共研为细末，做成蜜丸，每次服9克，每天服3次。1~5个月为1个疗程。

穴位贴敷法治脑囊虫

【配方及方法】砒石（信石、人言、红矾）10 克，巴豆 7 个，斑蝥 3 个，珍珠 1 只（大），轻粉 3 克，银珠 15 克，狼毒 50 克（或蜂蜜适量）。先将斑蝥去头、足、翅；巴豆去皮，焙干研末；砒石、轻粉、银珠研细末；新鲜狼毒捣成泥状。诸药调和捣匀而成糊状即可外敷，分敷于双太阳穴（外眼角斜上方）、印堂穴（双眉中间）、神阙穴（肚脐上）。外敷 3~4 小时，察看皮肤，以出米粒状丘疹为度，然后除去外敷药贴，即可达到治疗效果。

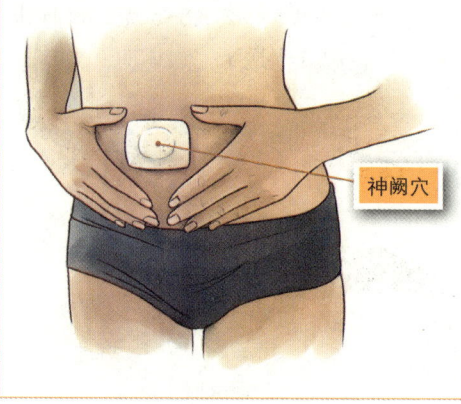

神阙穴

醋药椒可治胆道蛔虫

【配方及用法】取食醋 250 克，花椒 10 余粒，用火煮开，待温饮下即可。

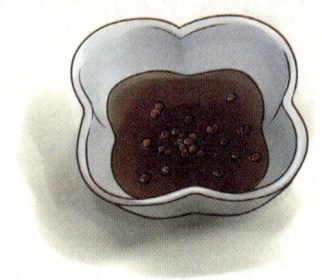

醋药椒

治愈万余例胆道蛔虫效方

【配方及用法】乌梅、党参各 30 克，细辛、黄连、附子（用开水洗去盐）、吴萸各 6 克，川椒 3 克，桂枝、黄柏、甘草、大黄、枳实、厚朴各 9 克，当归、白芍、柴胡、麻仁各 15 克。上药入砂罐加水煎熬，每餐前后各服一次，每次服半茶杯。先服食醋 30~100 克，20~30 分钟后再服药。10 岁以上儿童服量减半，小儿服量为 1/3 左右。

线麻叶蒸鸡蛋可治愈囊虫病

【配方及用法】取成熟期的线麻叶子（东北农村种的线麻，也叫麻子）20 ~ 30 个为 1 剂，将麻叶洗净研成细末，每剂打 2 个鸡蛋搅在一起，加入少许水，无盐上锅蒸熟，每早空腹服 1 剂。病史短、病态轻者，百日内可治愈；重患不超过半年可愈。麻叶吃多出现头晕者，可适当减量，此外无其他副作用。线麻即苎麻、苘麻。

蒲公英、金钱草等可治胆道死蛔虫

【配方及用法】蒲公英 30 克，金钱草 30 克，丹参 30 克，川楝子 12 克，延胡索 12 克，广郁金 12 克，枳壳 12 克，广木香 10 克，生黄芪 30~60 克，当归 10 克。加减：气滞重者加青皮、陈皮、厚朴，血瘀重者加川芎、赤芍，痰湿重者加竹茹、半夏。每日 1 剂，连服 7 天为 1 疗程。一般服药 2 个疗程。

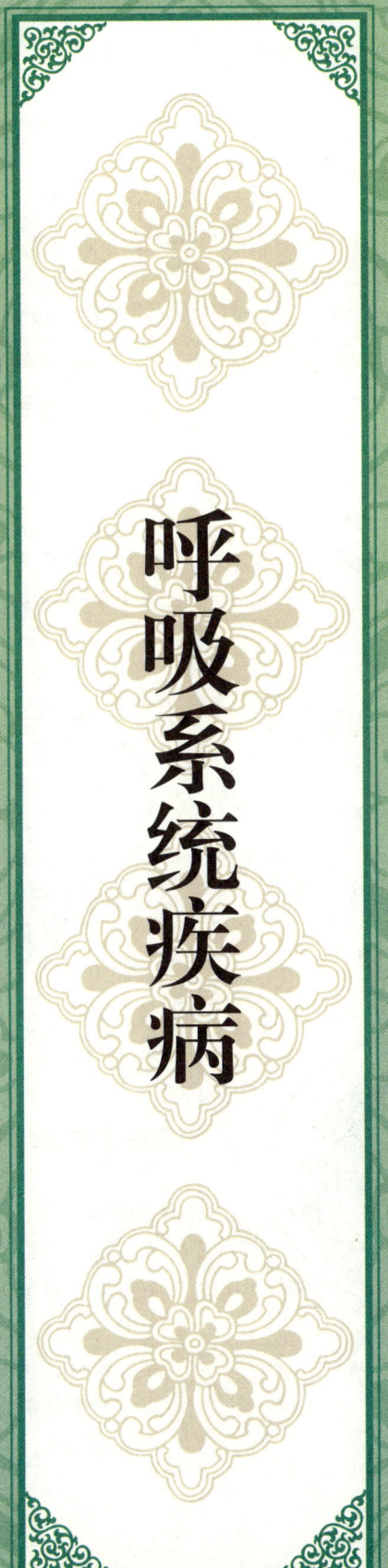

第二章

呼吸系统疾病

各种肺病

肺病是指在外感或内伤等因素影响下，肺脏出现功能失调和病理变化的一类病证。肺炎是由多种病原体（如细菌、病毒、真菌、寄生虫等）引起的肺实质的炎症，其他如放射线、化学、过敏因素等亦能引起。肺炎四季皆可发病，而多发于冬春两季。常见有哮病、肺痨、肺癌、喘证、肺胀、肺痈等。

鸡蛋鲜姜治肺气肿

【配方及用法】取鸡蛋 1 个打入碗中，鲜姜 1 块（如枣大小）切碎，把鲜姜放在鸡蛋里，再取一小碗凉水一点点倒入，边倒边搅，最后放入锅里蒸成鸡蛋羹食。

水白梨、薏米等可治肺气肿

【配方及用法】水白梨 500 克，薏米 50 克，冰糖 30 克，加水一大碗，共煮熟。每天服 1 次，连服 1 个月。

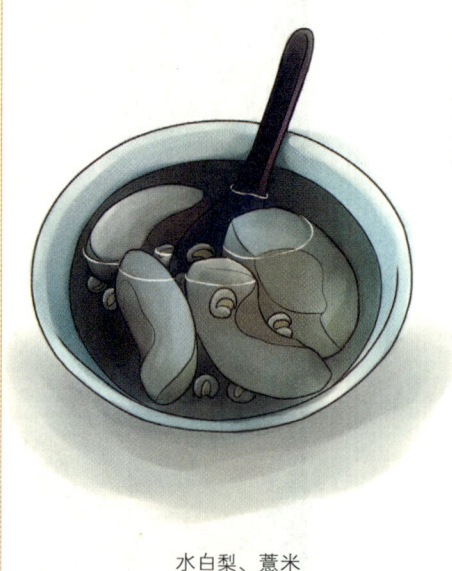

水白梨、薏米

每天吹气球可减轻肺气肿

【方法】每天吹 40 次气球，以保持肺细胞与支气管的弹性，防止或减轻肺气肿。临床实验显示，吹气球的效果优于单纯的深呼吸锻炼。

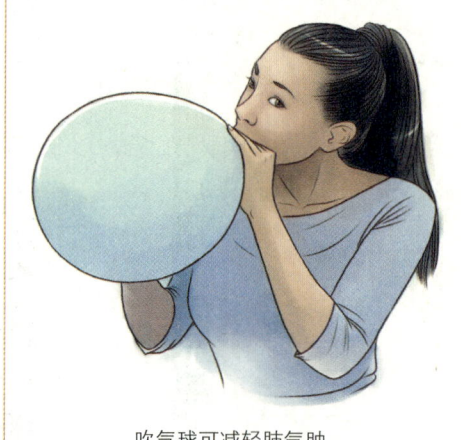

吹气球可减轻肺气肿

桑白皮猪肺治肺气肿

【配方及用法】桑白皮 15 克，猪肺半个（约 200 克），蜜枣 2~3 个。把猪肺用自来水从肺喉管冲入，冲到全个肺胀大，用手压去水分，再冲水再压数次，切开，下锅煎去水分后，加少量油。一个猪肺分两次用，分别加药煎后吃肺喝汤。

三子猪肺汤治老年肺气肿

【配方及用法】鲜猪肺1个，五味子（捣碎）12克，葶苈子12克，诃子（捣烂）9克。先将猪肺洗净，切成条状，再将以上3味中药用干净纱布包好，连同猪肺一起放入砂锅内，加水600毫升，用火煎煮。待猪肺熟烂，药液煎至300毫升时，取出药包，食猪肺喝汤（吃时不加盐或酱油，可加入适量香油）。1剂可分6次服，每日3次，2日内服完。每次服时都要加温后再服。每周可服2剂。如服2~3剂后症状未完全消失，可隔几天再服1~2剂，一般即可治愈。本方对慢性支气管炎也有较好疗效。

石榴花、夏枯草治肺痈

【配方及用法】白石榴花、夏枯草各50克，黄酒少许。白石榴花与夏枯草同煎汤。服时加少许黄酒饮用。

【功效】清肝火，散瘀结，消炎。用治肺痈、肺结核。

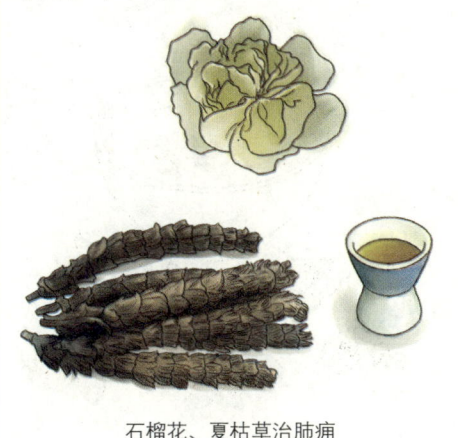

石榴花、夏枯草治肺痈

陈醋大蒜治肺痈

【配方及用法】陈醋、大蒜。我国民间农历腊月初八有用醋泡"腊八蒜"之习俗，用这种陈醋泡过的腊八蒜，每天佐餐或早晚食蒜数瓣并饮醋1盅。

【功效】宣窍通闭，解毒消炎。用治肺痈。

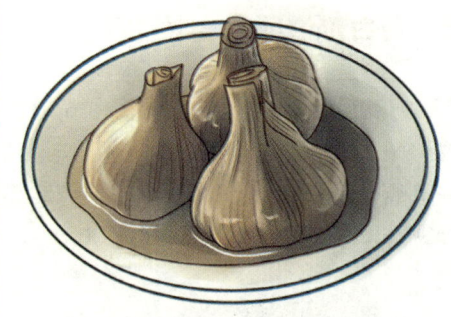

陈醋大蒜治肺痈

猪肺萝卜汤清热补肺

【配方及用法】猪肺1具（去气管），青萝卜2个。洗净，切块，加水共煮熟，分次服食。

【功效】清补肺经，消肿散窟。用治肺脓肿。

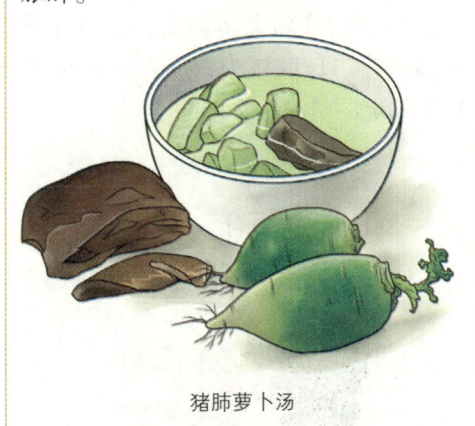

猪肺萝卜汤

咳嗽

咳嗽是人体清除呼吸道内的分泌物或异物的保护性呼吸反射动作，是呼吸系统疾病的主要症状，如咳嗽无痰或痰量很少为干咳，常见于急性咽喉炎、支气管炎的初期；急性骤然发生的咳嗽，多见于支气管内异物；长期慢性咳嗽，多见于慢性支气管炎、肺结核等。剧烈长期咳嗽可导致呼吸道出血。应正确区分一般咳嗽和咳嗽变异性哮喘，防止误诊。治疗咳嗽应区分咳嗽类型，西药、中药皆可，但以食疗为最佳。

萝卜葱白可治风寒咳嗽

【配方及用法】萝卜1个，葱白6根，生姜15克。用水3碗先将萝卜切片、煮熟，再放葱白、姜，煮剩一碗汤，连渣趁热一次喝完，第二天就基本可以痊愈。

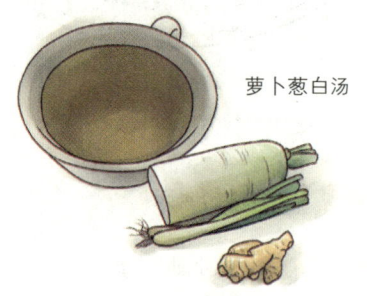

萝卜葱白汤

对止咳有效的紫苏酒

【配方及用法】将紫苏叶洗净，沥干水分后放入广口玻璃瓶中，加入蜂蜜和40度以上的烧酒浸泡。

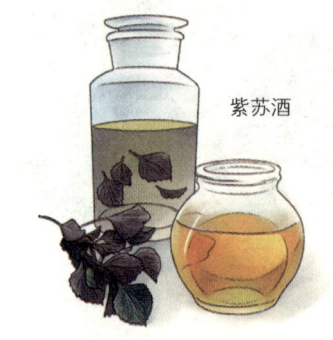

紫苏酒

白果、北沙参等止咳化痰

【配方及用法】白果、北沙参、百合、花生米各25克，冰糖适量，以水煎取汁液服用，每日1剂。

【备注】（1）偏方中的白果有敛肺定喘、益脾气的功效，系治虚咳之药。咳嗽一直好不了大约是因为虚咳得并不严重，并未引起足够的重视，或者认为这是小病，甚至图方便、省事，差不多好了就停药，结果让疾病有"可乘之机"。（2）北沙参对于热伤胃阴，或阴虚津亏所致的口干、咽燥症疗效显著。百合味甘、微苦，性微寒，归心、肺经，能润肺止咳，清心安神。

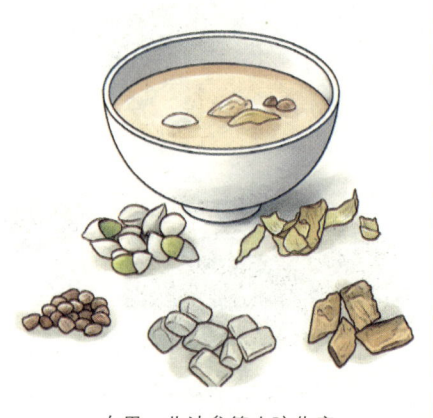

白果、北沙参等止咳化痰

木瓜治疗咳嗽痰少

【配方及用法】熟木瓜一个去皮,入锅加适量蜂蜜和水,蒸熟食用。

【功效】木瓜是一种中药,有酸味,能使肺部收敛,蜂蜜润肺,二者兼食对咳嗽的治疗很有帮助。

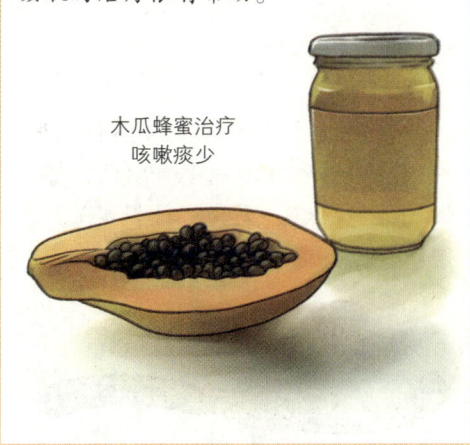

木瓜蜂蜜治疗
咳嗽痰少

仙人掌加白糖可治久咳

【配方及用法】仙人掌 100 克（鲜品去刺）,加白糖 30 克治疗,1 日分 2 次口服。

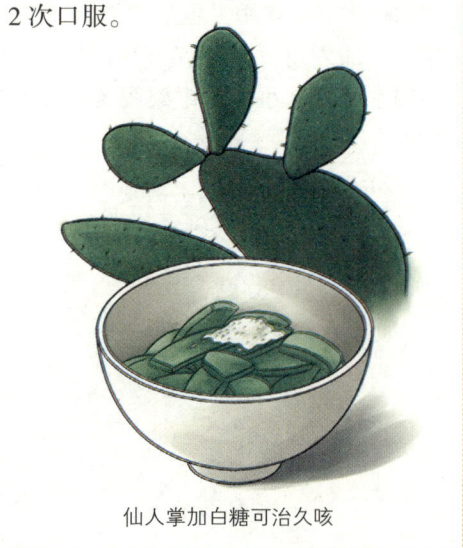

仙人掌加白糖可治久咳

服用桔梗可化痰止咳

【配方及用法】桔梗 5~10 克,开水泡,或放置热水中稍煮都行。量可视症状大小确定。不过,如果只是干咳,没有其他疾患,最好慎用。

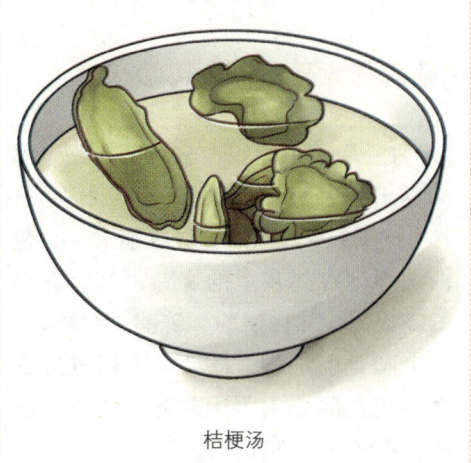

桔梗汤

山楂根煎服治急性风寒咳嗽

【配方及用法】山楂根适量。将山楂根洗净,刮去表皮,切成薄片,置锅中用红糖炙炒,成人每次 50 克（儿童酌减）,加水 100 毫升、生姜 3 片煎煮 15 分钟即可服用。

【功效】急、慢性咳嗽均可应用,尤以治急性风寒性咳嗽疗效为最佳。多数患者服药一次咳嗽即止,无一例失败。

蜂蜜青萝卜可治冬季咳嗽

【配方及用法】蜂蜜 250 克,青萝卜 500 克。将青萝卜切成细丝或薄片,用蜂蜜腌起来,待青萝卜腌透后,分两次将汤汁和萝卜吃下。

生梨川贝冰糖可治肺热咳嗽

【配方及用法】生梨 1 个，川贝母 3 克，冰糖 10 克。将梨洗净后连皮切碎，加冰糖炖水服；或用大生梨 1 个切去皮，挖去，加入川贝母 3 克盖好，放在碗内隔水蒸 1~2 小时，吃梨喝汤，每日 1 个。

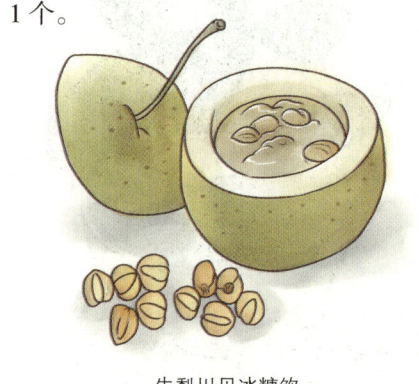

生梨川贝冰糖饮

吃杏仁冰糖能治好剧烈咳嗽

【配方及用法】杏仁 100 克，化猪油 50 克，冰糖 100 克。将杏仁浸泡去皮捣细，在铁锅内加猪油炒成黄色，再加入冰糖，冰糖化完拌匀即起锅。日服 3 次，每次服指头大一块，一般服完 1 剂便愈。

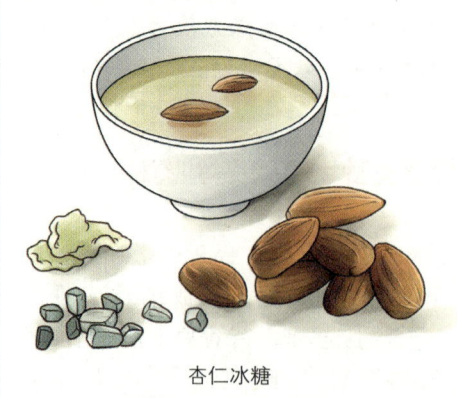

杏仁冰糖

向日葵底盘可治肺炎咳嗽

【配方及用法】向日葵花花萼（底盘），数量不限，核桃（暗褐色的）适量。将核桃砸开，连皮带肉放在锅里加清水和花萼一起煮，然后喝水当茶饮。

枇杷叶可治咳嗽

【配方及用法】采新鲜枇杷树叶 3~4 片，洗净后放入小锅中煮出汁，然后加糖，色淡红、无味。日服 4 次，三餐后，临睡前各服 3 匙。

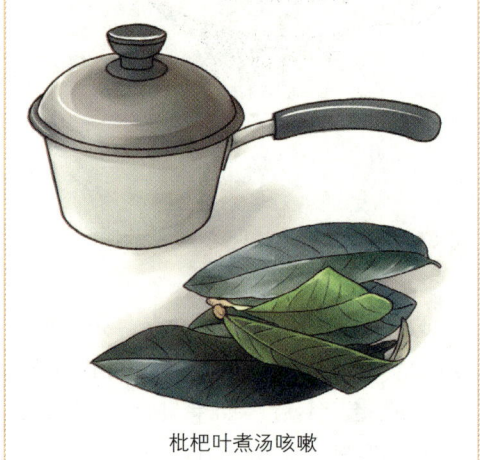

枇杷叶煮汤咳嗽

白矾陈醋大葱敷脚心可治咳嗽

【配方及用法】白矾 50 克，陈醋 30 毫升，大葱白（用最下端带须根的，1 寸长）3 根。将白矾碾成细末；大葱白洗净埋在热灰里的烧熟，然后取出捣碎成泥，与白矾粉、陈醋一起拌匀。晚上睡觉前洗脚，擦净后将药按男左女右包在脚心上。用此方轻者 1 次病除，重者重复 3 次即愈。

香油煎鸡蛋治咳嗽

【配方及用法】香油煎鸡蛋 2 个，煎时加姜末、白糖少许，服用当天即见效。

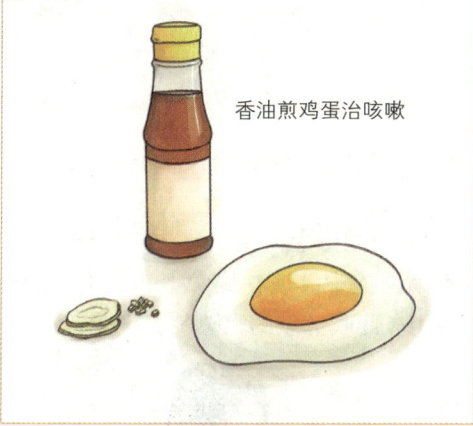

香油煎鸡蛋治咳嗽

嫩桑叶、陈皮等可治咳嗽

【配方及用法】嫩桑叶 9 克，陈皮 6 克，杏仁 6 克，五味子 6 克，当归 6 克，云苓 6 克，半夏 6 克，甘草 6 克。上药水煎，分 2 次服。

姜汁蜂蜜可治咳嗽

【配方及用法】生姜 30~50 克，捣烂取汁为 1 份，再取蜂蜜 4 份，即为成人一日量（儿童酌减）。按此比例混匀于碗中，再置锅内隔水蒸热约 10 分钟，早、晚 2 次分服。

睡觉含姜片可止咳

【配方及用法】每天晚上睡觉时含 2 片生姜可以止咳。

冰糖食醋可治久咳气喘

【配方及用法】冰糖 500 克，食醋 500 毫升（最好是陈醋或香醋），置砂罐或陶钵内，用文火煎熬至冰糖完全溶化，冷却后装瓶备用。每日早晚各 1 次，1 次 10 毫升，空腹服下。此偏方制作简便，口感良好，效果显著，服后无副作用。凡有气喘、咳嗽、痰多等症的老少朋友均不妨一试。

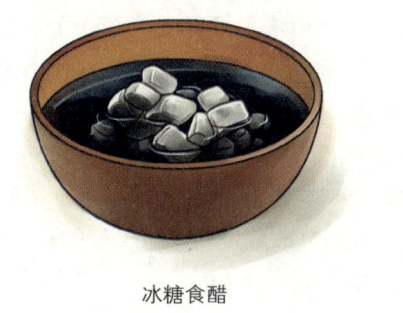

冰糖食醋

鲜橘皮当茶饮可治慢性气管炎咳嗽

【配方及用法】取鲜橘皮 1~2 个放入带盖杯中，倒入开水，待 5~10 分钟后饮用。饮后将杯盖盖好，以免有效成分挥发，疗效降低，以后可随时饮用。鲜橘皮每日更换一次。

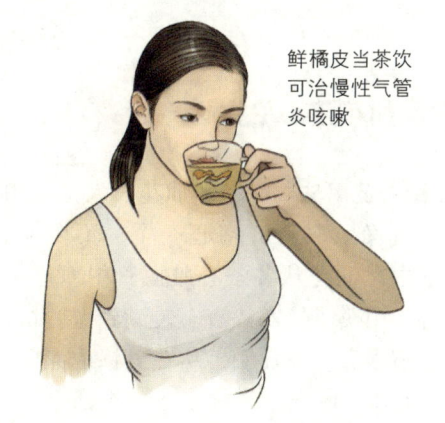

鲜橘皮当茶饮可治慢性气管炎咳嗽

气管炎、支气管炎

气管炎、支气管炎主要是病毒和细菌的重复感染形成的气管、支气管的慢性非特异性炎症。气温骤降、防御功能下降等利于致病；烟雾粉尘、污染大气等慢性刺激亦可致病；吸烟使人支气管痉挛，黏膜变异，黏液分泌增多，有利感染；过敏因素也有一定关系。此症主征为长期咳嗽，早晚加重。如果继发感染，则发热，怕冷，咳脓痰。

冰糖橘子蒸水喝治慢性气管炎

【配方及用法】将橘子放在一个瓦罐里（每次剥 2 个橘子），放上水和适量的冰糖，用文火隔水蒸。水烧开后，再蒸 5 分钟左右，连水带橘子肉喝光吃光。每天上午、下午各 1 次，坚持喝五六天就能收效。病情严重的，可以多喝几次。

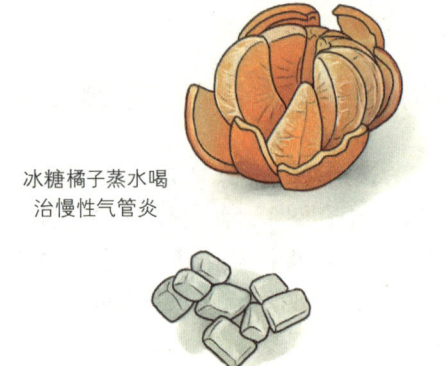

冰糖橘子蒸水喝
治慢性气管炎

嗅醋气能治愈慢性支气管炎

【配方及用法】每晚上取 250 毫升醋倒入小铁锅中，炖在煤炉上，人站在跟前用鼻闻嗅蒸发的醋热气。

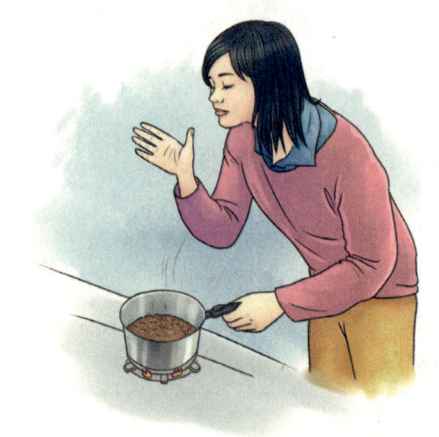

嗅醋气治慢性支气管炎

狗肺鸡蛋可治愈气管炎

【配方及用法】鲜狗肺 1 具，鸡蛋 10 个。将狗肺装入小陶盆内，把 10 个鸡蛋打开倒入碗中搅成糊（搅到起沫），把蛋糊装进肺管，剩下的可倒在肺叶间。把盆放笼内，蒸熟后切成片，放在瓦上焙干，研成细末即成。一日 3 次，每次 15 克，饭后服。

【备注】孕妇禁服。

白凤仙花猪心治慢性气管炎

【配方及用法】取白凤仙花一大把，用水洗净；取新鲜猪心一个，不要血。把白凤仙花从各条心脏血管中塞进猪心，用筷子捣实，直至装满到血管口，放清水和少量黄酒，盛在砂锅内煮熟。空腹服汤吃猪心，连吃 4~5 个即愈。

姜蜜香油鸡蛋治气管炎

【配方及用法】将2个新鲜鸡蛋打入碗内搅碎，加入2汤匙蜜，1汤匙香油和2个蚕豆大的鲜姜（去皮薄片），置锅内蒸熟，早饭前空腹趁热吃下，每天1次，连吃5次即可见效。

杏仁、栀子等治气管炎

【配方及用法】杏仁7枚，栀子9克，桃仁6克，胡椒和大米各7粒。上药共研细末，取适量鸡蛋清调之，以布敷贴脚心（男左女右），一般6~7次即可见效。

百部、全瓜等可治气管炎

【配方及用法】百部、全瓜、杏仁各200克，龙眼肉100克，川贝、猴姜各150克，金毛狗脊80克，竹油70克，板蓝根250克，共研末。每日2次，每次10克，开水冲服。忌吸烟、饮酒及食用产气食物。一般3天见效，4个月治愈。

露蜂房芝麻治气管炎

【配方及用法】露蜂房1个（树上或墙洞内），芝麻适量。用芝麻将露蜂房全部灌满，然后把蜂房放锅内焙干，研细备用。成人每日3次，每次15克，温开水冲服，儿童酌减。

【备注】服药期间，千万不要食用油腻的食物。

黑豆猪腰能治好气管炎干咳

【配方及用法】猪腰子一对，黑豆150克，红枣15克，橘子皮一块，加水2千克，慢火煮3个小时。吃猪腰子、黑豆和枣，分4天吃完，每天吃3次。把猪腰子、黑豆和枣分成12等份，每吃一份就温热一份，其余的放在阴凉地方，防止变质变味。黑豆须嚼成糊状咽下。

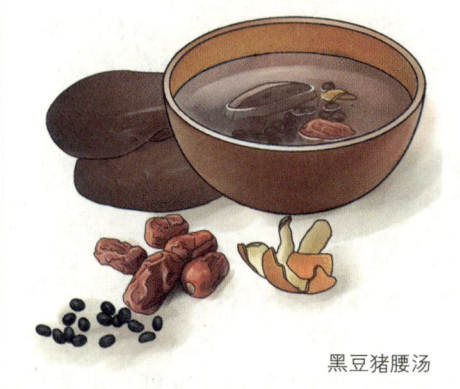

黑豆猪腰汤

冰糖炖草莓可治气管炎干咳

【配方及用法】取草莓60克，冰糖30克，将草莓洗净，置碗内，加冰糖，放锅内隔水蒸熟。每日吃3次，一般3天可愈。

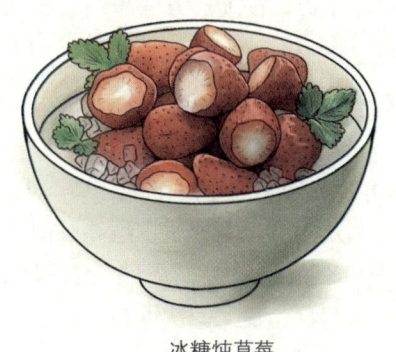

冰糖炖草莓

哮喘、打鼾

大多数哮喘患者都有过敏体质，哮喘的常见症状是发作性的喘息、气急、胸闷或咳嗽等。这些症状经常在患者接触烟雾、香水、油漆、灰尘、宠物、花粉等刺激性气体或变应原之后发作。当空气通过气道不畅时，或者当气道内软组织或肌肉发生振动时，便会出现打鼾。睡眠时，舌头、咽喉和口腔根部的肌肉群会令气道变得狭窄，并发生振动或颤动，这时便会发出打鼾声。

木鳖子桃仁敷足心治气喘病

【配方及用法】木鳖子、桃仁（炒）、杏仁各10克，白胡椒7粒，均研成粉末，用鸡蛋清调匀，敷在双脚心15小时。人静卧，将两脚平放。一般用药1剂即愈。

蝙蝠酒治气管炎咳嗽哮喘

【配方及用法】用夜蝙蝠1个，放火边烤干，轧成细末。用黄酒2份，白酒1份混合好，再与蝙蝠细末混合服用。

【备注】夏季服无效，须在冬季服用。酒的用量可根据年龄大小酌情增减，一次服完。

萝卜煮鸡蛋治气管炎哮喘病

【配方及用法】冬至时取红萝卜2500克，去头尾洗净，用无油污的刀将萝卜切成半厘米厚的均匀片，再以线穿成串，晾干后存放，夏季用。每次取萝卜干3片，红皮鸡蛋1个，绿豆一小撮，均放入砂锅内，加水煮30分钟至绿豆熟烂。服用时将鸡蛋去皮，连同萝卜、绿豆及汤一起吃下。从初伏第一天开始服用，每日1剂，连续服用至末伏。从冬至时起，用鲜萝卜3片，红皮鸡蛋1个，绿豆一小撮，按上述方法服用，至立春时停服。

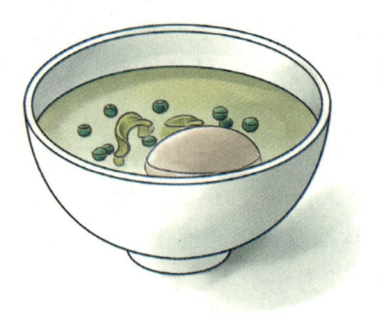

萝卜煮鸡蛋

柚子皮、乌肉鸡治风寒哮喘

【配方及用法】柚子皮1个，乌肉鸡1只。鸡去毛及内脏，以柚子皮纳鸡肚内，用砂纸密封，黄泥包裹，烧熟，去黄泥、砂纸，取鸡食，食三四次即愈。

【备注】热性哮喘不宜服。

灵芝酒可治慢性支气管炎哮喘

【配方及用法】灵芝10支，好酒500毫升。泡制后放阴处1周即可服用。每次一小盅，最多三料酒即可愈。另外，灵芝还是恢复记忆的良药。

麻黄、杏仁等可治支气管哮喘

【配方及用法】麻黄 150 克，杏仁 200 克，净棉籽仁 500 克。杏仁、棉籽分别炒微黄，和麻黄共研为细末，备用。成人日服 3 次，每次 10 克，开水冲服。

【备注】对心源性哮喘无效。

丝瓜藤根炖白母鸡可治支气管哮喘

【配方及用法】成熟的丝瓜藤根 300 克，白母鸡（约 750 克）1 只，白砂糖 300 克。上药加水 700 毫升，放入砂锅里密封，文火炖 2 小时，稍冷后即可食用。每日 1 剂，汤和鸡肉分 2 次食，一般 5 剂后即痊愈。

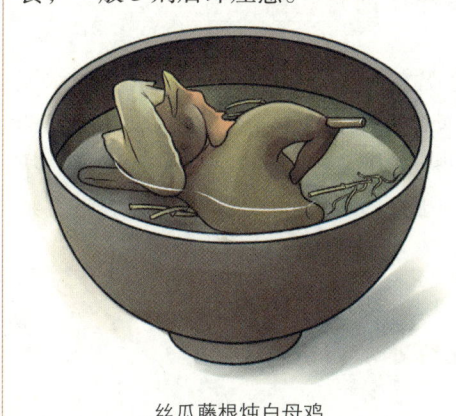

丝瓜藤根炖白母鸡

棉花根也可治哮喘

【配方及用法】用棉花根外皮 125 克，加入清水 5 千克于锅内熬制至以棉花根皮成紫红色，过滤药液；再将此药液熬缩至 3.5 千克，放白糖 1 千克搅匀，冷后装入瓶内。每次服 2 匙，每天 3 次。

常食橘皮可治哮喘

【配方及用法】取新鲜橘皮（干陈的亦可）洗净，用清水浸泡 1 天左右，或用沸水浸泡半小时，随后用手挤干黄色的苦水，再以冷开水洗涤挤干，直到没有苦涩味，然后切成细丝，加入少许食盐拌匀（适当加入鲜姜丝更好），装入罐或瓶中捺实盖紧，腌制 2 天后即可食用。

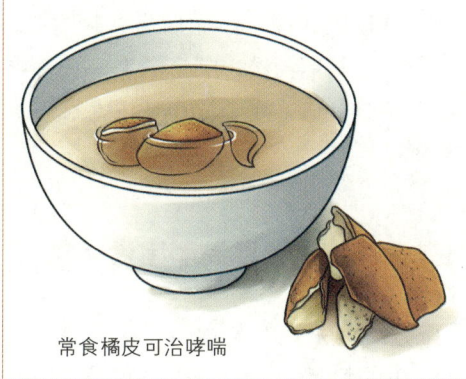

常食橘皮可治哮喘

喝蜂蜜治哮喘病

【配方及用法】蜂蜜每天早、晚各喝一匙（冲饮）。

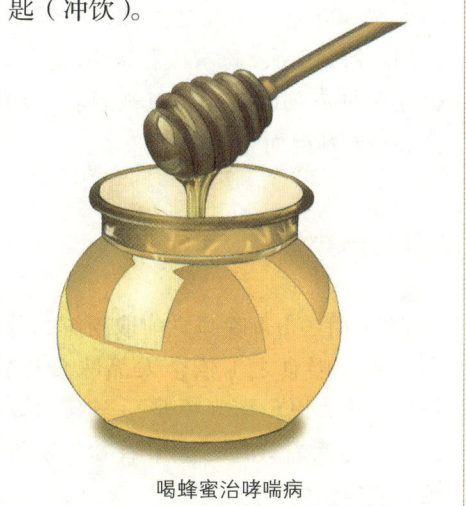

喝蜂蜜治哮喘病

麝香紫皮蒜敷椎骨可治顽固性哮喘

【配方及用法】取麝香 1~1.5 克，研成细末，紫皮蒜 10~15 头，捣碎成蒜泥。于中午近 12 点时，让患者伏卧，以肥皂水、盐水清洁局部皮肤，12 点时先将麝香末均匀地撒敷在第七颈椎棘突到第十二胸椎棘突，宽 2.6~3.3 厘米的脊背正中线长方形区域内，然后将蒜泥覆于麝香上，60~70 分钟后将麝香及蒜泥取下，清洗局部，涂以消毒硼酸软膏，再覆以塑料薄膜，并以胶布固定。做后患者顿觉呼吸通畅，不憋气，胸部轻松，喘息消失，脊背再不感发凉，全身舒适，哮喘发作日减，且体质比过去更强。

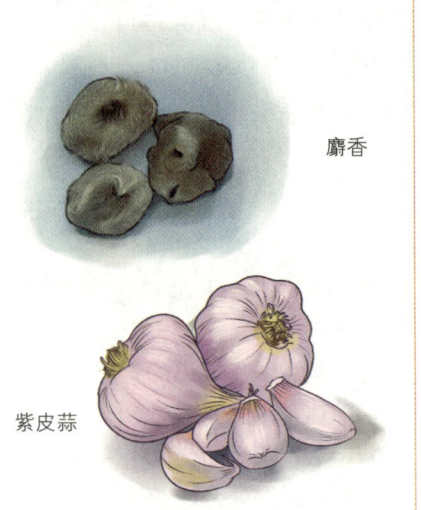

麝香

紫皮蒜

灵芝酒或糖浆治单纯顽固性哮喘

【配方及用法】灵芝酒：取灵芝实体 50 克粉碎，浸入 60 度食用白酒 500 毫升中。在常温下放置 1 个月后，酒呈棕红色即可服用。每日 3 次，每次饭后服 10 毫升。

灵芝糖浆：取灵芝实体 50 克粉碎，加单糖浆 500 毫升，混合煮沸，冷却后备用。每日 3 次，每次饭后服 10 毫升。上述两种方剂的选择，应视患者的病情和喜好情况而定。

嚼葱白治疗打鼾

【配方及用法】每晚睡觉前取新鲜的葱白一根，嚼食之（依个人品味食用，切勿多食，以免影响睡眠），连续食用一周，然后看效果，如果有效果则继续，直至治好为止。

嚼枣仁治疗打鼾

【配方及用法】每晚睡觉前先用温水泡脚，除去身上疲惫，然后取炒制好的枣仁 100 枚左右慢嚼食用，连续食用一周，然后看效果，如果有效果则继续，直至治好为止。

花椒水治打鼾

【配方及用法】花椒 5~10 粒，每晚睡前用开水泡一杯水，待水凉透后服下（花椒不服下），连服 5 天。

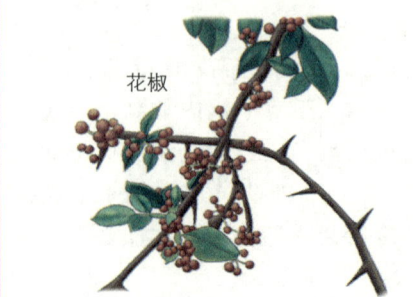

花椒

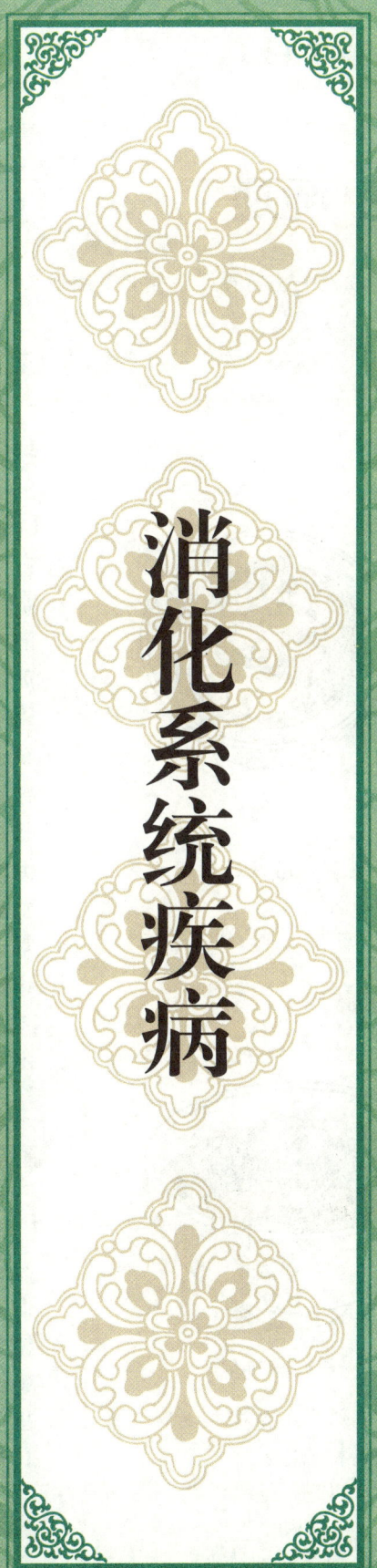

第三章

消化系统疾病

消化不良、呃逆

消化不良的产生是因为胃动力出现了障碍，胃蠕动不好的胃轻瘫和食道反流病也属于消化不良。胃和十二指肠部位的慢性炎症，以及一些精神因素都有可能造成消化不良。胃轻瘫的起因则是糖尿病、原发性神经性厌食和胃切除术等。呃逆即打嗝，在生理上比较常见，指气从胃中上逆，喉间发出急而短促的声音，是由横膈膜痉挛收缩引起的。

苹果猪肉可治消化不良

【配方及用法】苹果，瘦猪肉。苹果2个切块，用两碗水先煮，水沸后加入猪肉200克（切片），直煮至猪肉熟透，调味服食，久食有益。

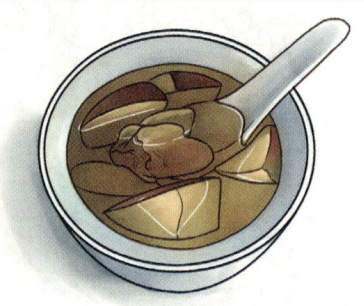
苹果猪肉

【功效】生津止渴，润肠健胃。治疗肠胃不适及消化不良。

胡萝卜炖羊肉治消化不良

【配方及用法】胡萝卜6个，羊肉250克，盐少许。炖熟食，后加盐。

【功效】健脾，养胃，温肾。用于畏寒喜暖、消化不良、

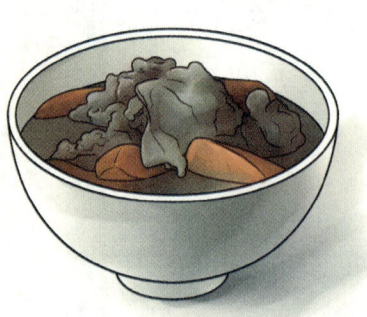
胡萝卜炖羊肉

腹部隐痛、阳痿、口淡无味、小便频数之脾胃虚寒、脾肾阳虚患者，有较好的疗效。

茶膏糖治消化不良

【配方及用法】红茶50克，白砂糖500克。红茶加水煎煮。每20分钟取煎液1次，加水再煎，共取煎液4次。合并煎液，再以小火煎煮浓缩，至煎液较浓时，加白砂糖调匀。再煎熬至用铲挑起呈丝状，到粘手时停火，趁热倒在表面涂过食油的大搪瓷盆中，待稍冷，将糖分割成块即可。每饭后含食1~2块。

【功效】用治消化不良、膨闷胀饱、胃痛不适等。

喝醋蛋液可治消化不良

【配方及用法】将250毫升左右的食用醋（米醋用低度的，9度米醋应用水稀释）倒入铝锅内，取新鲜鸡蛋1~2个打入醋里，加水煮熟，吃蛋饮汤，1次服完。

橘枣饮治消化不良

【配方及用法】橘皮 10 克（干品 3 克），大枣 10 枚。先将红枣用锅炒焦，然后同橘皮放于杯中，以沸水冲沏约 10 分钟后可饮。

【功效】调中，醒胃。饭前饮可治食欲不振，饭后饮可治消化不良。

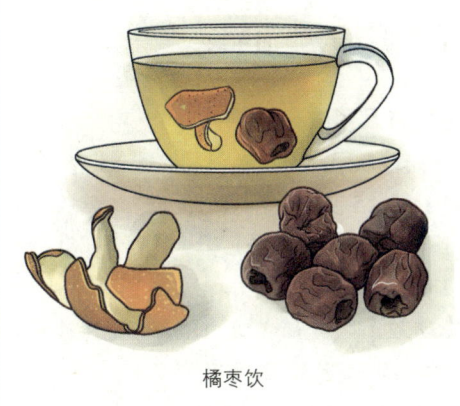

橘枣饮

鸡肫皮治消化不良

【配方及用法】鸡肫皮（鸡内金）若干。将鸡肫皮晒干，捣碎，研末过筛。饭前 1 小时服 3 克，每日 2 次。

【功效】消积化滞。治消化不良、积聚痞胀等。

山楂丸开胃助消化

【配方及用法】山楂（山里红）、怀山药各 250 克，白糖 100 克。山药、山楂晒干研末，与白糖混合，炼蜜为丸，每丸 15 克，每日 3 次，温开水送服。

【功效】补中，化积。用治脾胃虚弱所致的消化不良。

喝水加弯腰法治打嗝

【配方及用法】取一杯温开水，喝几口，然后弯腰 90 度，作鞠躬状，连续弯几次腰，直起身来后，你就会发现，嗝已经被止住了。

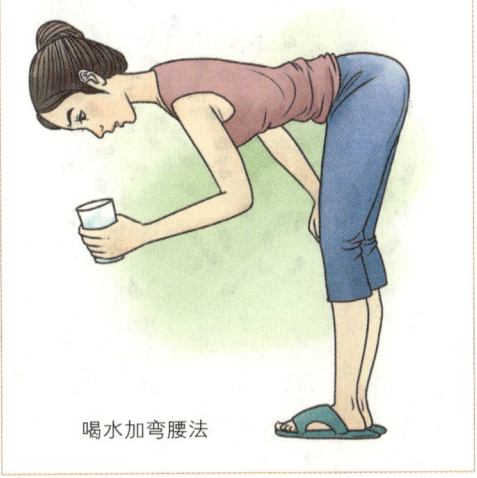

喝水加弯腰法

米醋止呃方治呃逆

【配方及用法】米醋。呃逆发作时服米醋 10~20ml，一般可立即生效，止后复发再服仍效。

【功效】米醋味酸苦性温，酸主收敛，能散瘀解毒，下气消食，故中焦虚寒胃气上逆之呃逆用之甚佳。

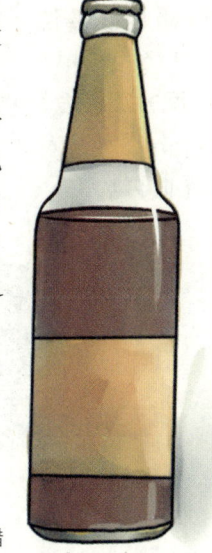

米醋

43

黑芝麻可治呃逆

【配方及用法】黑芝麻数匙（黑芝麻炒熟，研碎，拌入白砂糖），食后呃逆即止，可安然入睡。次日中午又发，则晚8时又服黑芝麻数匙，食后呃止。

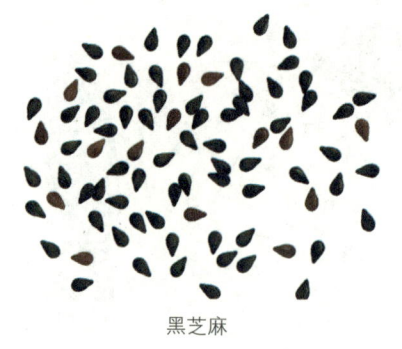

黑芝麻

瓜蒌可治重症型呃逆

【配方及用法】几个瓜蒌，洗净后把皮、瓤、子一起入锅熬汤，服1次就有好转，次日再服用1次，呃逆彻底痊愈。

口嚼咽红糖法治呃逆

【配方及用法】在要打嗝时将50克红糖分2次送入口中嚼碎咽下，停个把小时再吃一次，立即见效。

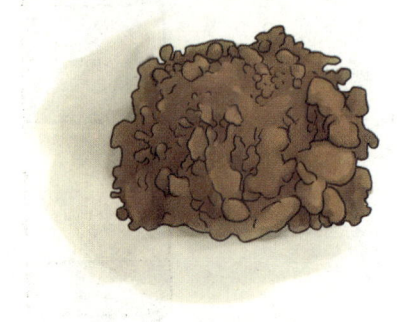

红糖

生赭石、沉香治呃逆

【配方及用法】生赭石30克，沉香、法半夏各15克。上药共研细末，装瓶备用。用时取药末20克，以生姜汁调匀成膏，贴敷中脘、肚脐上，外以纱布盖上，胶布固定。每日换药1次。

威灵仙丁香等治呃逆

【配方及用法】威灵仙15克，丁香6克，柿蒂20个，制半夏15克，制川朴15克，生姜15克。病久气虚者加党参15克。煎2遍和匀，1日3次分服。

【功效】威灵仙去腹内冷滞、心隔痰水，对平滑肌有松弛作用。半夏、厚朴化痰除满。丁香、生姜温中下气。

【备注】胃热者忌服。

咽部吸入鲜姜汁可治各种呃逆

【配方及用法】新鲜生姜50克。将生姜洗净去皮，切细捣烂，挤出姜汁；再用消毒棉花团扎于竹筷上（须固定，以防吸入气管），饱吸姜汁；然后令患者取半仰卧位，张开口腔，术者左手用压舌板压住其舌体，暴露其咽后壁，右手持竹筷与舌根成45度角，将姜汁棉团轻轻送入咽部，反复轻按咽后壁左右两侧（此时嘱患者大口呼吸，以免恶心呕吐），半分钟至1分钟，呃逆可止；抽出竹筷，让患者静卧30分钟，不可饮水进食。如有复发，多在重复上法后立即止呃。

八角茴香汤止呃逆

【配方及用法】将约 100 克的生八角洗净，捶碎，放入锅中加两碗水煎煮，水煎得剩下一半儿时，即可服用。若胃寒较严重，可掺入少量蜂蜜。

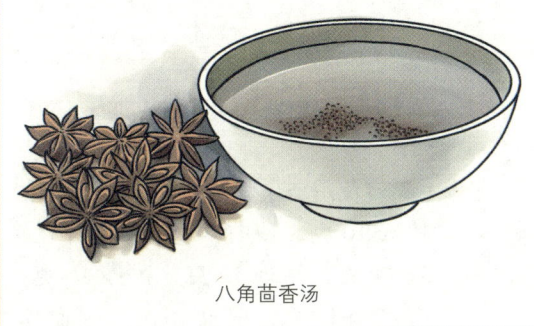

八角茴香汤

按摩膻中穴治呃逆

【方法】让患者平卧床上，两腿屈曲，腹部放松，以中指点按其膻中穴（两乳头连线中点）。患者当即就会感到舒服，施术不到 2 分钟，便可恢复正常。

【功效】膻中为任脉之气汇聚之腧穴，又称上气海，具有宽胸理气、宁心安神之功。按摩膻中穴治疗呃逆，可以很快地收到非常明显的效果。

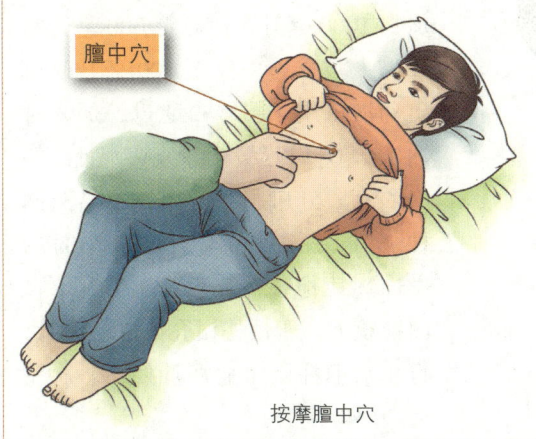

膻中穴

按摩膻中穴

嚼咽砂仁法可治呃逆

【配方及用法】砂仁 2 克。将上药慢慢细嚼，将嚼碎的药末随唾液咽下，每天嚼 3 次，每次 2 克。

针灸膈俞穴呃逆立止

【方法】横膈膜异常痉挛的情况，谓之呃逆，表现为打嗝。此时欲使之停止，最有效的方法就是针灸"膈俞"穴位（在第七胸椎棘突下旁开 1.5 寸）。在此穴针灸，可立刻止住打嗝。

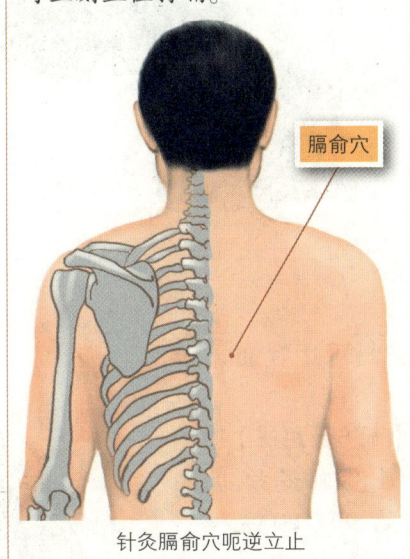

膈俞穴

针灸膈俞穴呃逆立止

猪胆赤小豆可治顽固性呃逆

【配方及用法】猪胆 1 个，赤小豆 20 粒。把赤小豆放入猪胆内，挂房檐下阴干后共研细粉备用。每日 2 克，分两次用白开水冲服。

45

上消化道出血

上消化道出血指屈氏韧带以上的消化道，包括食管、胃及十二指肠等部位的出血。

食管、胃及十二指肠的溃疡和黏膜糜烂是消化道出血的最大诱因，食管胃底静脉曲张破裂、贲门黏膜撕裂综合征、血管病变、肿瘤等均可引起消化道出血。根据出血情况，可有呕血，粪便呈紫红、鲜红或黑色等病征。

胃出血用红糖核桃能治好

【配方及用法】红糖炒核桃连吃 20 天，胃出血停止，胃胀痛减轻。

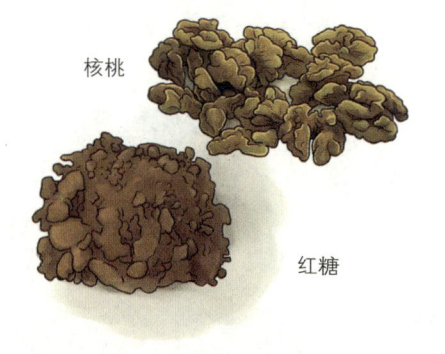

核桃

红糖

黄土汤可治上消化道出血

【配方及用法】灶心土 30 克，熟附块 6~10 克，炒白术、阿胶（烊化）各 10 克，生地 12 克，黄芩 10 克，海螵蛸 15 克，白及 15 克。呕血加半夏、旋覆花（包）各 10 克，代赭石（先下）15~30 克；气虚甚加党参 10 克，黄芪 15 克；出血多加地榆 15 克，参三七粉（吞服）3 克；有热象去熟附块。每天 1 剂，浓煎汁，分 2~3 次服下。

当归可止吐血

【配方及用法】

凡吐血多者，觅 90~120 克重大当归一只，全用，切细，取好陈酒 500 毫升，慢火煎至一满碗，以温为妙。候将要吐而尚未吐，口中有血含住，取药一口连血咽下，即此一剂而愈。

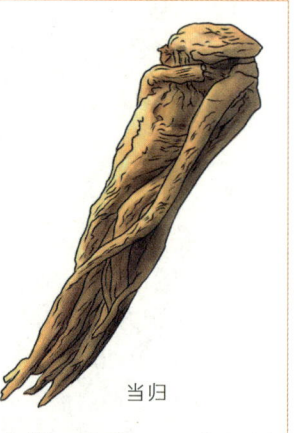

当归

止血煎可治上消化道出血

【配方及用法】马勃 100 克，大黄 50 克。用水浸泡马勃 2 小时，然后加水 1000 毫升，煎煮至 300 毫升时放入大黄，再煎煮至 200 毫升时倒出药液，用 4 层纱布滤过，加入甘油 15 毫升以延缓鞣酸分解，置冰箱内贮存。分口服和内窥镜下给药两种：口服一次 50 毫升，24 小时后做内窥镜检查，观察止血情况；在内窥镜下，于活检钳孔插入塑料管，将止血煎注于出血病灶处，一次用量 20~40 毫升。

倍降汤治上消化道出血

【配方及用法】五倍子、真降香、乌梅炭各 10 克，白及、地榆炭、侧柏炭各 15 克。每日 1 剂，水煎 20~30 分钟后取汁约 200 毫升，分 2~3 次口服。重者可每日服 2~3 剂。若伴腹痛，加炒白芍 15 克，炙甘草 5 克；虚寒者加黄芪 30 克，炮姜炭 5 克；有热象者加黄芩 10 克，大黄炭 6 克。

单味虎杖治疗上消化道出血

【配方及用法】虎杖。以单味虎杖研粉口服，每次 4 克，每日 2~3 次。

【功效】用虎杖粉治疗上消化道出血，据称比大黄、白及的疗效还高。

益气凉血汤治疗上消化道出血

【配方及用法】党参、黄芪、当归、地榆（炒炭）、槐花（炒炭）各 12 克，紫贝齿 30 克，蒲黄、炒阿胶各 20 克，乌贼骨（研粉）30 克，参三七（研末）6 克，生军（研末）3 克。以上 3 种药末和匀分 3 次温开水冲服，其余药物煎 20 分钟取汁 200 毫升，日煎服 3 次。

二乌大黄散治急性肠胃出血

【配方及用法】乌贼骨、乌梅炭、大黄各等份。上药共研细末，日服 3 次，每次 10~20 克；或大黄剂量增加 1~2 倍，开水浸泡后，吞服二乌粉。

四黄汤偏方可治胃轻型出血

【配方及用法】黄芪 15 份，黄连 9 份，生地黄 30 份，大黄 15 份。上述四味药研末，过 200 目筛后混合，分为 30 克一包，备用。用时取四黄粉 30 克，加水 200 毫升，煮沸 25 分钟，过滤去渣凉服，每天 2 包，分 4 次服。

【功效】四黄汤具有清热凉血、补气活血、化瘀止血的作用。大黄清热下瘀血，黄连、生地凉血止血，黄芪补气摄血。此方对胃出血有疗效，而对食道静脉破裂和胃癌引起的出血无效；对吐 400 毫升以下血者有效，而对大量的出血无效。

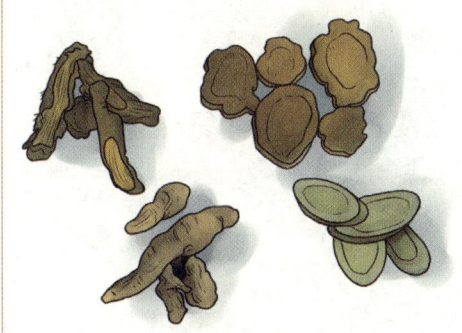

四黄汤偏方可治胃轻型出血

大黄治脑溢血合并上消化道出血

【配方及用法】大黄粉（或片）每次 3 克，每日 2~4 次，温开水吞服。

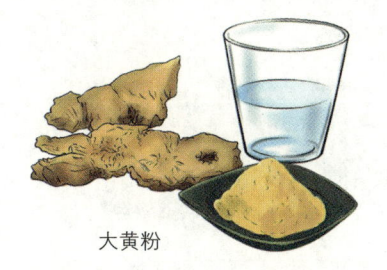

大黄粉

胃炎、食管炎

胃黏膜炎症统称胃炎。急性胃炎有上腹不适、疼痛、厌食、恶心、呕吐或呕血、粪便呈黑色等症状。慢性胃炎患者通常饭后饱胀、泛酸、嗳气、腹痛。饮食不当、病毒和细菌感染、药物刺激等都有可能导致胃炎。食道炎是指食道黏膜组织受到刺激或病菌、病毒感染，发生水肿和充血引发的炎症。食道炎患者出血症状一般较轻，但也可能吐血或解沥青便。

鸡蛋壳治胃炎

【配方及用法】鸡蛋壳若干，文火炒黄，研末，分两三次开水吞服。每天服一个鸡蛋壳的量，连服两三日可止胃痛。

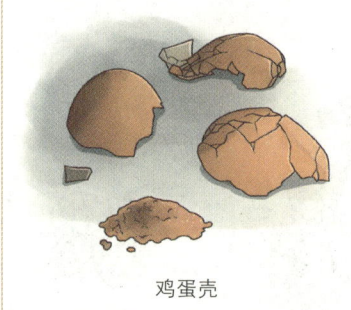

鸡蛋壳

生食大蒜治萎缩性胃炎

【方法】每天晚餐取两瓣生大蒜，去皮洗净捣烂后和着稀饭食下（能生嚼则更好），餐毕漱口并口嚼茶叶，以解除口中异味。

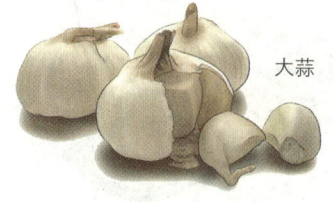

大蒜

肉苁蓉治慢性浅表性胃炎

【配方及用法】取肉苁蓉若干，洗净，晒干，研为末，每次服5克，1日3次。

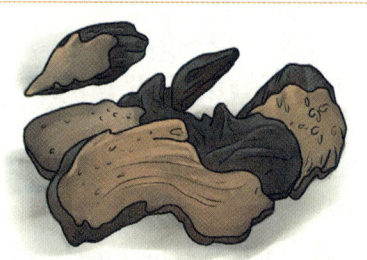

肉苁蓉

呋喃唑酮甘油治食管炎

【配方及用法】呋喃唑酮、甘油。将呋喃唑酮片剂0.1~0.15克磨成粉状，加在100毫升甘油中调匀，于饭前将5毫升药油含于口中，徐徐咽下，饭后再将余下的5毫升按同样方法咽下。每日4次，分别于早、中、晚和睡前服用，直至临床症状消失。一般15天为1疗程。若为反流性食管炎，应同时加用甲氧氯普胺（胃复安）10毫克，每日4次，口服。

【功效】此方用于食管炎的治疗，有效率100%，用药最短3天，最长15天见效。经第一疗程治疗即可获得明显疗效。

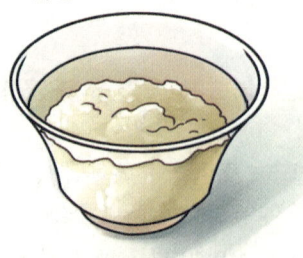

呋喃唑酮甘油治食管炎

胃及十二指肠溃疡

胃及十二指肠溃疡病，一般统称为"溃疡病"，主要症状为周期性的上腹部疼痛、反酸、嗳气等，重者有呕血、便血症状。中医认为，溃疡病是由饮食不节和情绪因素造成的。可以肯定的是，十二指肠溃疡的发生与胃酸分泌过多是分不开的；而胃溃疡患者的胃酸分泌却低于正常水平，具体病理尚不清楚。

鲜土豆汁治十二指肠溃疡

【配方及用法】取鲜土豆 1000 克洗净。切成细丝，捣烂，以洁净纱布绞汁。将土豆汁放在锅中先以大火，后以小火煎熬至黏稠，加入等量蜂蜜，再煎至黏稠如蜜时停火，待凉装瓶备用。每次食一匙，每日 2 次，空腹食用。可治十二指肠溃疡及习惯性便秘等症。

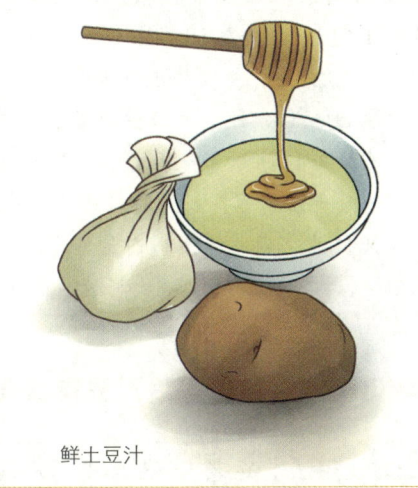

鲜土豆汁

鸡蛋壳乌贼粉治胃及十二指肠溃疡

【配方及用法】鸡蛋壳 2 份，乌贼骨 1 份，微火烘干研细，过细粉筛，装瓶备用。每次服 1 匙，每天服 2 次，以温开水送服。

三七乌贼骨等治胃及十二指肠溃疡

【配方及用法】三七、乌贼骨、墨鱼、佛手、川楝子、玄胡、黄连、白及、甘草、川贝各 30 克，郁金、砂仁、广木香各 15 克，丁香 10 克，生白芍 50 克，鸡蛋壳 40 克，共研末过筛，装瓶备用。每日早、中、晚各服药 3 克，开水冲服。15 天为 1 疗程，一般经 2~4 个疗程可愈。服药期间忌饮烈酒和食用辛辣刺激物。

鲶鱼治十二指肠溃疡

【配方及用法】0.5 千克左右鲶鱼 1 条，白糖 0.5 千克。将鲶鱼切段盛入红瓦盆内，加入白糖搅拌均匀，然后连盆放入笼中蒸熟即可。此方多在天气凉时使用，一次吃不完的，可食用多次，也可在夏季存放于冰箱中多次食用。

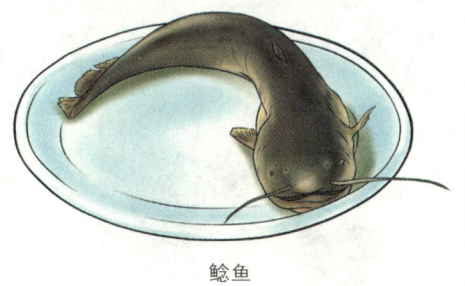

鲶鱼

猪板油老姜等治胃及十二指肠溃疡

【配方及用法】猪板油、老姜、红枣、白糖各500克。将猪板油煎化（不用捞渣），老姜（去皮捣碎）、红枣（去核）、白糖三样一起下入煎化了的猪油内拌匀（呈糊状），存入在瓦罐内。每餐一汤匙，放入热饭内溶化后吃下，天天坚持，吃完为止。如1剂用完后，病者身体开始胖了，说明有效，可再吃1剂。

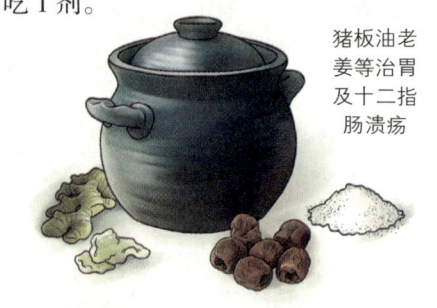

猪板油老姜等治胃及十二指肠溃疡

煎甘草加蜂蜜治胃和十二指肠溃疡

【配方及用法】甘草250克，纯蜂蜜500克。将甘草放入药壶或不带油的铝锅熬3次后，放入碗内。服前先将熬好的甘草药水3汤匙放在杯里，然后再放入20汤匙蜂蜜，搅拌均匀，每天分2次空腹服完。一般服1周可愈，病久又重的胃病2周才能痊愈。

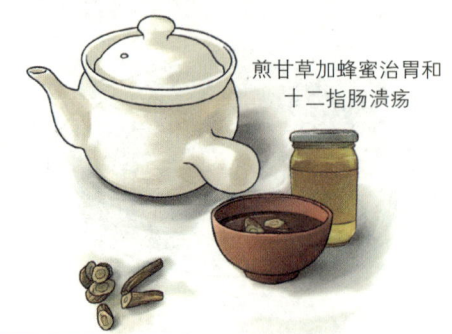

煎甘草加蜂蜜治胃和十二指肠溃疡

母鸡加辣椒煮着吃治胃病

【配方及用法】肥母鸡1只（2年以上），辣椒数个（患者年龄大多加几个，年龄小少加几个）。杀鸡剖去五脏，装入辣椒一起放在锅内煮，添水以淹没鸡身为度，煮烂即可。一天内分3次吃完（汤也喝），勿受凉，服后少时卧床休息。

黄芪、白及等治疗胃溃疡

【配方及用法】黄芪、白及、三七各60克，没药、硼砂、重楼各30克，象皮、血竭各15克。将药物烘干，研成细末，过筛，每包12克。加水适量煮成稀糊状，饭前空腹服，每日早晚各服1包，20天为1疗程。

【备注】服药后，胃溃疡患者采取左侧卧位休息20~30分钟，十二指肠溃疡患者采取右侧卧位休息20~30分钟，以利药物充分敷于溃疡面，起到局部保护作用，余药又被消化吸收，发挥内治作用。服药期间，严禁食荤油及生冷、刺激性食物。

黄老母鸡、大茴香等治严重胃溃疡

【配方及用法】黄老母鸡1只，大茴香、小茴香、黄蜡各100克，青盐适量。鸡收拾好后，整鸡和其他配料一起放入砂锅煮。黄蜡待鸡熟了再放入，以防煮老了失效。汤里的鸡油和黄蜡凝固在一起时，把锅中物分成5份，下细面条吃。最好晚饭吃，5天吃完。冬季服用为佳。

胃肠炎、腹泻、呕吐

胃肠炎是微生物感染或化学毒物、药品导致的炎症，患者一般有腹泻、恶心、呕吐及腹痛等症状。腹泻指排便频繁、量过多，粪便稀薄，或含有未经消化的食物或脓血、黏液。细菌、病毒感染，消化不良，着凉以及水土不服均可引起腹泻。呕吐指胃内容物反入食管，经口吐出，过于频繁、剧烈可引起脱水、电解质紊乱。

陈皮、赤芍等可治肠炎

【配方及用法】陈皮、赤芍、红花、米壳（罂粟壳）各15克，水煎服。服药时忌吃肉类。

【功效】用治肠炎久治不愈，转为慢性肠炎者，服用3剂即可痊愈。

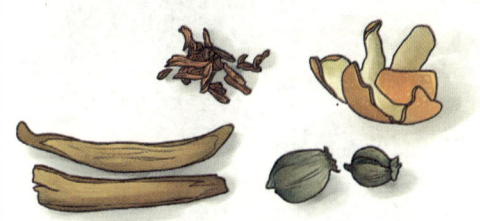

陈皮、赤芍等可治肠炎

生米炒黄治疗泄泻（拉肚子）

【配方及用法】生米一小抓约50克，扒锅中炒黄（不能炒焦），再放茶叶一小抓（以隔年的为佳），一起炒至金黄。加清水2碗，熬成1碗，一次服下，即见效。严重者可再服一次。

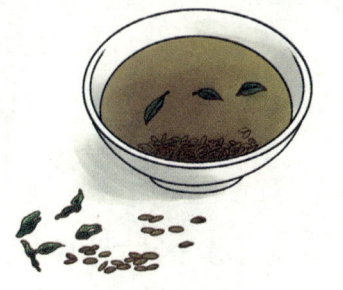

生米炒黄煮水

石榴壳治拉肚子

【配方及用法】取石榴壳（新鲜或晒干的均可）适量，加适量清水，煮沸，冷却后当茶喝。效果明显。

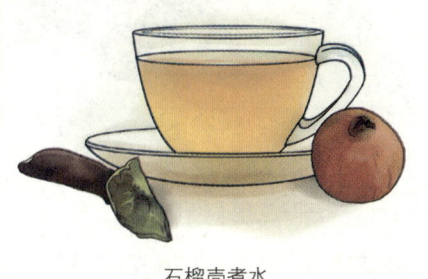

石榴壳煮水

生姜治拉肚子

【配方及用法】老姜一块，洗净，保留姜皮，拍碎。鲜鸡蛋一个，搅拌好。清水适量将姜味充分熬出。趁姜水滚烫，倒入搅拌好的鲜鸡蛋中，做成蛋花姜汤，加入适量的盐，趁热喝下。

蛋花姜汤

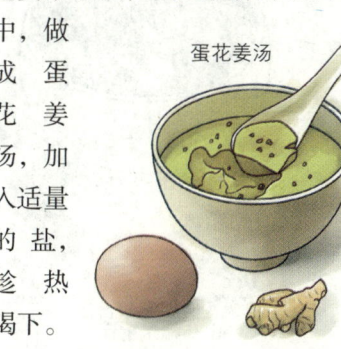

榛子仁治大便稀溏

【配方及用法】将榛子仁（大个质优）炒焦黄，研面，每次一汤匙，每日早、晚，空腹以红枣汤送下。连服4天。

【功效】用治大便稀溏，第四天即可见效，排便规律，粪便成形，腹胀、肠鸣症状消失。

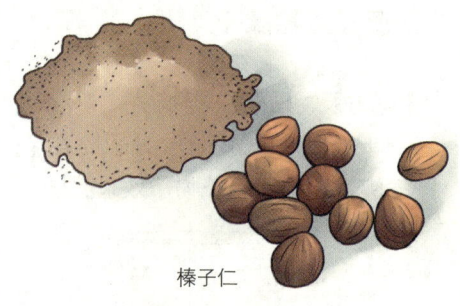

榛子仁

山药糯米粥治慢性腹泻

【配方及用法】山药30克，糯米30克，大枣10枚，薏苡仁2克，干姜3片，红糖15克。按常法共同做粥。每日分3次服下，连续服用半月至愈。

【功效】补益脾胃。用治脾胃虚弱引起的慢性腹泻，症见久泻不愈、时发时止、大便溏稀、四肢乏力。

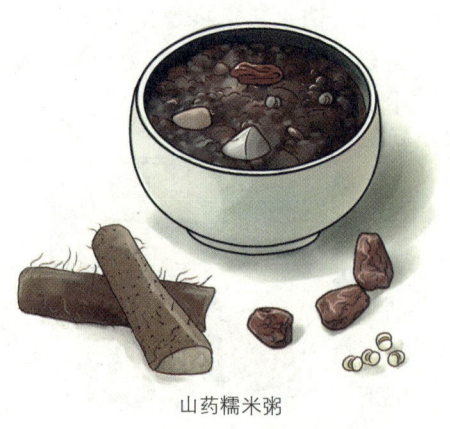

山药糯米粥

焦黄米糕治腹泻

【配方及用法】黄米。将黄米碾成面，按常法蒸成黄米糕，凉凉，切成一指厚的薄片，放在将尽的灰火中煨焦黄，取出研面。每日2次，每次15克，开水送下，连服2~3日有效。

【功效】对肠胃功能薄弱，饮食稍有不当即腹痛作泻的患者有较好的疗效。

【备注】消化不良者应少食黄米糕或以不食为佳，因为糕性黏腻，难于消化，多吃可致腹泻。这是多食则泻，少食则补的功效。

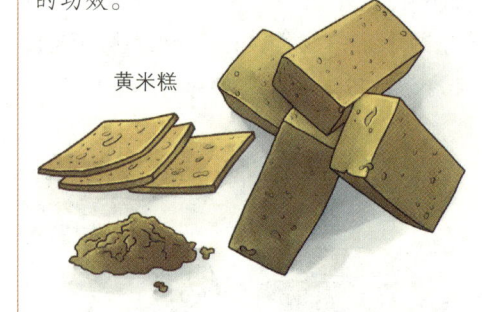

黄米糕

香蕉皮治腹泻

【配方及用法】用新鲜的香蕉皮直接煮水饮用即可。

【备注】香蕉通便，但很少有人知道香蕉皮止泻，因为香蕉皮本身具有收敛作用，在治疗降血压上也很有效。

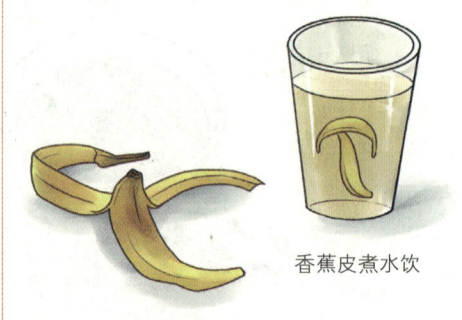

香蕉皮煮水饮

莱菔子山楂粥治急性腹泻

【配方及用法】莱菔子15克，山楂20克，生姜3片，红糖15克，大米250克。先将莱菔子、山楂、姜片加水适量煎煮40分钟，去渣取汁，放入淘洗净的大米煮粥，临熟时下红糖调味。1天内分3次服下，可连服5天。

【功效】用治因饮食不节所致的急性腹泻。

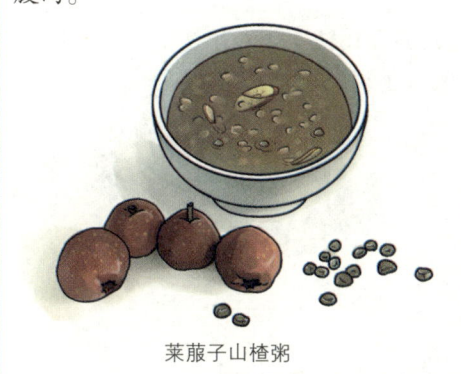

莱菔子山楂粥

豆腐皮也能治腹泻

【配方及用法】豆腐皮摊平，撒上红糖，然后把豆腐皮卷成一个卷，放在锅中帘上蒸干（吃者极其费力），连吃2天泻止康复。随后再续吃6天加以巩固，永不复发。

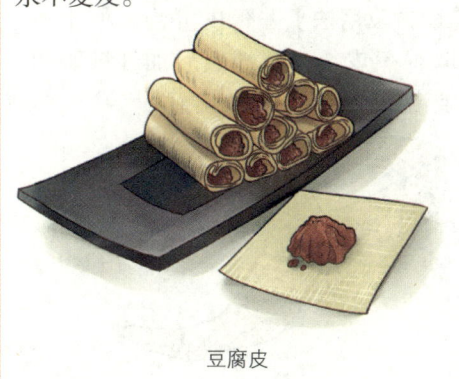

豆腐皮

烤馒头治胃酸腹泻

【配方及用法】馒头1个。将馒头置于烤架上，放在炉上慢烤，烤至焦黄色，只吃馒头的焦外皮。早晚各吃1次。

【功效】用治胃酸多、消化不良的腹泻。其道理和某些胃肠道疾病患者服用活性炭相同。

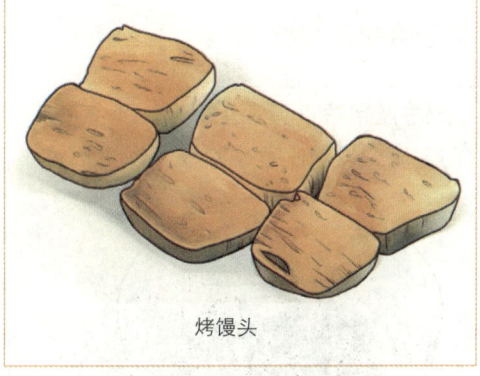

烤馒头

鲜乌梅治急性肠炎引起的腹泻、呕吐

【配方及用法】50~60度白酒浸泡杨梅，加佛手片适量，泡15天，腹胀腹痛或非细菌性腹泻均可食用。每次3只，每日2~3次。

【备注】杨梅性温，味酸，不宜多食。多食令人发热、长疮，孕妇及大便秘结者忌食。

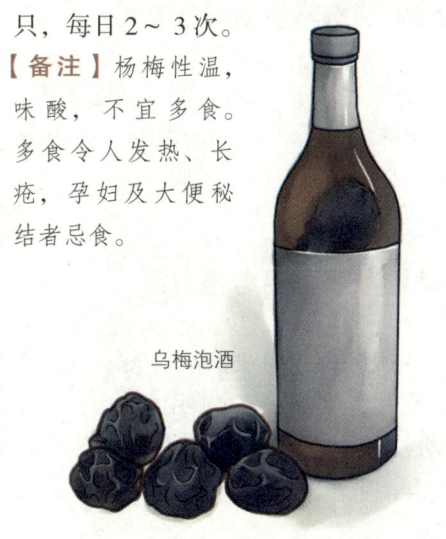

乌梅泡酒

便血症、便秘

便血指的是血液从肛门排出，症状表现为大便带血或全为血便，呈鲜红、暗红色或柏油样。消化道出血，尤其是结肠与直肠的出血是便血的主要原因。血液系统疾病及其他全身性疾病，如白血病、弥散性血管内凝血等也可引起便血。排便次数或粪便量减少，粪便干结，排便费力等症状同时存在两种以上，即可诊断为便秘。便秘不是病，但危害极大。

黑豆治疗便血症

【配方及用法】黑豆 150 克，水煮熟余汤一碗，饭前吃豆子喝汤。

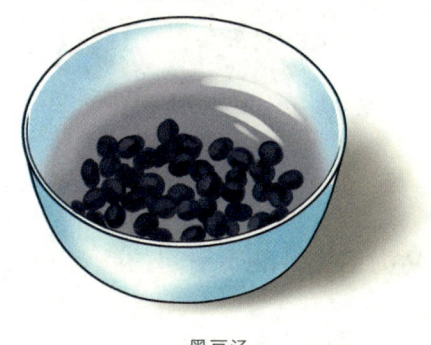

黑豆汤

服鸡蛋烧蜘蛛能治好便血症

【配方及用法】蜘蛛 7 个，鸡蛋 1 个。将蜘蛛放于蛋内，外用泥封，火煅成炭，存性轧面，白水送服。

用地榆煎服可治愈便血症

【配方及用法】用地榆一味，每日 30 克，水煎，分 3 次服用。
【功效】用治便血久治不愈，症见便后下血，服用 4 日即可痊愈，且无复发之忧。

无花果可治便血病

【配方及用法】无花果 7 个，清水煎服，每日 1 剂。

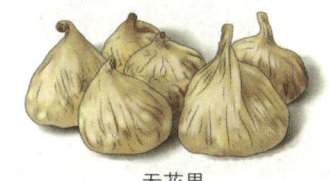

无花果

木瓜蜂蜜治便血病

【配方及用法】用木瓜 6 克，蜂蜜 6 克，每日早、晚各服 1 次，连续服药 10 多天即可痊愈，且不复发。

香蕉皮治疗大便出血

【配方及用法】香蕉皮可治大便出血。取香蕉皮 3 个，炖熟后加红糖服用，能治痔疮疼痛，大便出血。

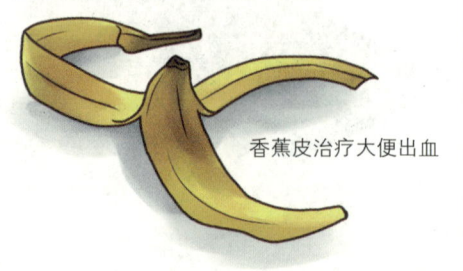

香蕉皮治疗大便出血

鲜椿根皮等治大便出血

【配方及用法】鲜椿根皮 250 克（南墙根下的椿树根，去老皮），鲜梨（去核）1 个，鲜姜 100 克，一起放砂锅中，水煎服。

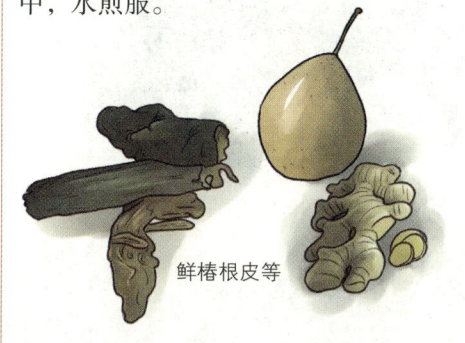

鲜椿根皮等

用仙鹤草汤止便血

【配方及用法】仙鹤草 20 克，大小蓟 20 克，地榆炭 20 克，荆芥炭 15 克，黄芪 30 克，当归 20 克，枳壳 10 克，水煎温服。

番泻叶治便秘

【配方及用法】用番泻叶 10 克，加沸水 150 毫升，浸泡 30 分钟即可服用。可根据排便次数掌握服量。加少量蜂蜜效果更佳。

芦荟朱砂治便秘

【配方及用法】芦荟 15 克，朱砂 9 克。二药共研细末，每次开水冲服 12 克，隔 1 小时再服一次。
【功效】服后大便即通，且不伤正气。

用胡萝卜白菜治便秘

【配方及用法】新鲜丁香萝卜（即胡萝卜）150 克，新鲜大白菜（或青菜）150 克，切成片或条，放在饭锅上蒸熟，分成 3 份。早、中、晚各食用 1 份。食用时不放盐，不放作料，可用适量水烧热，连汤一起淡食，也可放在粥里一起吃。

紫归散可治便秘

【配方及用法】紫菀 60 克，当归 30 克。将上药共为细末，每日早、晚各服 6 克，温开水送下。

麻仁、李仁等治便秘

【配方及用法】麻仁、李仁、黄柏、生地、栀子、天冬各 20 克，元参、知母、牛膝、防风、银花各 15 克，甘草 3 克，水煎服。

吃芝麻酱治便秘

【配方及用法】每次吃饭时吃一汤匙芝麻酱（不需加水和盐懈开）。

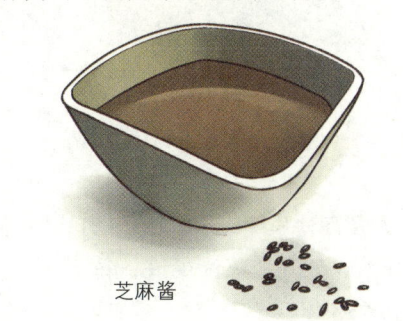

芝麻酱

西红柿治便秘

【配方及用法】西红柿洗干净，切小块，用冰糖适量，将两样拌匀，食用，效果佳。

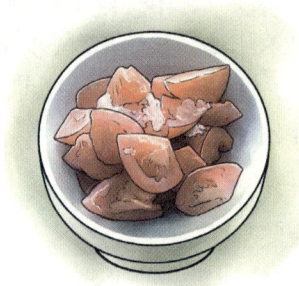

西红柿拌冰糖

马铃薯治便秘

【配方及用法】马铃薯不拘量，洗净，压碎，挤汁，纱布过滤，每天早晨空腹及中午饭前各服半杯。

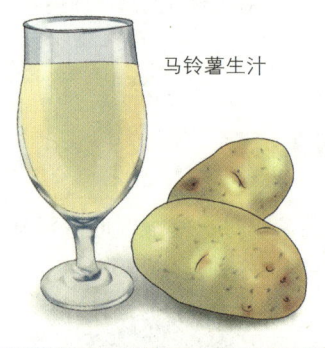

马铃薯生汁

牛奶、蜂蜜治便秘

【配方及用法】牛奶 250 毫升，蜂蜜 100 毫升，葱汁少许，每天早上煮热吃。

吃猕猴桃能治愈便秘

【方法】每天吃 3~5 个。

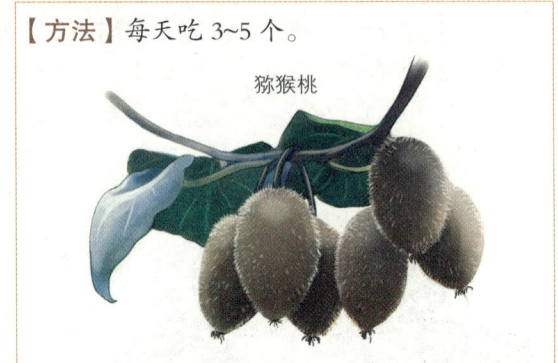

猕猴桃

黑芝麻、核桃仁可治便秘

【配方及用法】每天中午饭前，把一羹匙黑芝麻，3 个核桃仁，6 个大槐豆（最好是九蒸九晒的槐豆）在石蒜臼内捣成糊状，放在砂（铁）锅中，倒一碗水用文火熬 20 分钟，喝时再加蜂蜜一羹匙。

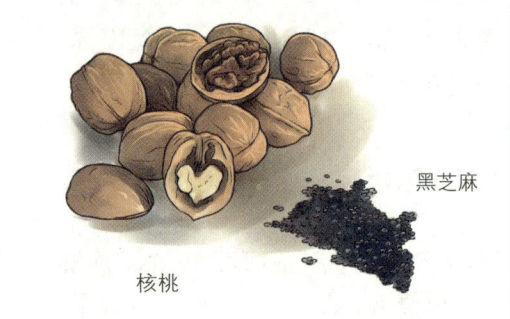

黑芝麻

核桃

番茄汁治便秘

【配方及用法】番茄汁 5 克，开水泡两次当茶喝，约 4 小时可排出大便。

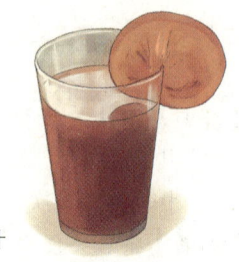

番茄汁

麻油治便秘

【配方及用法】麻油 1~2 汤匙，口服，连服 1~2 次。

每天食用黄豆能治便秘

【配方及用法】黄豆 250 克，温水泡胀后放铁锅里加清水煮，煮时加少许醋和盐或糖，豆熟水干后捞起装碗。一般每天吃 50 克左右，也可多些或少些，能通大便就行。

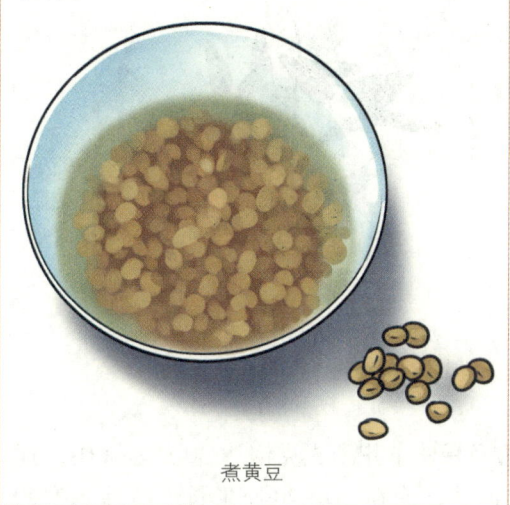

煮黄豆

嚼花生仁治便秘

【配方及用法】生花生仁 30 克，生吃嚼碎，早、晚空腹各食用 1 次。

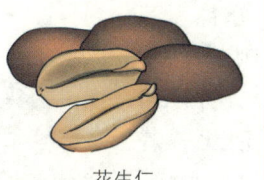

花生仁

大多在服用两三天后，大便开始软易解。以后坚持长期服用，并可根据大便的质地适当增减用量，以不稀为度。忌辛辣。

蜂蜜香蕉治便秘

【配方及用法】蜂蜜用温开水（千万不可用滚开水）冲稀后服，蜂蜜量使温开水够甜就可以了。每天上午和下午各喝一杯，每杯大约 200 毫升；同时吃一根或两根香蕉。连用两天，大便就畅通了。若便秘十分厉害，可以多用几天。

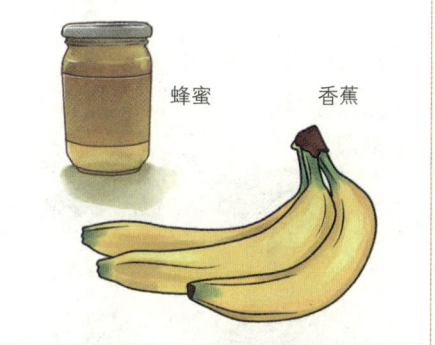

蜂蜜　　　香蕉

韭菜子加蜂蜜治便结症

【配方及用法】韭菜子 1000 克，除去杂质，用铁锅在文火上焙干存性，再将其碾成粉末，然后加蜂蜜 1000 克调匀为丸备用（丸颗粒大小不限）。每日 3 次，每次 50 克，饭后服用。

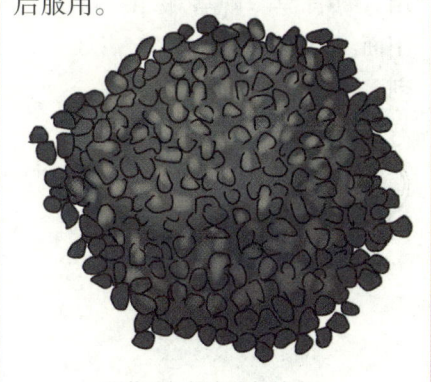

韭菜子加蜂蜜治便结症

胆囊炎

胆囊炎是胆囊的常见病，是细菌感染或化学刺激引起的炎性病变，分急性和慢性两种。急性胆囊炎主要有右上腹疼、恶心、呕吐和发热等症状，腹痛时间较长，呼吸和体位的改变均能加重疼痛。慢性胆囊炎有时是急性胆囊炎的后遗症，患者胆囊壁纤维增厚，疤痕收缩，引起胆囊萎缩，甚至囊腔完全闭合，最终结果是胆囊功能减退甚至完全丧失。

四味汤治慢性胆囊炎

【配方及用法】玉米须 60 克，茵陈 30 克，山栀子 15 克，广郁金 15 克，水煎服。

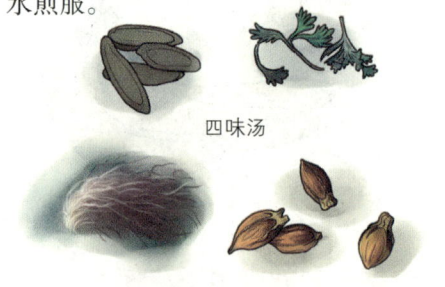

四味汤

威灵仙煎服治胆囊炎

【配方及用法】服威灵仙煎剂（每日取威灵仙 30 克，水煎分 2 次服。

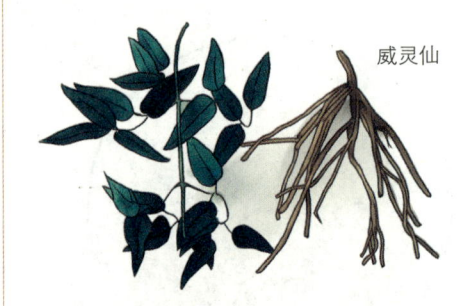

威灵仙

服猪胆江米可治胆囊炎

【配方及用法】猪苦胆 1 个，江米 150 克。将江米炒黄后与猪苦胆汁混合在一起，备用。每日早、晚各服 10 克，用面汤或温开水冲服。轻者 3 剂，重者 5 剂，即可治愈。

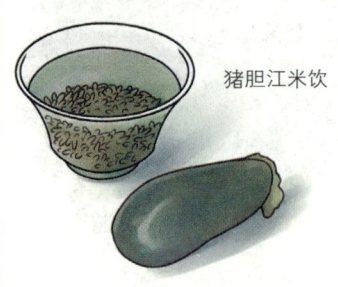

猪胆江米饮

芥子泥冷敷治胆囊痛

【配方及用法】芥子 5 克泡于 30℃温水中，搅拌成泥状，涂在一块 20 厘米长，15 厘米宽的布上，贴在患部，上面再盖上条干毛巾。冷敷时应贴在胆区和肩胛骨斜内方，切不要两处同时贴，按照顺序交替贴敷，贴敷时间 5~10 分钟。芥子泥刺激性强，贴 10 分钟疼痛即可消失。若还感到疼痛，就不必再贴敷，以防形成皮肤炎。

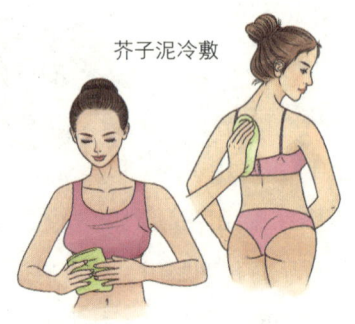

芥子泥冷敷

胆结石

胆结石是一种常见病，指胆囊内出现结石而引起的疾病。胆结石的成因包括年龄、性别（女性较多）、种族、基因和家族史等先天因素，也包括妊娠、肥胖、低纤维、高热卡饮食结构、长时间禁食、药物刺激、快速体重丧失（>1.5kg/wk）、代谢综合征、特殊疾病等后天因素。胆结石患者症状主要为胆绞痛，常有恶心、呕吐等伴发症状，有的患者早期没有明显病征。

服胆通醋蛋液可治胆结石

【配方及用法】鸡蛋洗净后放入优质米中。放至蛋壳被软化，仅剩一层薄皮裹着已胀大的鸡蛋后，用筷子将皮挑破，把蛋清、蛋黄与醋搅均匀即可。每日早晨空腹服1次，每次用开水兑成2至3倍，最好加点儿蜂蜜调匀后服下。

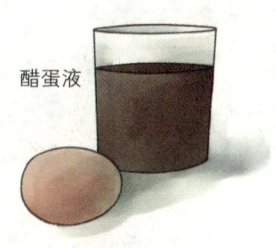

醋蛋液

香油核桃仁治胆结石

【配方及用法】先将120毫升香油放在锅里煮沸，再放入核桃仁20克，炸酥后捞出，加冰糖100克共同研细，加油调为糊状，置于容器内。每4小时服一汤匙。慢性胆结石患者，可每天食生核桃仁10个，连食1个月后，如症状已消失，可减为每天7个；2个月如未发病，再减为每天4个，连食3个月。

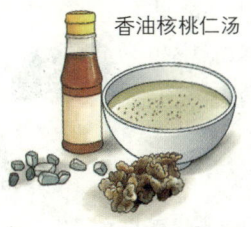

香油核桃仁汤

元明粉治胆结石

【配方及用法】元明粉10克，大黄10克，龙胆草6~10克，开水浸泡5分钟，服上清液。重者每日2次。

【功效】治疗急性胆囊炎、胆石症治愈率100%。加用自制胆胰汤（柴胡3克，茵陈15克，黄芩10克，木香10克，枳实10克，地丁草30克，白芍10克，水煎），每日1剂效果更好。

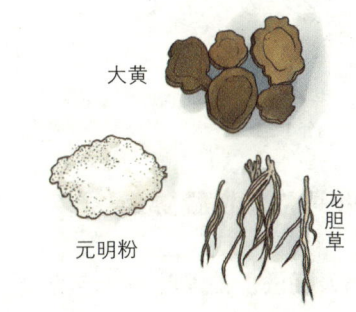

大黄

元明粉

龙胆草

吃南瓜可治愈胆结石

【配方及用法】蒸南瓜吃，炒南瓜吃，喝南瓜粥，一日三餐必有南瓜。同时，每天继续服用"胆乐胶囊"3次。

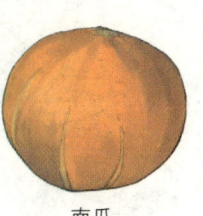

南瓜

其他消化系统疾病

消化系统疾病的临床表现除消化系统本身症状及体征外，也常伴有其他系统或全身性症状，有的消化系统症状还不如其他系统的症状突出。应注意患者的一般情况：有无黄疸及蜘蛛痣，锁骨上淋巴结是否肿大，胸腹壁有无静脉曲张及血流方向，心、肺有无异常。

白芍甘草等可治愈胰腺炎

【配方及用法】白芍 30 克，甘草 10 克，半夏 12 克，茯苓 15 克，生姜 3 克，大枣 3 枚。上药水煎服，早、晚各服 1 次。

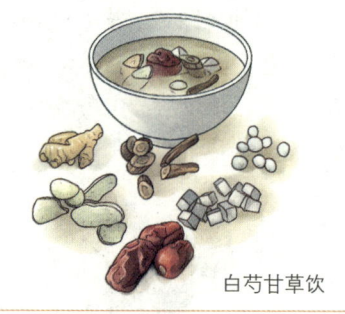

白芍甘草饮

化脾散可治疗肝脾肿大

【配方及用法】鳖甲、穿山甲等量。上药研细末，每次冲服 4 克，饭后服。因此 2 味药有轻度腥臭味，对消化道有刺激，故以用蜂蜜调服或装胶囊后吞服为佳，2 个月为 1 疗程。

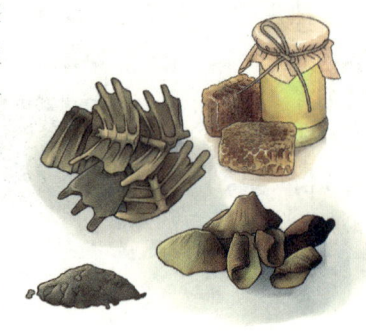

化脾散可治疗肝脾肿大

番泻叶可治急性胰腺炎

【配方及用法】番泻叶 10~15 克。上药用白开水 200 毫升冲服，每日 2~3 次。病重者除口服外，再以上药保留灌肠，每日 1~2 次。

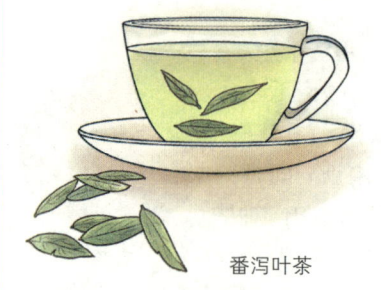

番泻叶茶

乌梅、花椒等可治胆道蛔虫

【配方及用法】乌梅 10 克，花椒 20 克，豆油 150 克，葱白 3 根，白醋 50 克。先将豆油烧热，放入花椒、葱白，待有香味后倒入碗内；再将乌梅水煎取液，与白醋一起倒入上述碗内饮用，一次服完。

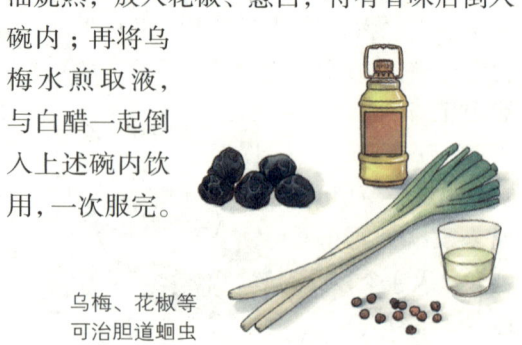

乌梅、花椒等可治胆道蛔虫

第四章

循环系统疾病

贫血、血友病

贫血是人体外周血红细胞容量低于正常水平的症状。贫血症的起因是身体无法制造足够的血红蛋白。贫血症患者浑身乏力，心情忧郁、易怒，还可有头晕目眩、晕厥、冷漠、注意力不集中、怕冷等症状。血友病是缺乏一组遗传性凝血因子引起的出血性疾病，患者受轻度外伤即血液无法凝结，出血不止，有些甚至只是做了些剧烈活动也会出血。

土大黄、丹参等可治缺铁性贫血

【配方及用法】土大黄 30 克，丹参 15 克，鸡内金 10 克。每日 1 剂水煎服，连服 15 剂为 1 疗程。

【备注】服药期间忌食辛辣之物。

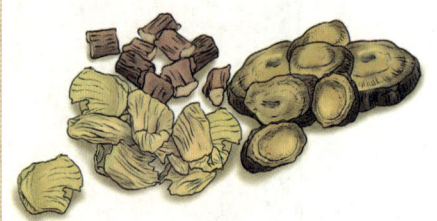

土大黄、丹参等可治缺铁性贫血

阿胶鸡蛋可治缺铁性贫血

【配方及用法】阿胶 10 克捣成细末，将 1 鸡蛋打碎后，同阿胶末置小碗内，加黄酒、红糖适量，搅拌。加水少许，隔水蒸成蛋糊，每日服 1 次（经期或大便溏薄时停服）。

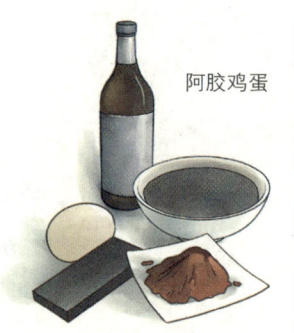

阿胶鸡蛋

鲜鳖、生地等可治血友病

【配方及用法】鲜鳖 1 只（1 千克左右），生地 10 克，土茯苓 5 克，银花 3 克。清水炖服。

【功效】服 5~8 剂即可痊愈。

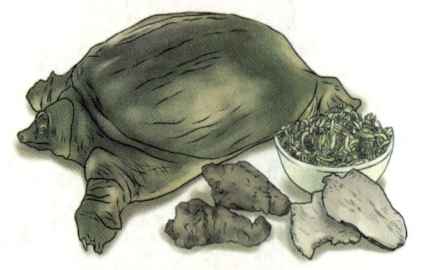

鲜鳖、生地等可治血友病

红果、白糖等可治疗坏血病

【配方及用法】红果（又叫山里红、山楂）、白糖、黑豆各 125 克。将红果、白糖、黑豆加入三杯水煎，烧开后再加入 125 克黄酒，一次内服。

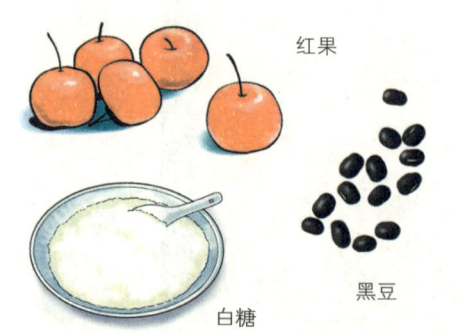

红果

黑豆

白糖

高血压

高血压是一种慢性病，在心脑血管病中是最主要的危险因素，常有冠心病、脑卒中、心肌梗死、心力衰竭及慢性肾脏病等并发症。在正常情况下，成人上肢动脉收缩压高于 140mmHg，舒张压高于 90mmHg，即可诊断为高血压。高血压有时并没有明显的临床症状，可以说人类健康的"无形杀手"。

洋葱皮对高血压症有效

【配方及用法】用约 3 个洋葱的外皮的茶色部分，煎煮成汤汁饮用。每天坚持喝上几次。

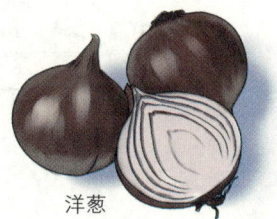
洋葱

荷叶茶治高血压初起

【配方及用法】荷叶洗净切碎，水煎放凉后即可代茶饮用。

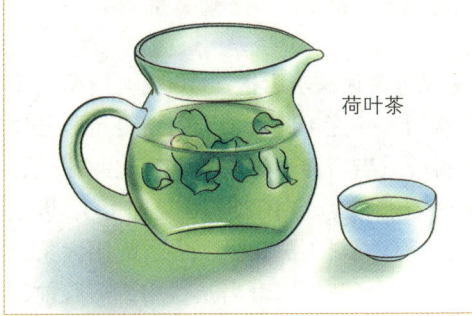
荷叶茶

芹菜粥降血压

【配方及用法】芹菜连根 120 克，粳米 250 克，食盐、味精少许。将芹菜和粳米一同放入锅内，加水适量，用武火烧沸，再用文火熬至米烂成粥。再加入适量调味品即可。服法与用量：每天早晚餐食用，连服 7 ~ 8 天为一疗程。

花椒鹅蛋可治高血压

【配方及用法】鹅蛋 1 个，花椒 1 粒。在鹅蛋顶端打一小孔，将花椒装入，面糊封口蒸熟。每日吃 1 个蛋，连吃 7 天。

【功效】清热解毒。

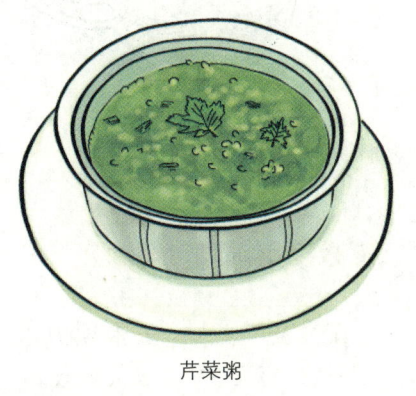
芹菜粥

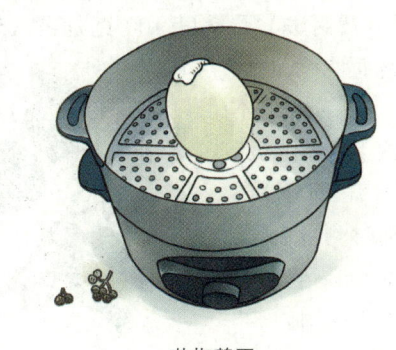
花椒鹅蛋

山楂茶治疗高血压

【配方及用法】
山楂 30 克洗净，
切片后放入锅
中，加水适量，
煮沸 5 分钟，取
汁即成，代茶频
频饮用。

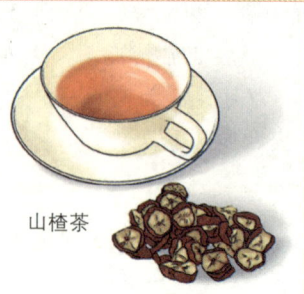

山楂茶

山楂白芍饮料可治愈高血压

【配方及用法】山楂 7~10 克，白芍 5~10 克，
冰糖 3~5 克（此为一天的干料量，若使用鲜
料应适当增加用量。不喜欢吃甜味的，用山
楂 10~15 克，白芍 5~10 克即可）。以上各味
每日只用料 1 次，早、中、晚用大茶缸放在
炉子上煮开，即可当茶饮用。煎服前，要用
温水洗去山楂、白芍上的灰尘。

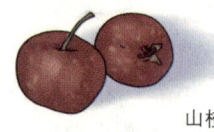

山楂

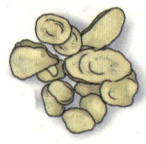

白芍

桑叶可降血压

【配方及用法】干桑叶 100 克加水 1500 克，
煮沸后 2 分钟停
火。当茶饮，不
限次数，两三天
后血压即下降。
应随时测量血压，
当血压降至正常
时停止饮用。

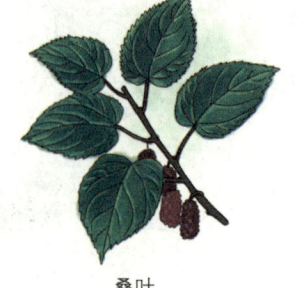

桑叶

菊槐绿茶治高血压

【配方及用法】菊花、槐花、绿
茶各 3 克。以沸水沏。待浓后频
频饮用。平时可常饮。

【功效】清热，散风。治高血压
引起的头晕头痛。

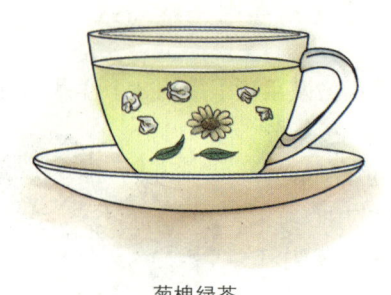

菊槐绿茶

喝枸杞茶治高血压

【配方及用法】每日用量 30 克，
泡水，饭后当茶饮。每天早、晚
饭后服用。

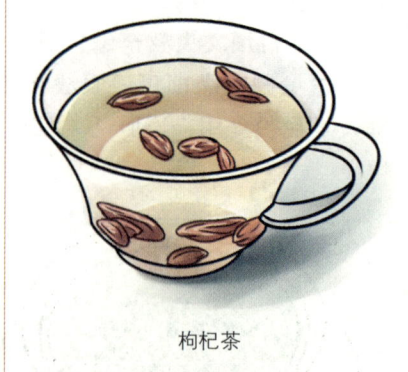

枸杞茶

玉米须煎水喝可降血压

【配方及用法】干玉米须煎水代
茶饮，每天 3 次，5 天见效。

金银菊花汤治高血压

【配方及用法】金银花、菊花各24~30克。若头晕明显，加桑叶12克；若动脉硬化、血脂高加山楂24~30克。本方为1日剂量。每日分4次，每次用沸水冲泡10~15分钟后当茶饮，冲泡2次后弃掉另换。可连服3~4周或更长时间。

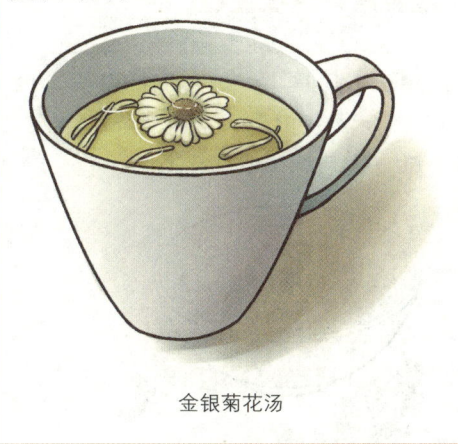

金银菊花汤

银杏叶可治高血压

【配方法及用法】将银杏叶剪成条，每次取5克（超过6克会腹泻），放入杯内，用沸腾白开水冲泡10分钟，于早饭前服。1天1次，5天为1疗程。吃5天停10~30天。病好了立即停服，不可过量。

【备注】采叶时间以霜降前10天左右为宜，并且吃药期间应注意不喝茶，不喝酒，一定不要超量用药。

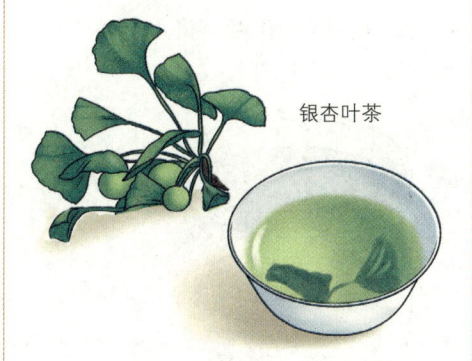

银杏叶茶

醋浸花生米治高血压

【配方及用法】生花生米、醋各适量。生花生米（带衣者）半碗，用好醋倒至满碗，浸泡7天。每日早晚各吃10粒。血压下降后可隔数日服用1次。

【功效】清热，活血。对保护血管壁，阻止血栓形成有较好的作用。

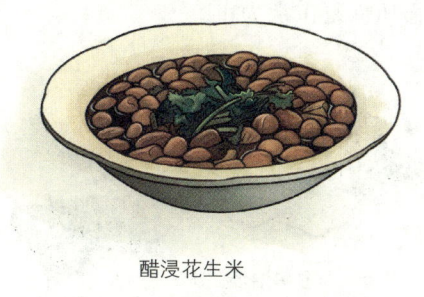

醋浸花生米

小苏打洗脚可治高血压

【配方及用法】把水烧开，放入两三小勺小苏打，等水温降到双脚能忍受时开始洗，每次洗20~30分钟。

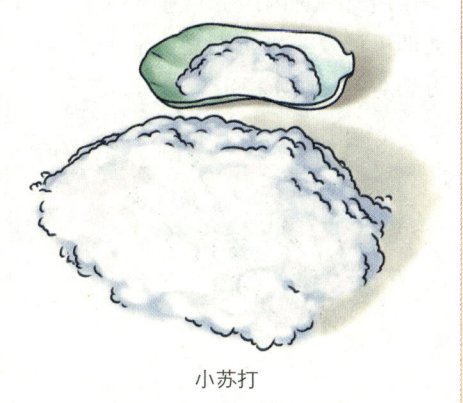

小苏打

低血压

低血压是指体循环动脉压力低于正常水平。一般认为，成年人上肢动脉收缩压低于 12 kPa（90mmHg），舒张压低于 8 kPa（60mmHg）即为低血压。根据病因，低血压可分为生理性和病理性低血压；根据起病形式低血压又可分为急性和慢性低血压。低血压患者一般有头晕、乏力、面色苍白、心情低落等症状，重者口齿不清，呼吸困难，听力下降，甚至会昏厥，且有得抑郁症的可能。

党参、黄精治低血压

【配方及用法】党参、黄精各30克，炙甘草10克。将上药水煎顿服，每日1剂。

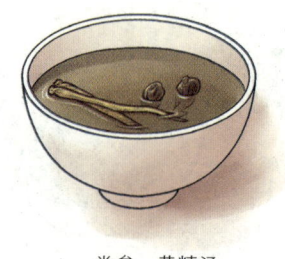

党参、黄精汤

鬼针草可调节低血压

【配方及用法】每日取干鬼针草30克，加水2000ml，水煎后代茶饮用，一日内服完。连服八九天即可见效或血压恢复正常，并可长期保持血压稳定。

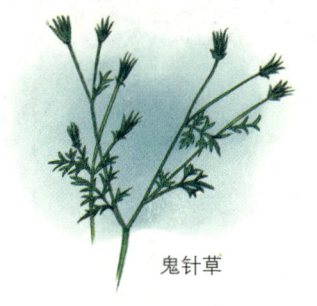

鬼针草

甘草、桂枝汤可治低血压

【配方及用法】甘草15克，桂枝30克，肉桂30克。3味药物混合，水煎当茶饮。

【功效】服2~3天血压即可升高。

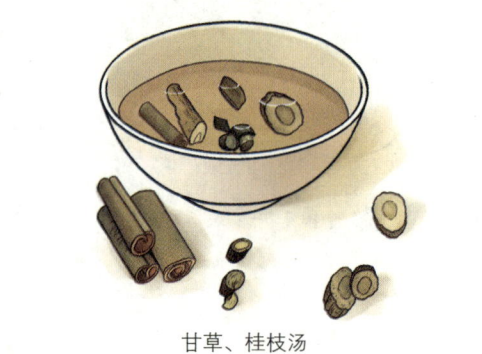

甘草、桂枝汤

西洋参、桂枝等治低血压

【配方及用法】西洋参5克，桂枝15克，制附子12克，生甘草10克。将上药用开水泡服，频频代茶饮。每日1剂。服至症状消失，血压恢复正常为止。

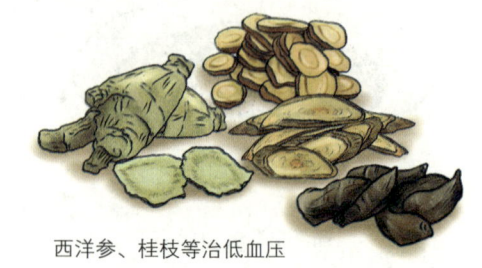

西洋参、桂枝等治低血压

脑血管意外疾病

脑血管意外俗称"中风、卒中"，指的是急性脑部血液循环障碍引起的脑功能紊乱。脑血管意外包括脑出血、脑血栓、脑栓塞、脑血管痉挛等。患者脑部受血液循环障碍影响的部位和范围不同，所表现出来的症状也各不相同：有头晕、头痛、肢体瘫痪、言语障碍、视力损害、神志模糊、惊厥、昏迷等。

石膏、滑石等可治脑血管意外

【配方及用法】石膏 30 克，滑石 30 克，寒水石 30 克，磁石 30 克，牡蛎 30 克，石决明 30 克，羚羊角 4.5 克，钩藤 15 克，川贝 9 克，秦皮 15 克，草决明 18 克，蒺藜 18 克。上药水煎后冲竹沥 1 盅、姜汁少许，再化至宝丹 1 丸（3 克）急用。

单药水蛭可治脑出血

【配方及用法】水蛭 270 克，研粉。每次口服 3 克，每日 3 次，30 天为 1 疗程。

白薇、泽兰可治脑出血半身不遂

【配方及用法】白薇 15 克，泽兰 9 克，山甲 6 克。水煎服，每日 1~2 剂。

【功效】1~2 剂见效，多服几剂巩固效果。

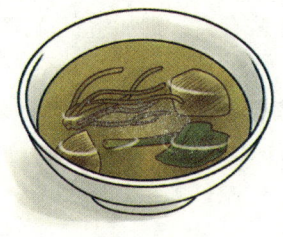

白薇、泽兰汤

酒泡大蒜可治脑血栓

【配方及用法】将 1000 克大蒜头浸泡于 2000 克粮食白酒中，2 周后服用。每日早晚服，每次 1 杯（30 克左右）。浸泡后的蒜可以不吃，若酒蒜都食，每次 50 克，不分疗程，可常年连续服。

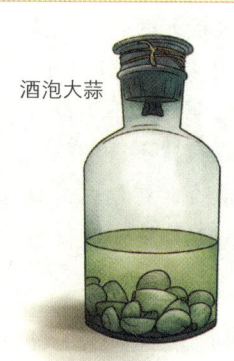

酒泡大蒜

【备注】蒜瓣剥皮，不用捣碎，浸泡于白酒中即可；粮食白酒为 40~60 度。

黄芪、当归等可治脑血栓后遗症

【配方及用法】黄芪 120 克，当归、川芎、丹参、赤芍各 20 克，桃仁、红花各 15 克，地龙、牛膝各 15 克，水煎服，每日 1 剂，连服 1 个月。剩余药渣加水煎熬后还可以烫洗患侧肢体，每日 2 次，每次 20 分钟。方中黄芪补气，当归、川芎、丹参、赤芍活血补血行血，桃仁、红花破血散瘀，地龙、牛膝疏通经络，强筋健骨。此方对脑血栓引起的偏瘫、痴呆等后遗症效果甚佳。

用银杏叶治脑血栓病

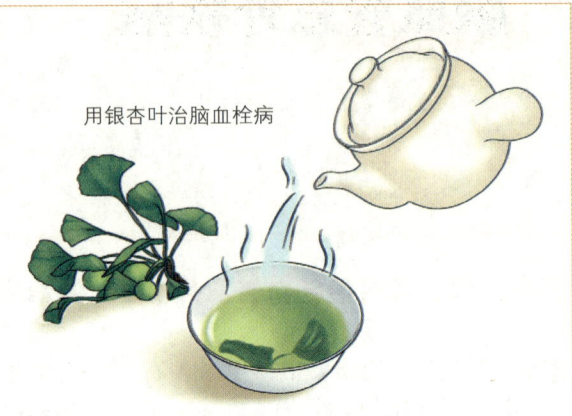
用银杏叶治脑血栓病

【配方及用法】将银杏叶撕碎放入暖瓶内（用茶缸浸泡也行），然后倒入100℃白开水约500毫升，浸泡15分钟即可。在早饭后服头遍，午饭后服二遍。一般每天1次，每次用干叶5克。第1个月服5天停3天，以后服5天停5天，5天为1疗程。脑血栓兼有胃病的人，不宜喝银杏叶水，因对胃不利。服银杏叶水期间，不喝茶，不饮酒。按规定服用无任何副作用，但超量就可能腹泻、头痛或有胃不适的感觉，停药即好。在首次服用银杏叶之前，必须请医生对病人进行检查，看是否是高血压、脑血栓类的病，不可盲目用药。病基本痊愈后，可改为5~7天喝1次；完全好后7~10天服1次，以巩固疗效。

蝮蛇抗栓酶治脑血栓后遗症

【配方及用法】蝮蛇抗栓酶Ⅲ号（中国医科大学蛇毒室研制），每支含0.25单位。用药前先做皮试，阴性者以0.25单位加生理盐水250毫升静脉点滴，每日1次，连续点滴2天，无不良反应时逐渐加量，最大量为1单位，而后再顺序减量。若坚持用0.5单位，不增不减，从第3天开始一直用到药停为止。20天为1疗程，每结束1疗程可停药7~10天，而后可开始第2疗程。用药前必须化验血小板计数，若低于80000个/mm³，不可用此药。

当归、丹参等可治脑血栓偏瘫

【配方及用法】生黄芪80克，当归10克，丹参30克，红花10克，鸡血藤30克，地龙10克，草决明15克，龙胆草6克，钩藤15克，全蝎5克，乌梢蛇6克。上药水煎服，每日1剂。若出现昏迷，则加石菖蒲、郁金各10克，以开窍；若痰多不利，则加清半夏、胆南星、天竺黄、竹沥水各10克，以化痰；若肝阳上亢，出现头晕、耳鸣、肢麻，则加天麻10克，珍珠母15克，木耳15克，以熄风治晕；若肢体瘫软无力，则加木瓜、桑寄生各15克，以补肾壮筋骨；若有火，则加生石膏30克，以清泄火热。

【备注】恢复后要不间断服药，预防复发。方中黄芪用量为60~120克才有较好的效果。若患者有热象，加生石膏30克，知母20克，控制其热邪，有益气之功。

各种心脏疾病

风湿性心脏病、先天性心脏病、高血压性心脏病、冠心病、心肌炎等各种心脏疾病，统称为心脏病，常有心力衰竭、肺梗塞、脑梗塞、心肌梗死、猝死、肺心病、多器官衰竭等并发症。心悸、心前区疼痛是心脏病的常见症状。工作压力大是心脏病风险增高的重要原因。

黄瓜藤可治心脏病

【配方及用法】将黄瓜藤连根阴干，每次取适量水煎，代茶饮。日服5~6杯。有特效。

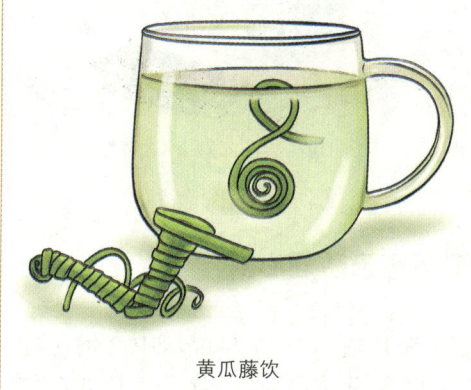

黄瓜藤饮

辽河参、夜交藤等治风湿性心脏病

【配方及用法】辽河参7.5克，夜交藤7.5克，甘草粉6克，丹皮粉7.5克，当归12克，没药6克，琥珀3克，朱砂1.5克。前6味水煎后去渣，将琥珀、朱砂研为极细末，用药汁送服。隔日1剂，连用4剂大可减轻，一般严重患者吃不到30剂即愈。（此方是成人剂量，小儿酌减服用）

【备注】患者发高热时忌服。成年人在服药时忌房事、生气和食腥荤、生冷之物。

川芎、五味子等可治心脏病

【配方及用法】川芎20克，五味子10克，党参30克，麦冬20克，黄芪30克，甘草5克。上药水煎，煮沸15~30分钟，取浓汁约500毫升，分3次温服，每日1剂。

【功效】对各种心脏病所引起的惊悸怔忡、心痛、头昏失眠、神疲乏力等症状具有较好的疗效，长期服用无毒副作用。

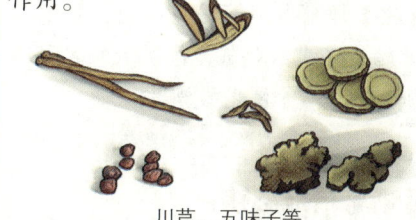

川芎、五味子等

仙灵脾、制附片可治风湿性心脏病

【配方及用法】仙灵脾45克，制附片18克，桂枝30克，王不留行30克，当归30克，桃仁30克，丹参30克，郁金30克，红花24克，五灵脂24克，生蒲黄24克，三棱24克，莪术24克，香附15克，菖蒲15克，远志10克，葶苈子10克。上药水煎，取汁500毫升，早、晚2次分服，每日1剂。

当归、玄参等可治冠心病

【配方及用法】当归、玄参、金银花、丹参、甘草各30克。每日1剂,水煎服,日服2次。冠心病患者应在此方基础上加毛冬青、太阳草以扩张血管;若兼气虚,则加黄芪、生脉散以补益心气;若心血瘀阻甚,则加冠心二号以活血化瘀。

香蕉茶防治冠心病

【配方及用法】香蕉50克,蜂蜜少许。香蕉去皮研碎,加入等量的茶水中,加蜜调匀当茶饮。

【功效】降压,润燥,滑肠。用治冠心病、高血压、动脉硬化及便秘等。

【备注】每日服蜂蜜2或3次,每次2~3匙,有营养心肌、保护肝脏、降血压、防止血管硬化的效果。

南瓜粥可治冠心病

【配方及用法】每次取成熟南瓜100~200克,与大米同煮成稀粥,加入少许糖(稍有甜味即可),1日1顿。

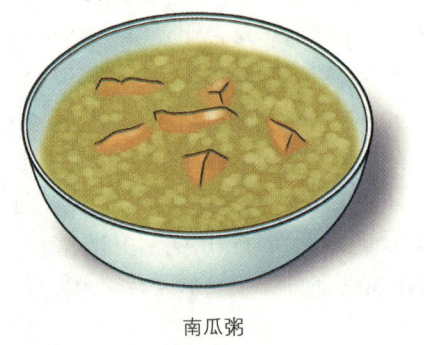

南瓜粥

蜂蜜首乌丹参汤治冠心病

【配方及用法】蜂蜜25克,首乌、丹参各25克。先将两味中药水煎去渣取汁,再调入蜂蜜拌匀,每日1剂。

【功效】益气补气,强心安神。治冠状动脉粥样硬化性心脏病。

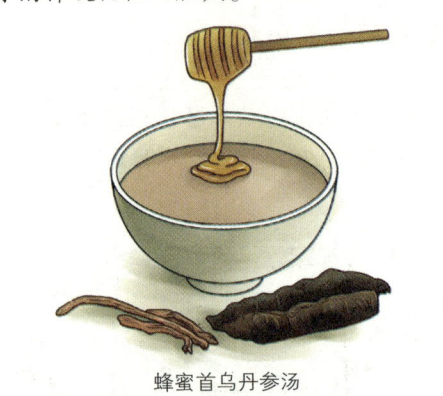

蜂蜜首乌丹参汤

葡萄酒可预防冠心病

【配方及用法】在20升罐坛中,把洗净晾干的紫葡萄放在其中,先放进白糖2500克,再放入2500克38度高粱酒,以泡过葡萄为度,然后放在凉爽处,塑料布封顶保存。南方地区放在地下土里保存最好。3个月后可以饮服。饮服时,勾兑2~3倍白开水。兑加白糖要甜度适宜。每次饮30~60克。此为防病、延年益寿的佳品。

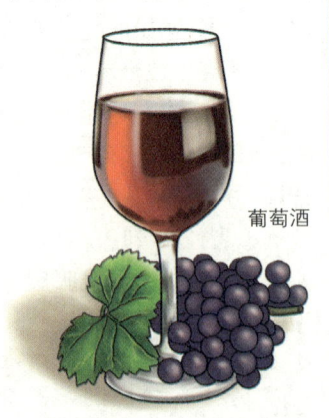

葡萄酒

海带松可治冠心病

【配方及用法】浸发海带 200 克,香油、绵白糖、精盐少许。先将浸软泡发洗净的海带放入锅内煮透捞出,再用清水洗去枯液,沥干水分后,即可把海带摆叠好切成细丝。然后在锅内放入香油,油七成热时,把海带丝稍加煸炒,盖上锅盖,略经油炸,揭开锅盖继续焙炸。当海带发硬、松脆时,便捞出沥去余油入盘,放入绵白糖、精盐拌匀即可食用。

【功效】软坚化痰,利水泄热。对于预防高脂血症、高血压、冠心病、血管硬化等均有一定的作用。

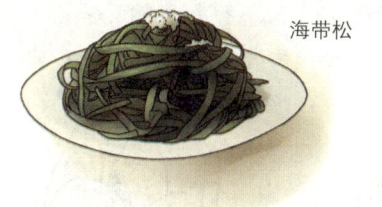

海带松

拍打胸部可治室性早搏

【方法】左手掌拍右胸部,右手掌拍左胸部,交替进行,各拍 120 次,早、晚各操作 1 次。经过 1 年多的拍打,期前收缩即可基本痊愈。身体健康者在空闲时间亦采用此法进行锻炼,亦可感到心胸舒畅,对身体很有好处。

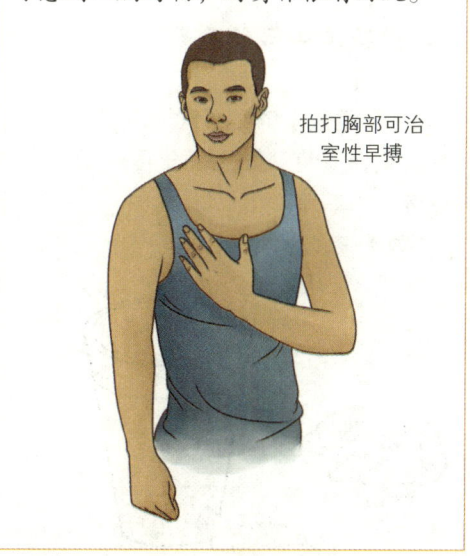

拍打胸部可治室性早搏

甘草、泽泻可治室性早搏

【配方及用法】炙甘草、生甘草、泽泻各 30 克,黄芪 15 克。每天 1 剂,水煎服。自汗失眠者,先服桂枝加龙骨牡蛎汤,待症状消退后再服本方。

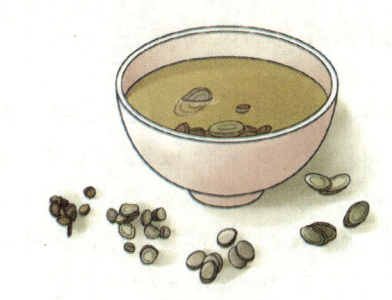

甘草、泽泻汤

红参淡附片等可治急性心力衰竭

【配方及用法】红参 25 克(另炖服),淡附片 30 克,干姜 10 克,桂枝 3 克,煅龙骨、牡蛎各 30 克(先煎),五味子 16 克,丹参 30 克,炙甘草 6 克。煅龙骨、牡蛎煎汤代水,再纳其他药,每剂煎 3 次,将 3 次煎出的药液混合取 300 毫升,日服 3 次。严重者 2 剂合一,水煎灌服,每隔 2~3 小时服 1 次。偏阴虚者加麦冬、生地、阿胶、熟枣仁,偏血瘀水阻者加川芎、桃仁、红花、茯苓、泽泻,偏阳虚水泛者加白术、猪苓。

中风

中风又叫脑卒中，可分为缺血性和出血性两类，主要症状为猝然昏倒，不省人事，并有口角歪斜、语言不利、半身不遂等伴发症。中医将急性脑血管疾病统称为中风。中风发病率、死亡率、致残率、复发率均比较高，且有多种并发症，是除冠心病、癌症之外的人类三大疾病之一。中风常有偏身感觉障碍、偏盲、偏瘫，言语、吞咽、认知障碍，日常活动能力障碍等后遗症。

姜汁白矾治中风休克

【配方及用法】鲜姜汁（榨汁）1杯，白矾6克。开水冲化白矾后兑姜汁。灌服。

【功效】散风，温中，醒神。

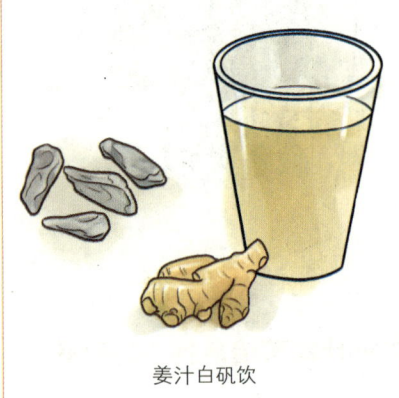

姜汁白矾饮

香蕉花饮预防中风

【配方及用法】香蕉花5克。煎水。代茶饮。

【功效】散热滞，活血脉。预防中风。

【备注】香蕉花多见于我国南方，且受开花季节限制，取用多有不便，可用香蕉代替。香蕉花含有极丰富的钾，对预防中风，降低中风的发作危险很有作用。香蕉虽不及其花含钾量高，但每天坚持食用，同样具有一定的预防作用。

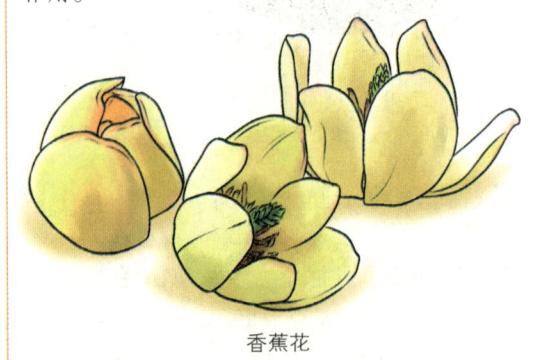

香蕉花

马钱子等可治中风偏瘫

【配方及用法】制马钱子6~10克，僵蚕、全蝎、当归、川芎、生地、桃仁、红花、丝瓜络、附子各10克，蜈蚣5条，白芍30克，黄芪30克。上药水煎服，每日1剂，水煎2次，取400毫升，早、晚饭后分服，15天为1疗程。

黄芪、当归等可治中风偏瘫

【配方及用法】黄芪15克，当归12克，赤芍12克，桃仁6克，全虫12克，蜈蚣10克，川断12克，荆芥10克，牛膝12克。上药煎服，每日1剂，7剂为1疗程。每个疗程间隔3天，3个疗程即见效。

其他循环系统疾病

心血管疾病，又称为循环系统疾病，是与人体血液循环系统相关的一系列疾病的统称，可分为急性和慢性两大类，通常与动脉硬化关系密切。循环系统疾病一般有心悸、呼吸困难、紫绀、眩晕、晕厥、疲劳等症状。冠心病、高血压、心绞痛是最常见的循环系统疾病。

红花、透骨草可治静脉曲张

【配方及用法】红花、透骨草各62~93克，用等量的醋和温水把药拌潮湿，装入自制的布袋（布袋大小根据患部大小而定）。把药袋敷于患处，用热水袋使药袋保持一定温度。每次热敷半小时左右，每天1次，一般1个月左右痊愈。每剂药可用10多天，用完再换1剂。每次用后药会干，下次再用时，可用等量的温水和醋把药拌潮湿。

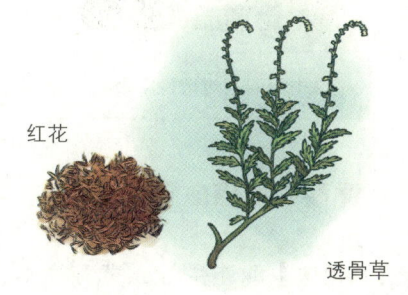

红花

透骨草

仰卧举腿可治下肢静脉曲张

【方法】自己仰卧，将腿抬起，1分钟后，曲张现象即消。早晚2次仰卧，可将两足垫得比枕头还高，以便于静脉回流，日久之后曲张现象即可逐渐减轻。

宫粉、铜绿等可治栓塞性脉管炎

【配方及用法】宫粉49克，铜绿93克，乳香1.5克，发灰（需无病青年男子的头发，先将头顶心发剪掉，用碱水去垢，再洗去碱水，烧炭存性）68克，香油250克，川蜡31克。用小铁锅一个，放火炉上，置油蜡入锅熔化，再入以上药品搅匀熬膏，倒出搅凉密封。将药膏摊于桑皮纸上，四边折起，以免流出，敷患处，上面盖以棉花，用绸或软布包好。

六神丸治输液后静脉炎

【配方及用法】六神丸适量。六神丸研末，用酒调成糊状，均匀摊在消毒纱布上，敷于患部，用胶布固定。24小时换1次，干后滴酒以保持湿度，至局部痛消变软为止。

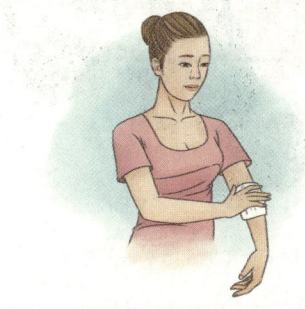

六神丸治输液后静脉炎

七叶一枝花加醋汁外涂治静脉炎

【配方及用法】七叶一枝花、醋。在平底瓦盘中放醋 20 毫升，将晒干的七叶一桂花根茎放在瓦盘中研磨成汁状（相当于粉状七叶一枝花根茎 5 克，置于 20 毫升白醋中），而后用棉签外涂患处，每天 3~4 次。

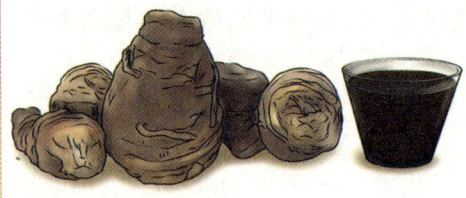

七叶一枝花加醋汁外涂治静脉炎

水蛭全蝎等可治血栓闭塞性脉管炎

【配方及用法】制松香 1.2 克，水蛭 1 克，全蝎 0.8 克。以上为 1 次量，共研为细末，冷开水送服（或装胶囊内吞服）。每天 3 次，30 天为 1 疗程。外敷松桐膏：松香 220 克研细末，用 100 毫升生桐油调为糊状。敷前先用 10% 食盐水洗净创面，小心去除坏死组织，将松桐膏摊敷在整个创面上，用纱布包扎，每日换药 1 次。

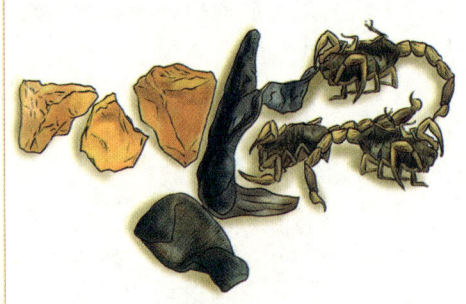

水蛭全蝎等可治血栓闭塞性脉管炎

还阳参等可治血小板减少性紫癜

【配方及用法】还阳参 20 克，大叶庸含草 50 克，紫丹参 20 克。将上药洗净、晒干共研为末。每日服 1 次，每次服 10 克。用鲜猪瘦肉（或猪肝）30 克左右，剁细后与上药拌匀，加水 100 克，蜂蜜 20 克左右，放入锅中蒸熟即可。服 10 包为 1 疗程。

生甘草可治过敏性紫癜

【配方及用法】生甘草 30 克，水煎，分 2 次服，连服 5~10 日。

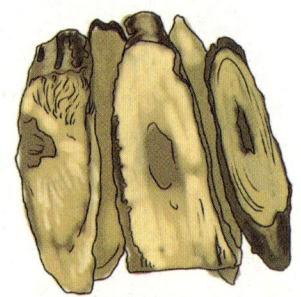

生甘草可治过敏性紫癜

黄连、黄芩可治脑血管硬化

【配方及用法】黄连微炒，黄芩微炒，各 50 克研末，白芷 25 克，制蜜丸，每丸 6 克。日服 1 次，饭前服。一般 3 天后有效。

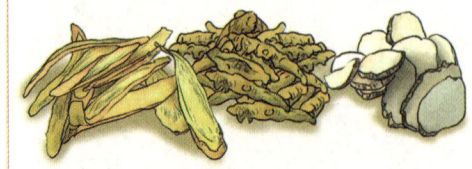

黄连、黄芩可治脑血管硬化

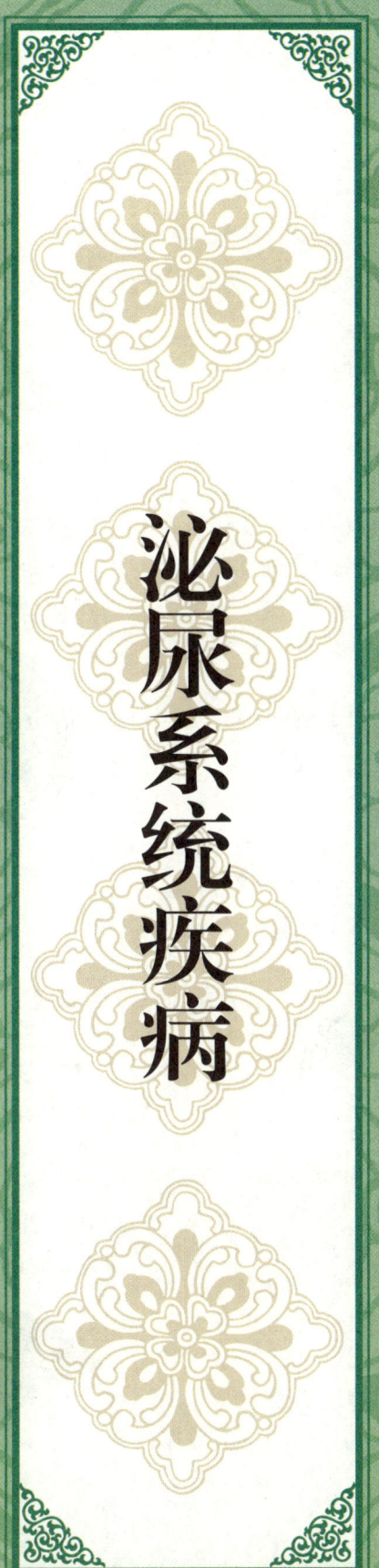

第五章

泌尿系统疾病

各种肾炎

肾炎指人体肾脏出现的非化脓性炎性病变，有急性肾炎、慢性肾炎、肾盂肾炎、隐匿性肾炎、紫癜性肾炎、狼疮性肾炎等诸多种类。抗原微生物感染人体后，人体会产生与之对应的抗体，不同的抗体结合成不同的免疫复合物，沉积在肾脏的不同部位，造成肾脏的病理损伤，就形成了不同的肾炎。肾炎患者通常有浮肿、高血压、蛋白尿等症状。

杨树毛子可治肾炎浮肿

【配方及用法】春末夏初杨树毛子（杨树种子）纷纷落地，拣些阴干备用。每次将六七条阴干的杨树毛子用温水洗去尘土，放茶杯中用开水冲泡代茶饮，直到无色无味扔掉，可连日用。

【功效】有利尿作用，可用于肾炎浮肿。

野鸭肉炒食治肾盂肾炎

【配方及用法】野鸭肉适量。炒食野鸭肉，量不限，3天1次，6天为1疗程。

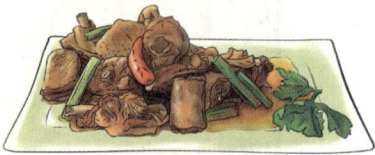

野鸭肉炒食
治肾盂肾炎

刺梨、丝瓜根治急性肾小球肾炎

【配方及用法】刺梨根鲜品200克（干品100克），丝瓜根（干鲜均可，如无根，用丝瓜叶和丝瓜络代替）4根，红糖30克，鲜瘦猪肉100克。先将丝瓜根、刺梨根放入砂锅内煎30分钟，再将红糖、瘦猪肉放入煎30分钟后取出，喝汤吃肉，每日1剂，连服3剂为1疗程。

白茅根治肾炎

【配方及用法】蒸饭罐里放100克白茅根，另加300克水蒸制，每天将蒸制的汤分2次服下。

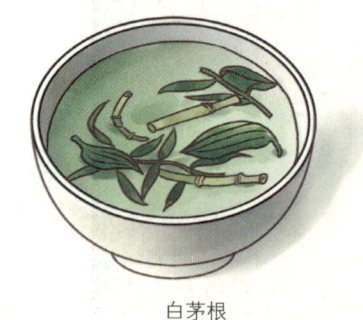

白茅根

活鲫鱼、大黄治急、慢性肾炎

【配方及用法】活鲫鱼2条（每条30克以上），地榆15~30克，鲜土大黄9~15克。将鱼洗净，与上述中药同煮沸，睡前半小时或1小时吃鱼喝汤。每日1剂，3~5剂为1疗程。

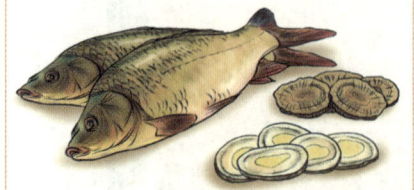

活鲫鱼、大黄治急、慢性肾炎

大戟煎汁顿服治肾小球肾炎

【配方及用法】取手指大小的大戟 2~3 枚（10~30 克，成人量），上药刮去外皮，以瓦罐煎汁，顿服，服后多出现呕吐及腹泻水液。间隔数天再服，剂量及间隔时间视患者体质及症状灵活掌握。个别气血虚衰患者，于水肿消退大半后，用大戟复方（大戟、锦鸡儿、丹参各 15~30 克）轻剂缓服，需 40~50 剂。

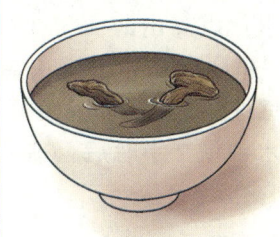

大戟煎汁顿服治肾小球肾炎

牛蹄角质片熬水喝治慢性肾炎

【配方及用法】牛蹄（即牛蹄的角质部分）1 只，除去泥土，用利刀切成薄片。用四分之一的牛蹄，加水三碗，水煎，煎至一碗水时，去渣温服。两日 1 次，晚饭后服。

牛蹄角质片熬水喝治慢性肾炎

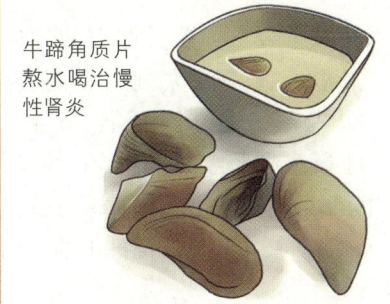

老生姜、大枣可治急慢性肾炎

【配方及用法】老生姜 500 克，大枣 500 克，红糖 120 克，黑、白二丑 20 克。将生姜去皮捣烂，取汁；

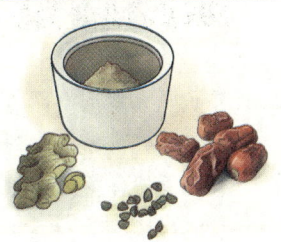

老生姜、大枣可治急慢性肾炎

红枣煮熟去皮、核；二丑研碎成面。4 味药同放入碗内拌匀，在锅内蒸 1 小时后取出，分为 9 份，每次 1 份，每日 3 次。连服 2 剂即可见效。服药期间，严禁吃盐。

西瓜和红皮蒜治急性肾炎

【配方及用法】大西瓜 1 个，红皮蒜 13 头，去皮。把西瓜挖个洞，将蒜放入洞内，用瓜皮塞住洞口，洞口向上，放锅内用水煮至蒜熟，吃蒜和西瓜。此方为 2 天用量。
【功效】一般服用 14 个西瓜可治愈。

猪胃大蒜治肾炎

【配方及用法】猪胃 1 个，紫皮独头大蒜 7 头。将猪胃洗净，紫皮独头大蒜剥皮后放猪胃内，然后将猪胃放锅中煮至烂熟，吃肉蒜，喝汤，一次或多次吃完均可。

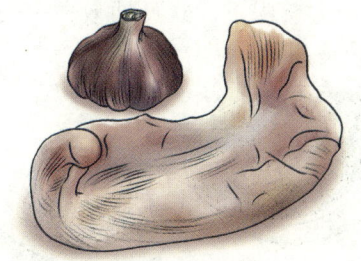

猪胃大蒜治肾炎

尿路感染、血尿

病原体侵犯尿路黏膜或组织引起的尿路炎症,称为尿路感染,简称尿感。血尿,《素问》称"溺血、溲血",指小便中混有血液或夹杂有血块。肾及尿路损伤、肾结核、泌尿系统结石、药物刺激、过敏性紫癜和某些全身性疾病均可引起血尿。有时,饮水过少也会引起血尿,增加饮水,稀释尿液后血尿症状即消失。

龙葵蔗糖水治急慢性泌尿感染

【配方及用法】龙葵 500 克,蔗糖 90 克。将龙葵晒干切碎,加水 4000 毫升,煮沸 90 分钟后过滤取汁,滤渣再煎沸 1 小时后取汁去渣,然后把 2 次药液合并过滤,浓缩至 1000 毫升,趁热加入蔗糖溶解并搅匀,每次服 100 毫升,每日 3 次,5 天为 1 疗程。

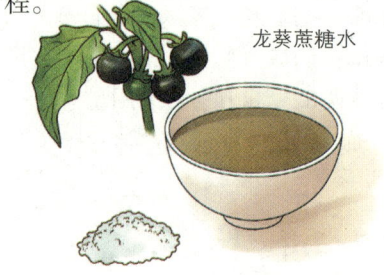

龙葵蔗糖水

马齿苋可治尿路感染

【配方及用法】马齿苋干品 120~150 克（鲜品 300 克），红糖 90 克。马齿苋如系鲜品,洗净切碎和红糖一起放入砂锅内加水煎,水量以高出药面为度,煎沸半小时则去渣取汁约 400 毫升,趁热服下,服完药盖被至出汗;如属干品,则需加水浸泡 2 小时后再煎。每日服 3 次,每次煎 1 剂。

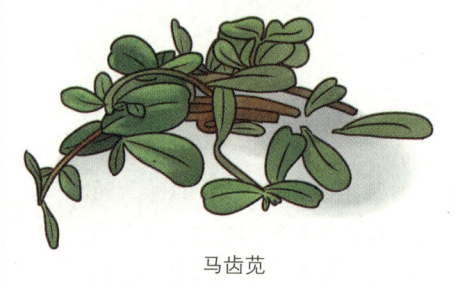

马齿苋

竹叶红糖水治尿路感染

【配方及用法】竹叶 1 克,红糖适量,熬成一大碗喝下,立见功效,3~5 碗病即痊愈。

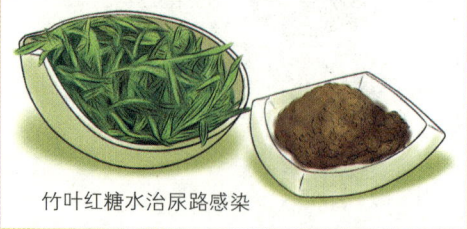

竹叶红糖水治尿路感染

金银花、蒲公英等治血尿

【配方及用法】金银花、蒲公英各 30 克,马勃、漏芦、大蓟、小蓟各 15 克,白术、茯苓、泽泻各 10 克,红花、丹参、赤芍各 12 克,生甘草 8 克。将上药水煎 3 次后合并药液,分早、中、晚 3 次口服,每日 1 剂,5 剂为 1 个疗程。

尿失禁、尿频

膀胱括约因肌损伤或神经功能障碍而丧失排尿控制能力，导致尿液不自主地流出，称为尿失禁。先天性疾患，如尿道上裂以及创伤、手术，乃至各种原因引起的神经源性膀胱均能引起尿失禁。尿频指包括神经精神因素、病后体虚、寄生虫病等的多种原因引起的小便次数增多，又称小便频数。

猪膀胱治小便失禁

【配方及用法】将新鲜猪膀胱洗净，不加盐煮熟，每日吃3次，每次吃15~30克。连续食用十天至半个月，此症便可明显好转或痊愈。如若患病较重，可再多吃三五日，其疗效十分显著。

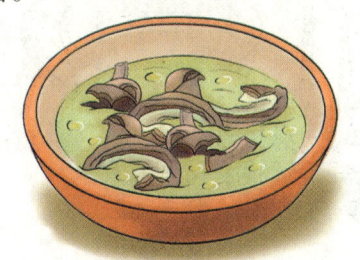

猪膀胱治小便失禁

火麻仁、覆盆子等治尿频

【配方及用法】火麻仁、覆盆子各15克，杏仁、生白芍各9克，生大黄6克，枳壳、厚朴各5克，桑螵蛸12克。将上药水煎，分2次服，每日1剂。

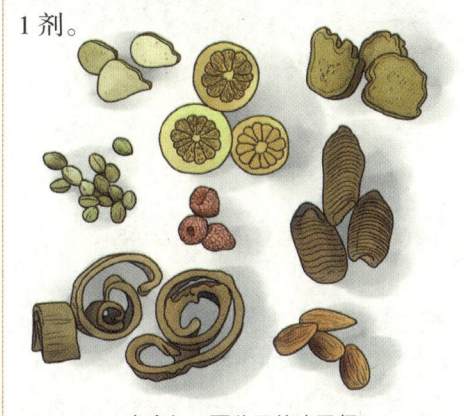

火麻仁、覆盆子等治尿频

按摩脚心治尿频

【方法】先用热水泡一会儿脚，擦干，然后反复按摩双脚心至少30分钟。

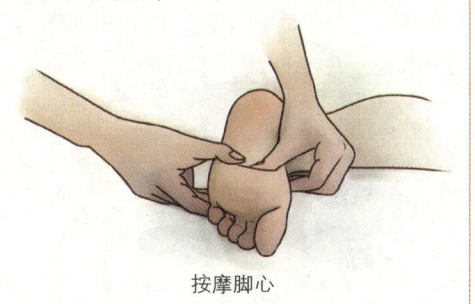

按摩脚心

服杜仲治尿频

【配方及用法】用500毫升白酒，30克杜仲，浸泡24小时以上，每次服药酒30克。

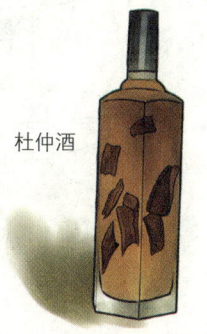

杜仲酒

尿闭（癃闭）

尿闭和癃闭指的是同一种病症。肾和膀胱气化失司，导致排尿困难，尿量减少，排尿滴滴沥沥，甚至无法排出，则称为癃闭。其中，小便不利，点滴而短少，病势不重的称为"癃"；小便闭塞，无法排出，病势较急的称为"闭"。尿闭严重时，会有头晕、胸闷气促、恶心呕吐、口气秽浊、水肿，甚至烦躁、神昏等症状。

鲜葱白加白矾治尿闭

【配方及用法】鲜葱白、白矾各 15 克。用法是共捣烂，敷在肚脐上。

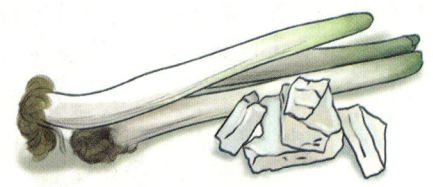

鲜葱白加白矾治尿闭

淡竹叶、桔梗可治小便不通

【配方及用法】取淡竹叶 10 克，桔梗 10 克。将 2 味药置于一个大茶杯内，再将沸水约 300 毫升倒入杯里，加盖闷泡 20 分钟左右，每隔 3 小时饮服 1 次，每日多次，即可恢复正常。

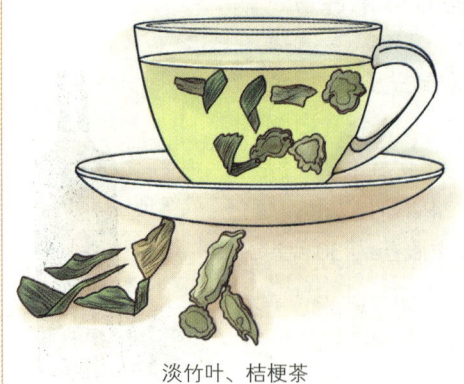

淡竹叶、桔梗茶

满天星、车前草治小便不通

【配方及用法】满天星、生车前草各 1 盅冲烂，用净布包好放淘米水内，榨去绿水对白糖饮之。

【功效】服药后 3 小时小便可通。

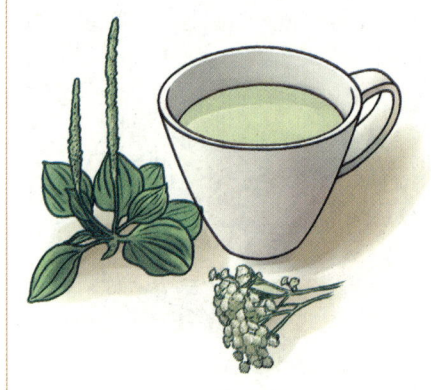

满天星、车前草茶

大田螺、青盐可治二便不通

【配方及用法】大田螺 3 个，青盐 0.9 克，共捣烂成膏敷于脐中和脐下 4 厘米处。片刻即通，有神效。

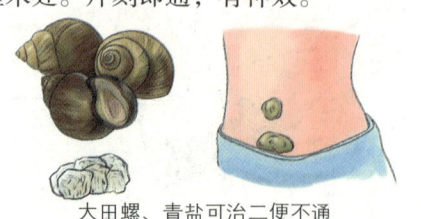

大田螺、青盐可治二便不通

泌尿系统结石

发生于泌尿系统，包括肾、输尿管、膀胱和尿道等部位的结石，称为泌尿系统结石，又称尿石症。体内或肾内代谢紊乱，或泌尿系统的细菌感染，均可导致泌尿系统结石。种族（黑人发病少）、遗传、性别、年龄、地理环境、饮食习惯、营养状况以及尿路本身疾患也与泌尿系统结石有关。有些尿结石原因不明、机制不清，称为原发性尿石。

鸡内金治尿路结石

【配方及用法】鸡内金1个。将鸡内金晒干，捣碎，研末，白水送服。每日早晚1次，可连续服用。

【功效】化石通淋。

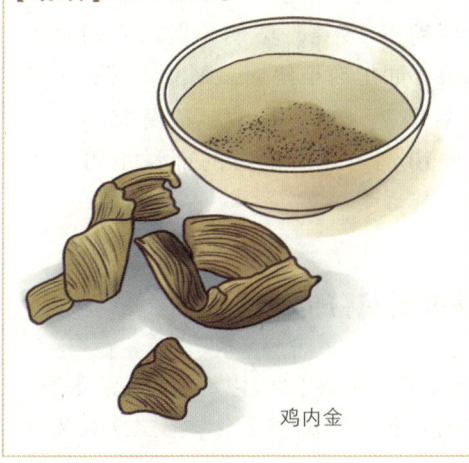

鸡内金

鲜地锦草治泌尿结石

【配方及用法】鲜地锦草100~200克，洗净捣烂，置一大碗中，煮沸糯米酒250~300毫升，覆盖待其温热适当时服用（闷10分钟以上，服时不要将碗盖揭开），每天服1~2次，7~10天为1疗程。

【备注】本药最好用鲜品，尤以7~9月的鲜地锦草为适宜。用药量不宜少于100克，否则疗效不显。

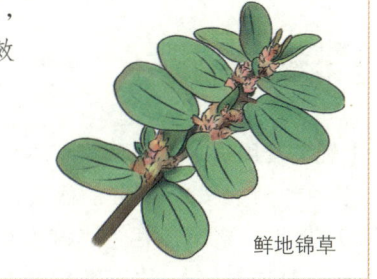

鲜地锦草

金钱草、海沙藤可治尿路结石

【配方及用法】取金钱草、海沙藤各60克，鸡内金15克，每天1~2剂，加水煎汤代茶频饮，可增大尿量和稀释尿液，能加强对结石的冲刷力，使结石缩小排出体外。本方适合治疗不需手术的输尿管、膀胱等处的尿路结石。

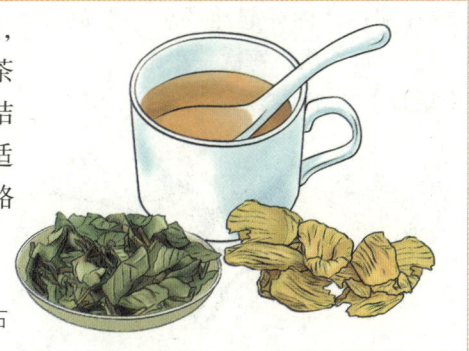

金钱草、海沙藤可治尿路结石

其他泌尿系统疾病

很多泌尿系统疾病常常久治不愈，或反复发作，对男性健康威胁很大。泌尿系的统疾病可由身体其他系统的许多病变引起，也会对其他系统甚至整个人体造成影响。在泌尿系统本身，此类疾病可表现为排尿改变、尿的改变、肿块、疼痛等；在其他方面，此类疾病可表现出高血压、水肿、贫血等症状。

鲜金钱草取汁服治尿道刺痛

【配方及用法】鲜金钱草150克。将鲜金钱草洗净，绞取汁服用，每日2次。

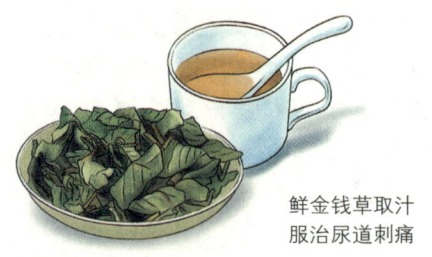

鲜金钱草取汁服治尿道刺痛

兰花草可治尿毒症

【配方及用法】兰花草（草本植物，生长在浙江、安徽一带，秋天常开蓝色小花朵）、老葫芦根（小孩手掌大的一块，越成越好）。老葫芦根放在瓦罐里加水煎煮，汁越浓越好；将大拇指大的兰花根切成小片（像西药片一样），放在葫芦汁内一起煎煮至一小碗后喝汤。每日3次，每次一小碗。

【功效】患者服药后，泻得快，消毒快，消肿消炎快，治愈率高。

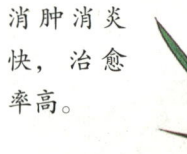

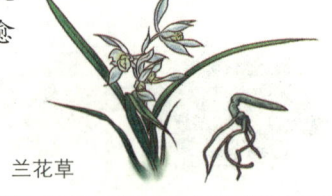

兰花草

黄柏、大黄可治尿毒症

【配方及用法】黄柏、大黄、黑丑、杏仁、干姜、桂枝、蒲公英、丁香、甘草、五味各10克，生地35克，知母20克，枸杞50克，黄芪、党参、白芍各15克，柴胡5克。上药水煎服。如1剂小便通，则减大黄，加黄芩10克，半夏10克，瞿麦15克。服8~10剂可愈。本方的剂量不可随意加减。

生龙骨鸡蛋可治遗尿

【配方及用法】取生龙骨30克水煎，用此药汁煮鸡蛋2个；第二次亦用龙骨30克，同前一次煮后之龙骨同煎，仍用此药汁煮2个鸡蛋；以后各次均按上法煎。约有200克龙骨煮12个鸡蛋为1疗程剂量。3~8岁每日吃1个龙骨煮鸡蛋，8岁以上每日吃2个龙骨煮鸡蛋。

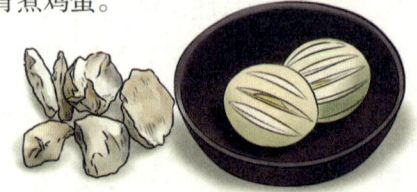

生龙骨煮鸡蛋可治遗尿

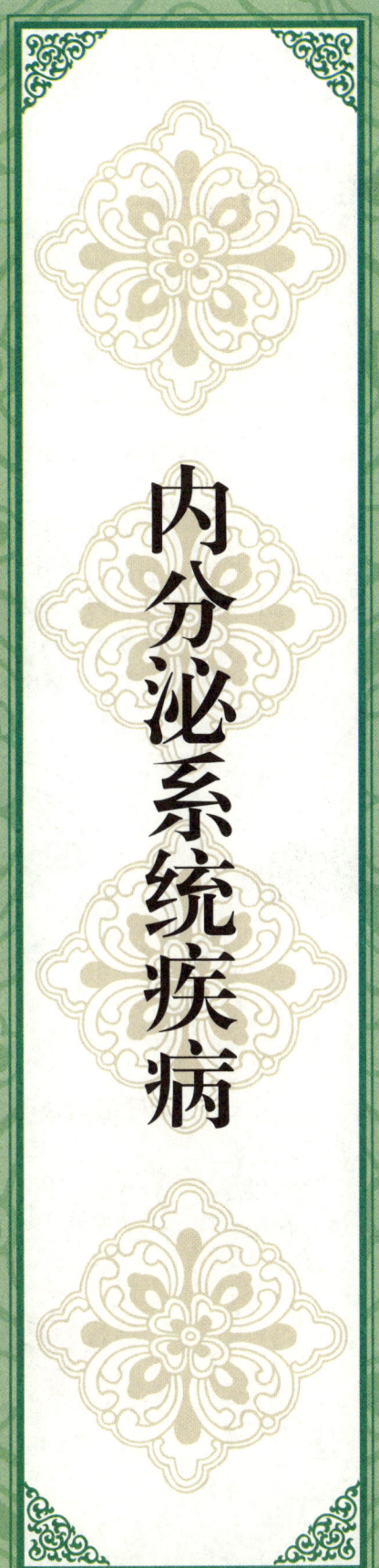

第六章

内分泌系统疾病

浮肿、肥胖、口干症

浮肿是机体细胞外液中水分积聚所致的局部或全身肿胀。口干是干燥综合征的一个症状，患者即使不停地喝水也不能解渴，唾液减少，舌及口角开裂，易生龋齿，多为肝肾阴虚、津不上承，或热盛津伤、煎灼津液所致。肥胖是指一定程度的明显超重与脂肪层过厚，食物摄入过多或机体代谢的改变均能引起肥胖。

羊肉煮菟丝子治浮肿

【配方及用法】用黄豆地里的黄丝子（也叫菟丝子）和羊肉一起煮熟吃，吃饱为止，不计量，第一天吃了，第二天就能消肿。

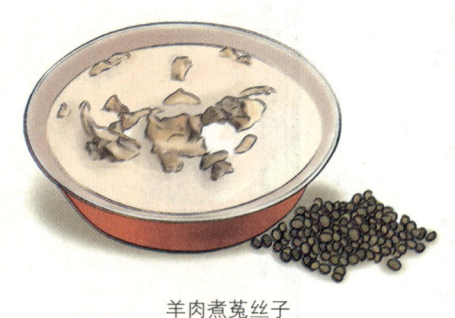

羊肉煮菟丝子

山楂泡茶饮可助减肥

【配方及用法】山楂片每次泡20多片。冷天泡1次喝2天，热天泡1次喝1天，最后把山楂吃了。不能间断，每天不定量，想喝就喝，最好有意识地多喝点儿。

喝枸杞子茶可助减肥

【方法】每晚临睡前，取枸杞子一把（约30克）水洗后嚼服。

荷叶茶可助减肥

【配方及用法】荷叶15克（如为新鲜荷叶。则用30克）。将荷叶加入新鲜清水内，煮开即可。每日将荷叶水代茶饮服，连服60天为1疗程，一般每1疗程可减轻体重1~2.5千克，按剂量长期服用疗效更佳。

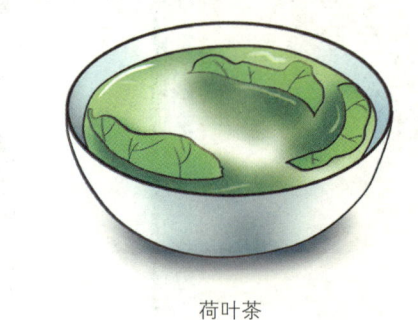

荷叶茶

咽唾液对口干症有效

【方法】舌在齿外和齿内各左右转9次，产生的唾液分3次咽下。

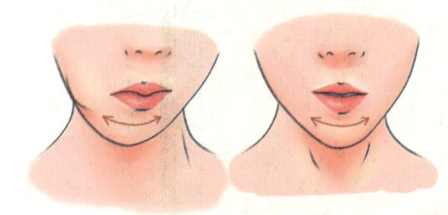

咽唾液对口干症有效

糖尿病

糖尿病是代谢性疾病，主要特征为高血糖。胰岛素分泌缺陷和其生物作用受损，都能引起高血糖。糖尿病患者多饮、多尿、多食而消瘦，身体疲乏无力、肥胖，且因高血糖，易出现各种组织，特别是眼、肾、心脏、血管、神经的慢性损害和功能障碍。免疫系统异常者，容易因病毒感染破坏胰岛素 β 细胞而出现糖尿病，一些遗传因素也与糖尿病有关。

冷水茶治糖尿病

【配方及用法】茶叶10克（以未经加工的粗茶为最佳，大叶绿茶次之）。将开水凉凉，取200毫升冷开水浸泡茶叶5个小时即可。

【备注】禁用温开水冲泡，否则会失效。

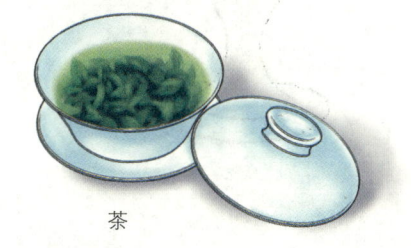

茶

常食南瓜治糖尿病

【配方及用法】南瓜（番瓜、楼瓜、倭瓜、北瓜）。熟食，或当主食食用。

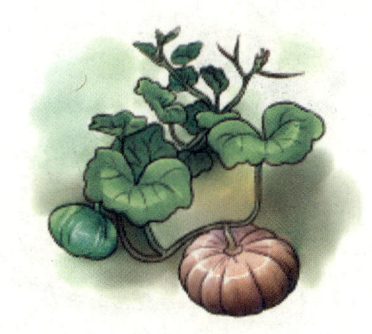

南瓜

萝卜汁治轻、中型糖尿病

【配方及用法】选红皮白肉萝卜，捣碎取汁100~500毫升为1次量，早晚各服1次，7天为1疗程，可连服3~4个疗程。

【功效】清热降火，生津补液，健胃消食，止咳化痰，顺气解毒。

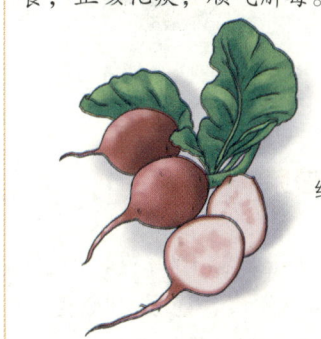

红皮白肉萝卜

黑木耳扁豆治糖尿病

【配方及用法】黑木耳、扁豆等份。晒干，共研成面。每次9克，白水送服。

【功效】益气，清热，祛湿。用治糖尿病。

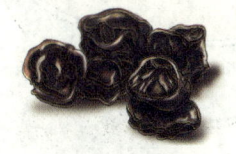 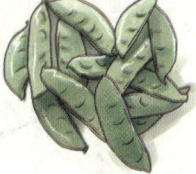

黑木耳　　　　　　扁豆

核桃、木耳炖红皮鸡蛋可治糖尿病

【配方及用法】用核桃、木耳炖红皮鸡蛋空腹吃，不放作料，2个月即可痊愈。每次放2片大木耳，2个核桃仁，敲碎以后放在稍加水的2个鸡蛋里调好炖熟。

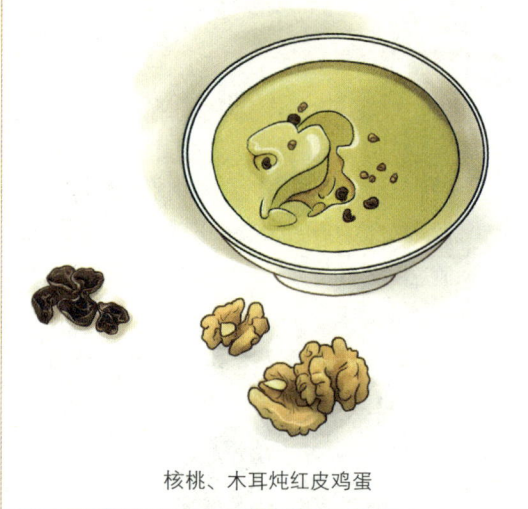

核桃、木耳炖红皮鸡蛋

煮玉米粒治糖尿病

【配方及用法】玉米粒1000克。加水煎煮至粒熟烂。分4次服食，连服1000克。

【功效】清热，利尿，降低血糖。

煮玉米粒

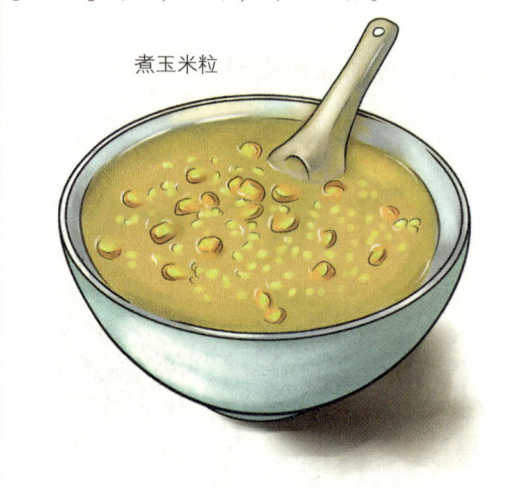

苞米缨子煎水治糖尿病

【配方及用法】取苞米棒子尖部突出的红缨子100~200克，用煎药锅加水煎煮，日服3次，每次两小茶杯，不用忌口。连服效果显著。

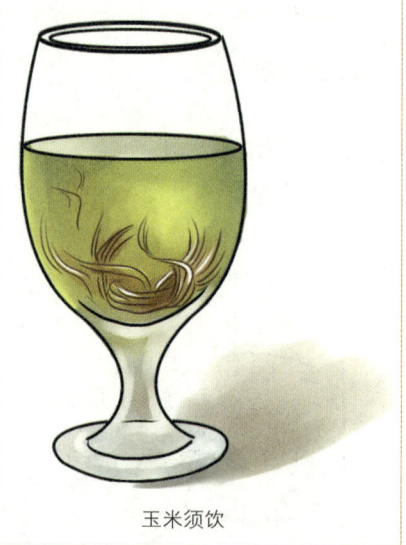

玉米须饮

巧食山药有利于糖尿病康复

【配方及用法】将山药蒸熟，每次饭前先吃山药150~200克，然后吃饭。这样非常有益于糖尿病的康复。

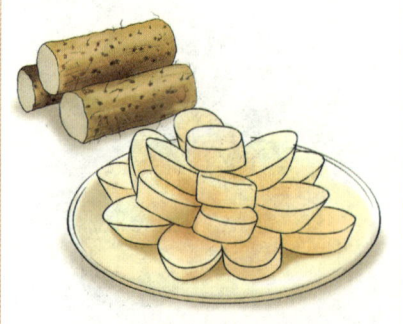

巧食山药有利于糖尿病康复

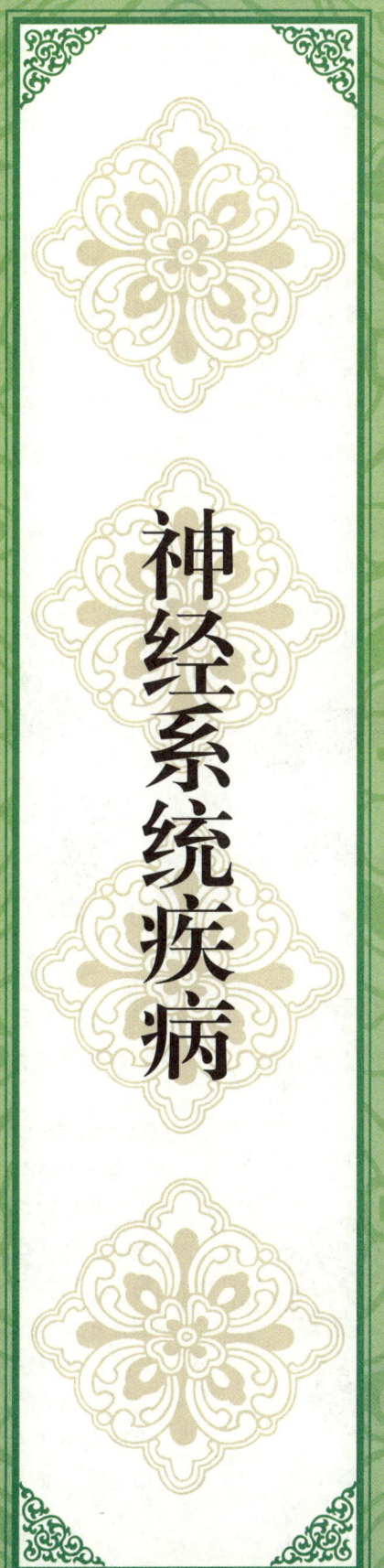

第七章

神经系统疾病

眩晕症

眩晕是一种运动性幻觉，患者无法控制自身平衡感和对空间位象的感知，感到外界环境或自身在旋转、移动或摇晃，是由前庭神经系统病变所引起的。眩晕按照病变的性质可分为假性和真性两类，按照病变的部位大致可分为周围性和中枢性两大类。中枢性眩晕的起因主要是脑组织 脑神经疾病，如听神经瘤、脑血管病变；周围性眩晕的起因主要是病毒感染、细菌感染、免疫反应等。

乌梅、菊花等可治眩晕症

【配方及用法】乌梅、菊花、山楂各15克，白糖50克。上药煎30分钟左右，取汁200毫升，然后将白糖放入煎好的药液中，每日服2次。

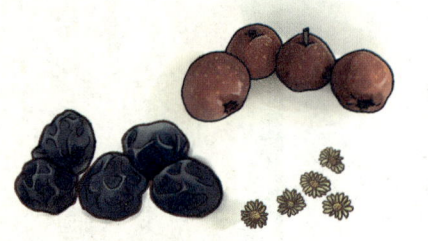

乌梅、菊花等可治眩晕

荆芥、半夏等可治眩晕症

【配方及用法】荆芥10克，半夏15克，大黄10克，钩藤20克。前2味用清水约400毫升，文火煎15分钟后入大黄、钩藤，再煎10多分钟，去滓温服。

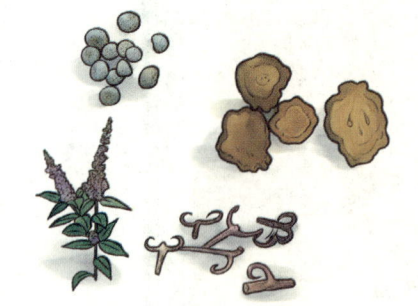

荆芥、半夏等可治眩晕症

五味子、酸枣仁等治眩晕症

【配方及用法】五味子10克，酸枣仁10克，淮山药10克，当归6克，龙眼肉15克，水煎服。每日1剂，早、晚2次服用。

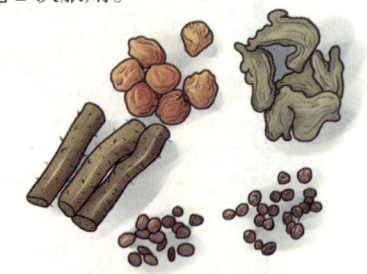

五味子、酸枣仁等治眩晕症

柳枝粉可治眩晕症

【配方及用法】柳树枝。取柳树枝晒干研末备用（最好在清明前后数日采取，阴干，存过冬）。用时，根据辨证选一、两味中药煎汁冲服10克柳树枝粉：若辨为火证，取夏枯草15克；风证，取钩藤30克；痰证，取制半夏12克；瘀证，取丹参15克；气虚取太子参30克；血虚取当归12克；阴虚取女贞子、旱莲草各15克；阳虚取仙灵脾、仙茅各15克，每天1次。

天麻、熟地等可治眩晕症

【配方及用法】天麻、熟地、党参、黄芪各25克，1只童子母鸡（已成熟，未下过蛋的），一起煮熟（注意不放任何调料），分早、晚2次空腹服完，最好是发病时用。

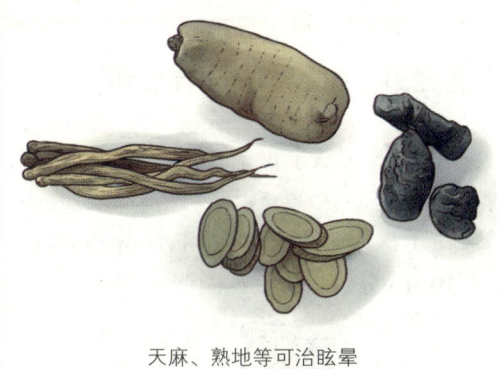

天麻、熟地等可治眩晕

人参、干姜等可治眩晕症

【配方及用法】人参、干姜、蜀椒、饴糖。治眩晕症加法半夏6克，白术9克，水煎服，每日一剂。

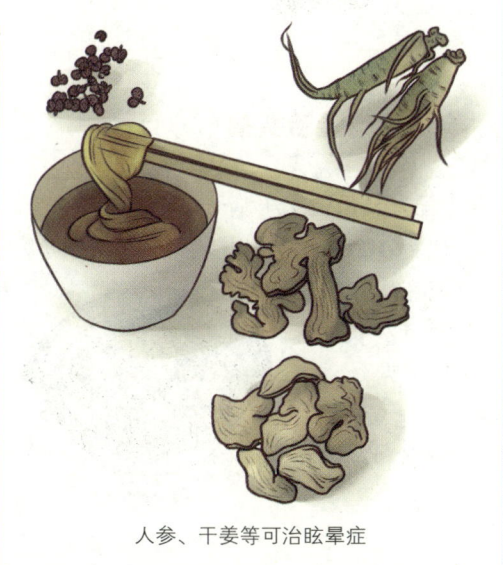

人参、干姜等可治眩晕症

独活鸡蛋可治眩晕症

【配方及用法】独活30克，鸡蛋6个，加水适量一起烧煮，待蛋熟后敲碎蛋壳再煮一刻钟，使药液渗入蛋内，然后去汤与药渣，单吃鸡蛋。每日1次，每次吃2个，3天1疗程，连续服用2~3个疗程。

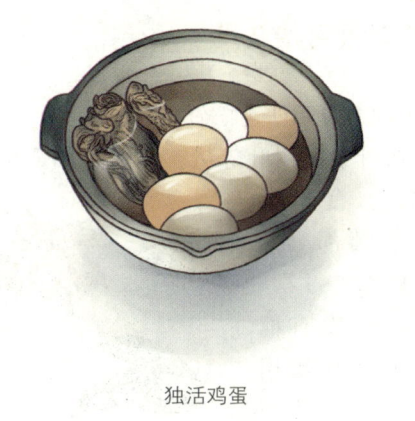

独活鸡蛋

仙鹤草可治眩晕症

【配方及用法】仙鹤草100~120克，加水500毫升，煎至400毫升，每日1剂，分2次口服。5天为1个疗程，均治1~2个疗程。

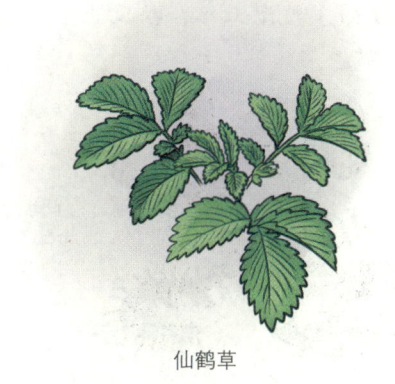

仙鹤草

头风、头痛

头痛指头颅上半部，包括眉弓、耳轮上缘和枕外隆突连线以上部位的疼痛。起居失常、运动减少、缺乏充足睡眠等是其常见诱因。头风病是以慢性阵发性头痛为主要表现的一种疾病，与西医里的偏头痛和部分肌紧张性头痛相似。《医林绳墨·头痛》说："浅而近者，名曰头痛；深而远者，名曰头风。头痛卒然而至，易于解散也；头风作止不常，愈后触感复发也。"

松针等可治头风

【配方及用法】松针叶（马尾松）、枫树叶、桃树叶等量，捣烂后加适量葱头、食醋敷于额部。一般敷2~3次。冬天没有枫树叶和桃树叶，用其树皮也可以。

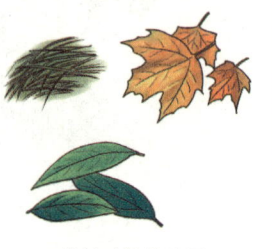

松针叶等治头风

白附子、全蝎等可治头痛

【配方及用法】白附子、全蝎各6克，当归、柴胡各12克，僵蚕、川芎、白芷各10克，蜈蚣1条。水煎服，每日1剂。

【功效】搜逐血络，祛风止痉，通络止痛。

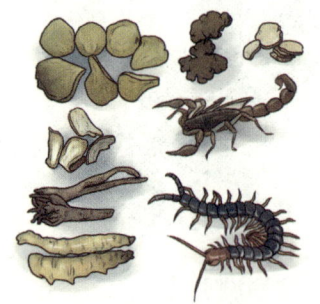

白附子、全蝎等可治头痛

盘龙草、蝉蜕等可治疗头痛

【配方及用法】盘龙草30克，蝉蜕7个，大枣5个，蜂蜜1匙，菊花1株。将上诸药用水适量煎煮10~15分钟，分2次温服。

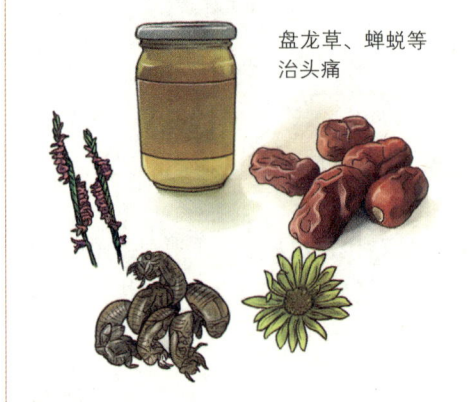

盘龙草、蝉蜕等治头痛

羊脑子鸡蛋治头痛

【配方及用法】羊脑子1个，鸡蛋2个，红糖100克。将以上三样放在碗里炖熟，加白酒或黄酒100克，一次吃完。一般连吃3剂即愈。

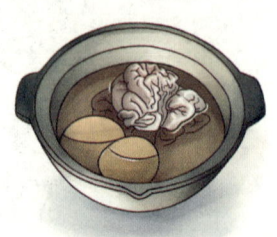

羊脑子煮鸡蛋

川芎鸡蛋治头痛

【配方及用法】川芎 20 克，鸡蛋 7 个。将鸡蛋先放在水中煮至半熟捞出，用针刺上数个孔，再放入煎好的川芎药液内煮熟吃下，每日 1 剂。如一次吃不完，可分两次吃。

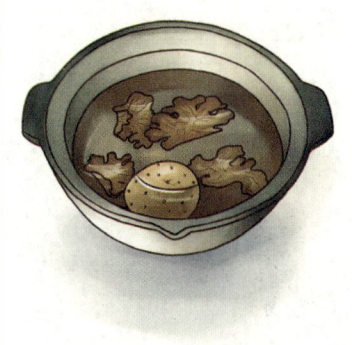

川芎煮鸡蛋

荞麦粉贴穴治偏头痛

【配方及用法】取苦荞麦粉 100 克，白醋适量，放在一起拌匀，做成小饼，放在锅内煮熟，贴在病人太阳穴上，凉了后再放到锅内煮热，反复多次。贴时用布隔，不能直接放在皮肤上。贴上不到 15 分钟，疼痛即可停止。

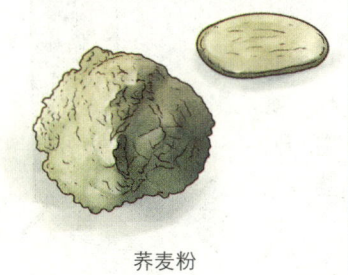

荞麦粉

鸡蛋、白菊花等可治头痛

【配方及用法】
鲜鸡蛋 2 个，白菊花、白芷、川芎各 30 克，防风 15 克。用针将鸡蛋扎数十个小孔，同药放入

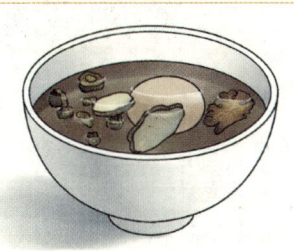

白菊花煮鸡蛋

沸水中煎煮，待蛋熟后，去蛋壳和药渣，吃蛋喝汤，一般 2 天就可痊愈。

白芷冰片治头痛

【配方及用法】
白芷 30 克，冰片 0.6 克，共研细末，贮瓶备用。鼻闻一次（约 2 分钟）。不应，再闻一次，必效。

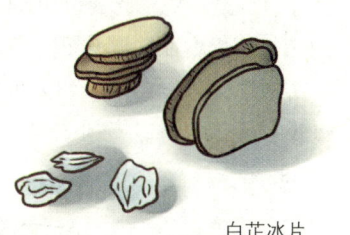

白芷冰片

鲤鱼头治头痛

【配方及用法】黑鲤鱼头、红糖适量。取活黑鲤鱼切下头，待水沸后放入煎煮至极烂，加入红糖。头痛发作时尽量服用。
【功效】通经络，散风寒。用治头风。

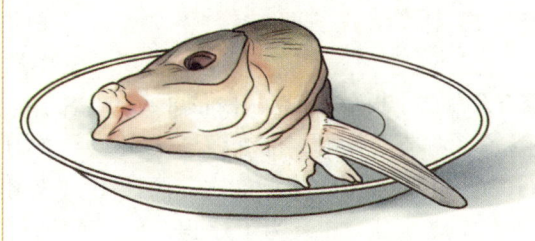

鲤鱼头治头痛

三叉神经痛

三叉神经痛是最常见的脑神经疾病，主要表现为一侧面部三叉神经分布区内反复阵发性剧烈疼痛。三叉神经痛患者的疼痛在说话、洗脸、刷牙或微风拂面，甚至走路时都有可能出现，可持续数秒或数分钟，呈周期性。患者未发病时，与正常人没有什么区别。学界对三叉神经痛的病因和发病机制尚无定论。

向日葵盘治三叉神经痛

【配方及用法】向日葵盘100~200克（去子），白糖适量。将向日葵盘掰碎，分2次煎成500~600克的汤，加白糖。每天早晚饭后1小时服下。若病情较重，可日服3次，服量也可加大一些。可根据病情灵活掌握疗程。为防止复发，病愈后可多服几日，以巩固疗效。

【功效】清热解毒，逐邪外出。用治三叉神经痛。

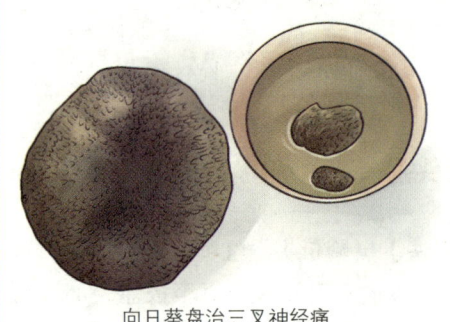

向日葵盘治三叉神经痛

川芎、白芷等治疗三叉神经痛

【配方及用法】川芎30克，白芷8克，白芥子、白芍、香附、郁李仁、柴胡各10克，甘草5克。水煎2次，两汁混匀，分2次服。6天为1疗程，一般2~3疗程可愈。

麝香塞耳可治三叉神经痛

【配方及用法】麝香少许，用绵纸包裹，塞入耳孔内（哪边痛，塞哪边）。

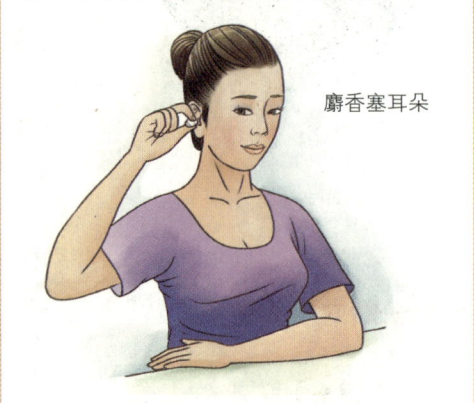

麝香塞耳朵

寻骨风泡酒可治三叉神经痛

【配方及用法】

寻骨风500克，浸于50度2500毫升高粱白酒中，密封，1周后即可服用。每日早、晚各服20毫升，外用药棉蘸酒敷于下关穴，干则易之。

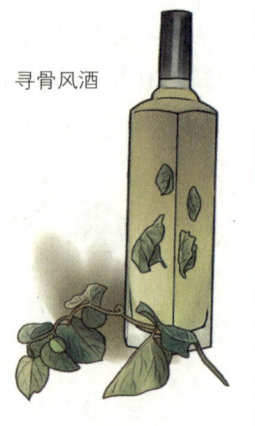

寻骨风酒

坐骨神经痛

坐骨神经痛指坐骨神经循行路径及其分布区域，包括臀部大腿后侧、小腿后外侧和足外侧的疼痛，可分为原发性和继发性两类。坐骨神经痛长期反复发作，会造成患侧下肢肌肉萎缩，或走路一瘸一拐。体内感染、腰椎间盘脱出、椎管狭窄、肿瘤、结核、妊娠子宫压迫、蛛网膜炎等均可引起坐骨神经痛。

生姜蘸火酒可治疗坐骨神经痛

【配方及用法】每天2次用生姜蘸火酒按擦左腿膝盖疼痛处，5天左右疼痛就会开始逐渐减轻，连续按擦10多天，病痛就会完全消失了。

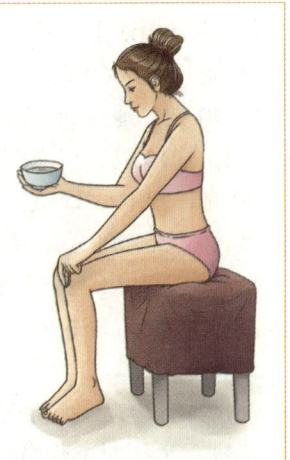

生姜蘸火酒治疗坐骨神经痛

三乌一草酒治坐骨神经痛

【配方及用法】制川乌、乌梢蛇、乌梅、紫草各12克，用白酒750毫升泡7天后，每天早晚各服15克。

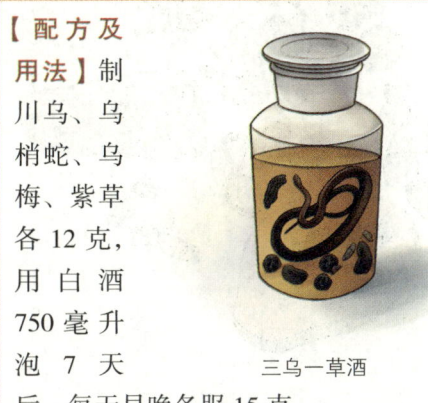

三乌一草酒

川牛膝、五加皮等治坐骨神经痛

【配方及用法】川牛膝、五加皮、当归各25克，食盐250克，用火炒热，装入准备好的布袋内，外敷患处，每日3~5次。不必换药，冷却再炒。

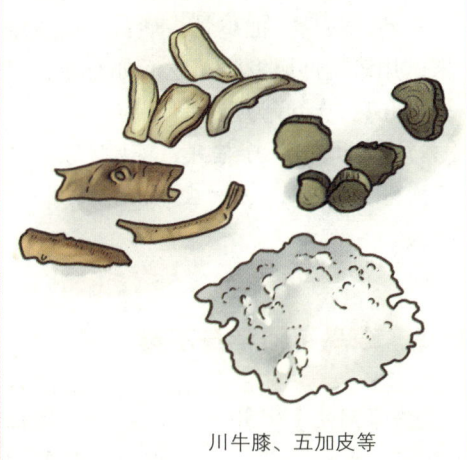

川牛膝、五加皮等

杜仲等治坐骨神经痛

【配方及用法】杜仲、川续断、淮牛膝、桑寄生各30克，没药、乳香、红花、桃仁、生甘草各10克，全蝎、蜈蚣各2克（共研末冲服），木瓜、威灵仙、独活、白芍各20克。将上药水煎，分早晚2次服，每日1剂。1周为1个疗程。

半身不遂、面瘫

半身不遂又叫偏瘫，是指一侧上下肢、面肌和舌肌下部的运动障碍，在急性脑血管病中经常出现，轻者走路时上肢屈曲，下肢伸直，患病的下肢每走一步都要划半个圈，重者卧床不起，丧失生活能力。面瘫指面神经麻痹，又称为面神经炎、贝尔氏麻痹、亨特综合征，患者面部表情肌群出现运动功能障碍，甚至不能抬眉、闭眼、鼓嘴。

广木瓜、麻黄、川牛膝治半身不遂

【配方及用法】广木瓜、麻黄、川牛膝各 12 克，用纱布包好，放入五脏挖空的鸡肚内煎煮（男性用大母鸡，女性用大公鸡，水没过鸡），吃鸡肉，喝鸡汤，不吃药。最后，把鸡骨头炒黄，研成细末，用黄酒冲服发汗。吃后如有效，可多吃几只，治好为止。

【备注】此方适用于偏瘫、语言不清、口歪眼斜。用药期间忌食生冷、辛辣、酸性食物。

川乌、草乌可治半身不遂

【配方及用法】生川乌 15 克，生草乌 15 克，蜈蚣 3 条，全蝎 5 个，蜜炙双花 30 克，稀莶草 3 克，忍冬藤 30 克。以上 7 味药装入瓷坛内，加入白酒 1500 毫升，放在锅内，加水至坛半腰深，盖上锅盖，用火烧开后，再用文火炖 1 小时即可。在炖时酒坛不要加盖，不要使沸水进入酒坛，一小时后取出酒坛盖好待用（不要将药渣沥出，可长期泡在酒内）。每日服 3 次，每次服 50 毫升，饭后服为宜。如酒量小，可酌量少服，一般服完一料药酒即可痊愈。

桑枝等泡酒可治瘫痪

【配方及用法】炒桑枝 100 克，当归 60 克，菊花 60 克，五加皮 60 克，苍术 30 克，地龙 30 克，丝瓜络 15 克，炮附子 10 克，川牛膝 25 克，夜交藤 30 克，宣木瓜 12 克，木通 10 克。上药配黄酒 2500 克，密封于罐内 10 天后将黄酒分出，将药焙干，取药研末，装入胶囊，每粒 0.3 克。每日 3 次，每次服 3 粒，2 个月为 1 疗程。每次用酒 15~20 毫升送服，以微微呈醉态为度。上半身瘫痪者饭后服，下半身瘫痪者饭前服。

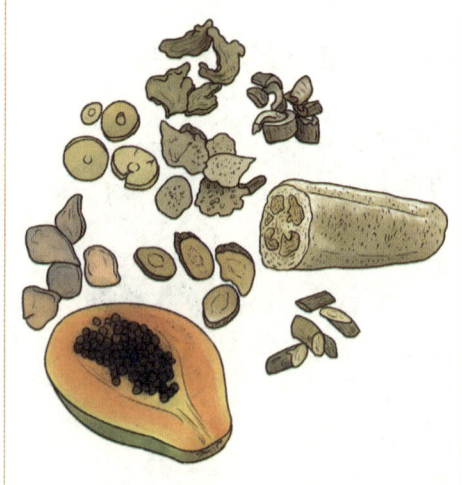

桑枝等泡酒可治瘫痪

含羞草煎服治面瘫

【配方及用法】药用新鲜含羞草（又称怕羞草、感应草）30 克，水煎，分 3 次温服。上方服 1 剂后，左面发生抽搐。继服之，抽搐持续了 36 个小时才止，上症明显好转。再服 1 剂而愈。

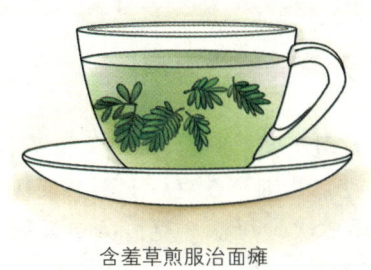

含羞草煎服治面瘫

肉桂末等可治面瘫

【配方及用法】肉桂末 2～6 克（冲服），附子、麻黄各 4 克，川芎 6 克，党参、白芍、杏仁、防风、黄芩、防己、白附子各 10 克，甘草 5 克，细辛 3 克，蜈蚣 3 条，地龙 15 克，陈巴豆（1～2 年内药效最好）10～13 克。内服药水煎服。药渣趁热用两层纱布包敷熨患处，凉后加热再熨，反复多次。

半夏、全瓜蒌等可治面瘫

【配方及用法】半夏、全瓜蒌、川贝母、白蔹、白及、川乌各 10 克，白附子 9 克，白芥子 12 克。上药共研成细末，加陈米醋湿炒热，装入用 2 层纱布做的袋内即可。取上药袋敷于面部健侧（左歪敷右侧，右歪敷左侧），用绷带包扎固定。待药凉后，再炒再敷。

马钱子可治疗复发性面神经麻痹

【配方及用法】马钱子（适量），放入清水中浸泡 24～36 小时后捞出，沿纵轴切成厚约 1 厘米的薄片，同时，取一片医用橡皮膏或风湿解痛膏盖住面颊部。将马钱子片间隔 0.5 厘米成片排列黏附于橡皮膏上，然后贴敷在患侧面颊部，5～7 天更换 1 次。

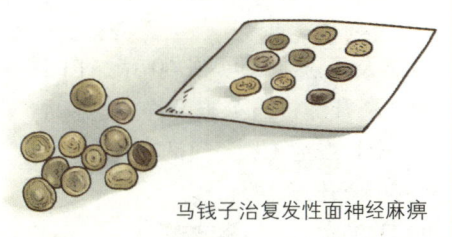

马钱子治复发性面神经麻痹

鹅不食草治面神经麻痹

【配方及用法】鹅不食草（干品）9 克，研为细末，加凡士林调成软膏，涂在纱布上。再用鲜品 15 克捣烂如泥，铺在软膏上。患者左侧歪斜则贴右边，反之则贴在左面。2 天换药 1 次，2～3 次即可痊愈。

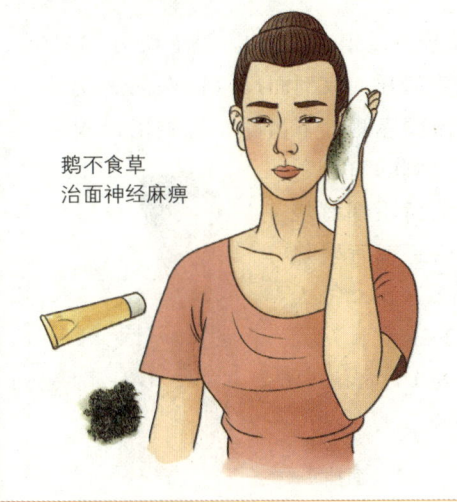

鹅不食草治面神经麻痹

神经炎、脑萎缩

神经或神经群发炎、衰退或变质，称为神经炎。神经炎患者一般有疼痛、触痛、刺痛、受感染的神经痒痛和丧失知觉等症状，且有严重的痉挛，受感染部分有红肿。脑萎缩是神经精神性疾病，指脑组织因发生器质性病变而萎缩，多见于老年人。痴呆是脑萎缩患者的最主要症状。老年人脑萎缩易引起老年痴呆症。

茜草根泡酒饮治末梢神经炎

【配方及用法】茜草根 60 克，白酒 1000 毫升。将茜草根洗净，泡入酒中，密封浸泡 1 周，过滤去渣，每次 30~50 毫升，每日 2 次，早、晚分服，2 周为 1 疗程。

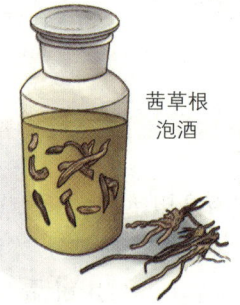

茜草根泡酒

天麻、升麻等可治面神经炎

【配方及用法】天麻、升麻各 15 克，当归 28 克，北细辛 5 克。上药共研细末，每天服 3 次，每次 3 克，分 7 天服完，为 1 个疗程。

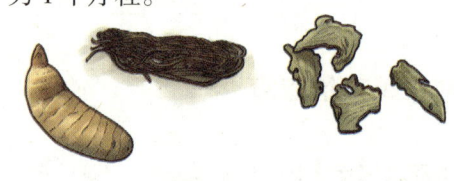
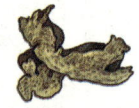

天麻、升麻等可治面神经炎

鲜生姜治面神经炎

【配方及用法】鲜生姜 1 块。将生姜剖开，取剖面反复向左向右交替捺擦患侧上下齿龈（患侧指口角歪向侧的对侧），至齿龈部有烧灼感或有发热感为止，每天 2~3 次，7 天为 1 疗程。

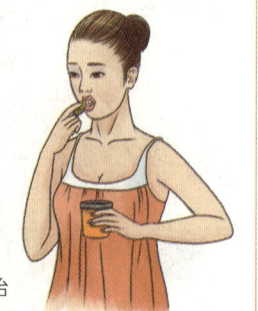
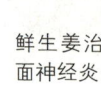

鲜生姜治面神经炎

桑、槐树枝治脑萎缩

【配方及用法】桑、槐树枝各 150~200 克（不用嫩枝条），加艾若干，熬水呈黄绿色即可用（采下树枝放干，早晚用都可）。每天洗 2 次，每次半小时为宜。洗 2 次换 1 次水，每次约 2.5 千克水。坚持连续洗两三个月就会见效，无任何副作用。

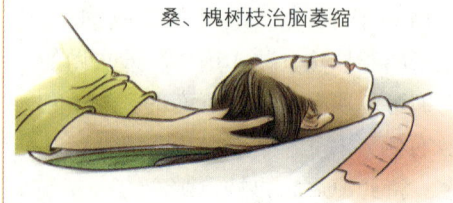

桑、槐树枝治脑萎缩

嗜睡症、失眠

失眠又称入睡和维持睡眠障碍，指无法入睡或保持睡眠状态，导致睡眠不足。情志、饮食内伤，疾病初愈及年迈、禀赋不足、心虚胆怯均能引起心神失养或心神不安，造成失眠。嗜睡症是指并没有睡眠不足，或者酒精、药物、躯体疾病、精神障碍等原因而出现的白天睡眠过多。嗜睡易引起心情苦恼、生活能力和生活质量下降、近事记忆减退、思维能力下降等。

甘蓝子粉可治顽固性嗜睡

【配方及用法】甘蓝子 30~50 克。上药放砂锅中炒香，然后研为细末，装瓶备用。早上和中午吃饭时随饭菜各服 1 汤匙（2~3 克），午后及夜间忌服。

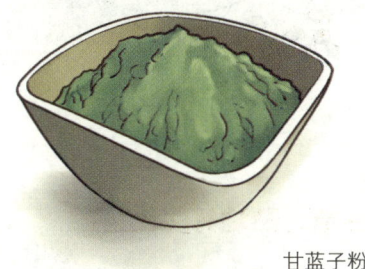

甘蓝子粉

大枣葱白汤治失眠

【配方及用法】大枣 15 个，葱白 8 根，白糖 5 克。用水两碗熬煮成 1 碗。临睡前顿服。

【功效】补气安神。用治神经衰弱之失眠。

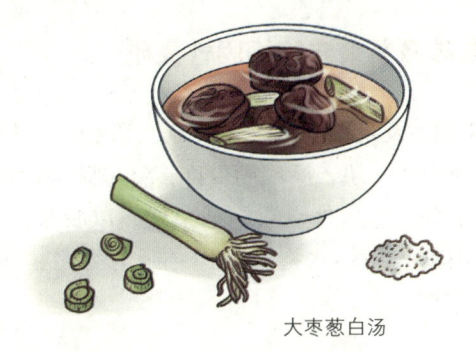

大枣葱白汤

人参、党参等治神经衰弱的失眠

【配方及用法】人参 5 克，党参 20 克，五味子 10 克，煎水 2 遍，早晚当茶饮，7~10 日痊愈。

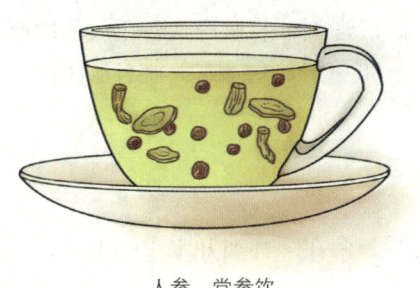

人参、党参饮

花生叶子可治失眠

【配方及用法】花生叶子（干、鲜均可）数量不拘多少，水煎服或开水浸泡当茶喝，早、晚各 1 次，每次喝 200 毫升。

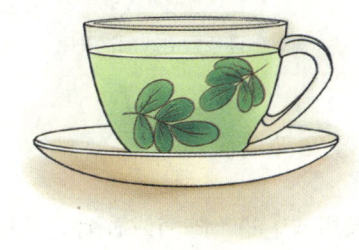

花生叶子茶

橘皮枕心治失眠

【配方及用法】将每天吃橘子扒下的皮在暖气片上烘干，攒起来，最后砸碎成荞麦粒大小的颗粒，装在枕头里。枕此枕头入睡。

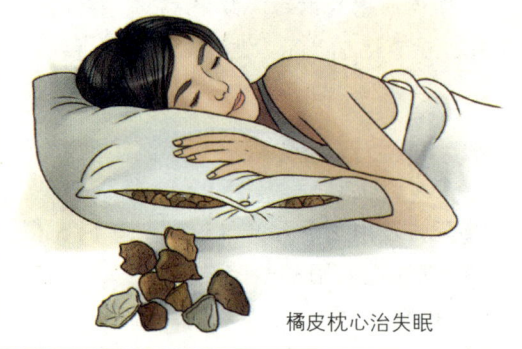
橘皮枕心治失眠

朱砂敷涌泉穴治顽固性失眠

【配方及用法】朱砂 3~5 克，研细粉。用干净白布一块，涂糨糊少许，将朱砂均匀粘在上面，然后外敷双侧涌泉穴，以胶布固定。用前先用热水把脚洗净，睡时贴敷，每日 1 次。

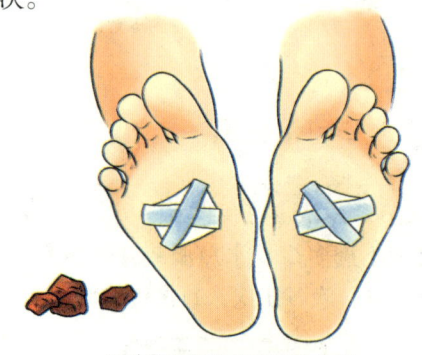
朱砂敷涌泉穴治顽固性失眠

食醋镇静安神治失眠

【配方及用法】醋（陈醋或香醋）。用 10 毫升食醋，调在一杯温开水中喝下。每日睡前 1 小时饮用。

酸枣仁粥治疗心悸失眠

【配方及用法】酸枣仁 5 克，粳米 100 克。酸枣仁炒黄研末，备用。将粳米洗净，加水煮做粥，临熟，下酸枣仁末，再煮。空腹食之。

【功效】宁心安神。用治心悸、失眠、多梦。

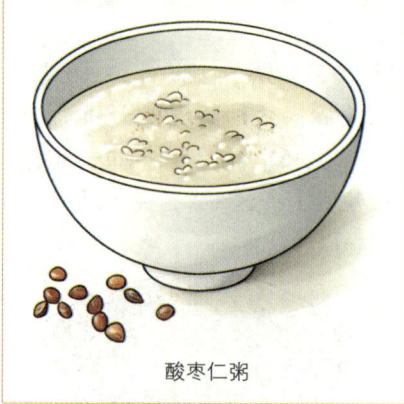
酸枣仁粥

生地、熟地等可治失眠

【配方及用法】生地、熟地、泽泻、当归、合欢皮、龙眼肉、炒柏子仁各 9 克，杭白芍、西洋参、炙远志各 6 克，枸杞 10 克，百合、菊花各 12 克，炒枣仁、黄精各 15 克，琥珀粉 1 克。上药共研末，选优质蜂蜜 120 毫升制成膏剂，装瓶冷藏备用。每次服 30 毫升，每天早、晚各服 1 次。

自汗、盗汗

没有身体劳累、服用发散药物或穿衣过多，也没有受热而出汗的现象，就叫作自汗，多出于营卫不和、热炽阳明、暑伤气阴、气虚阳虚等，在外感六淫或内伤杂病中比较多见。盗汗则是指人入睡后异常出汗，醒来之后即停止出汗的一种病征，常由肾阴虚或结核病引起。盗汗之称始于汉代张仲景的《金匮要略》，春秋时期成书的《黄帝内经》称其为"寝汗"。

桃奴、红枣治自汗、盗汗

【配方及用法】桃奴（晒干的桃子）15 个，红枣 10 个煎水，每晚一次服下，同时食用桃奴和红枣，3～6 剂见效。

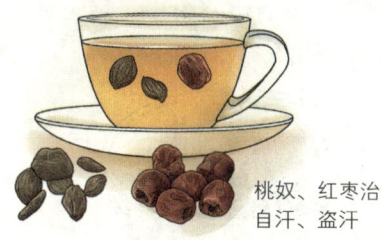

桃奴、红枣治自汗、盗汗

五倍子、牡蛎治自汗、盗汗

【配方及用法】五倍子 15 克，牡蛎 9 克，辰砂 1.5 克。共研细末，贮瓶备用。用时取本散适量，于临睡前用食醋调和敷脐中，外以消毒纱布覆盖，胶布固定，第二天早晨起床时除去，每晚 1 次。

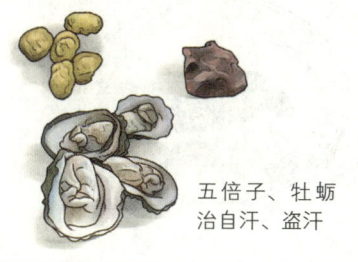

五倍子、牡蛎治自汗、盗汗

糯稻根治盗汗、自汗

【配方及用法】在农田中拾糯稻根，去土晒干备用。使用时，取干糯稻根 50 克左右洗净加冷水（用什么锅都可以，水的多少以盖住根为度）煮（也可加几枚红枣），待水煮到还有一碗时，去掉稻根，把水倒在碗中，加些红糖，温热时喝下，上床休息一会儿（最好睡觉前喝）。每日 1 次，一般用 3 次。

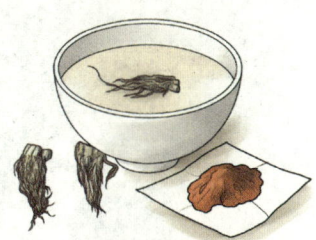

糯稻根治盗汗、自汗

柴胡、黄芩等煎服可治半身汗出症

【配方及用法】柴胡 6 克，黄芩 12 克，半夏 10 克，桂枝 3 克，白芍 12 克，红糖 30 克，大枣 5 个。每日服 1 剂，每剂煎 2 次分服。

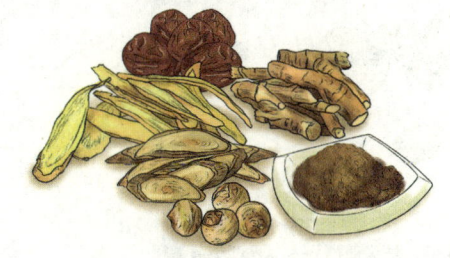

柴胡、黄芩等煎服可治半身汗出症

癫痫（羊角风）

癫痫是一种慢性反复发作的短暂脑功能失调综合征，俗称羊痫风、羊角风、羊羔疯或者羊痫风，多因脑部疾患或脑外伤引起脑部神经元群阵发性异常放电而发生。癫痫发作时，患者会突然昏倒，全身痉挛，有的口吐白沫。癫痫一般可分为三大类：特发性癫痫、症状性癫痫和隐源性癫痫。

茵陈可治羊角风

【配方及用法】正月茵陈（白蒿）采一小篮，用500克红糖拌蒸吃，一次治愈。

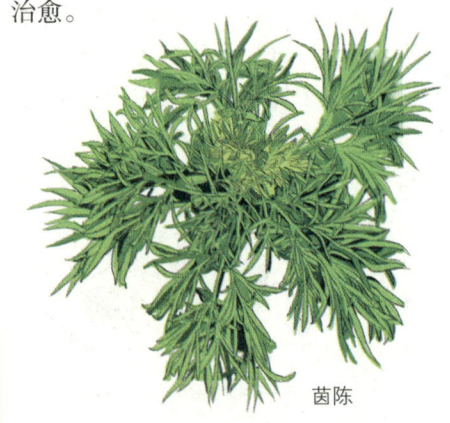

茵陈

服大枣黄米面能治癫痫病

【配方及用法】大枣7枚，黄米面少许，白酒250克。首先把枣核从一端取出，然后用白水把黄米面和好，将和好的面塞满枣内，放在碗里，并加入白酒将其点燃，至酒烧完为止。每天早晨取其1枚服用，7天1个疗程。

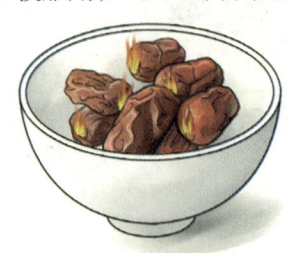

白酒燃大枣黄米

黄芪、防风等可治癫痫

【配方及用法】黄芪10克，防风10克，赤芍10克，水煎服，每日1剂，日服3次。

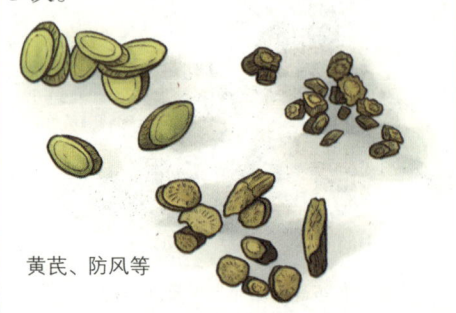

黄芪、防风等

炸蚕蛹可治癫痫

【配方及用法】炸蚕蛹6~7个，白冰糖50~100克，用水煎服后，连水带蛹一齐吃下。

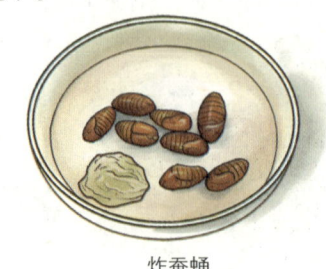

炸蚕蛹

其他神经系统疾病

神经系统疾病又称神经病，指的是发生于神经系统，主要表现为感觉、运动、意识、自主神经功能障碍的一类疾病。凡是能够损伤和破坏神经系统的因素，如头部外伤，细菌、真菌和病毒感染等都会引起神经系统疾病。神经系统疾病可分为刺激症状和破坏症状两类。前者以疼痛、麻木为特征，后者则表现为瘫痪。

桑叶可治手脚麻木症

【配方及用法】采秋后霜打过的桑叶，晾晒干后，用砂锅煮沸，然后捞出叶子，待水不烫时，用此水浸洗手脚。每天 2 次，数日内可见奇效。

当归、桂枝等治双手麻木症

【配方及用法】当归 12 克，桂枝 6 克，白芍 12 克，细辛 3 克，甘草 5 克，红枣 5 枚，木通 10 克，黄芪 30 克，鸡血藤 30 克，老鹳草 30 克。每日 1 剂，水煎服。

木耳蜂蜜糖可治手足麻木症

【配方及用法】黑木耳 50 克，蜂蜜 50 克，红糖 25 克。上药均分为 3 份，每日用 1 份。用时将木耳洗净放在碗内，把蜂蜜、红糖拌于木耳内，放入锅内蒸熟食用。以上剂量，3 日食完。

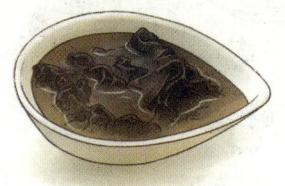

木耳蜂蜜糖水羹

姜葱醋可治手脚麻木症

【配方及用法】取生姜、葱白根、陈醋各 15 克，倒入锅中，加约一中型锅的水，煮沸 10 分钟，捞出葱姜，倒入盆中趁热先薰后洗麻木部位，连续洗几次即可见效。

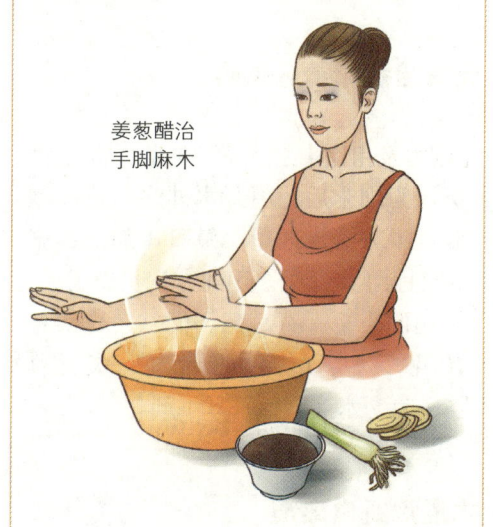

姜葱醋治手脚麻木

土牛七全草治全身麻木

【配方及用法】土牛七全草一把，榕须一把，均以鲜品（干品各用 50 克以上，疗效不比鲜品好）煎水服，一日三次，三到七天可根治，病重者可多服些日子。此方对风湿骨痛也有很好的疗效。

用地龙可治精神病

【配方及用法】从土中挖取活地龙（蚯蚓）7条洗净，放入100克白糖中，地龙吸食白糖渐溶化而死，扔地龙，取剩余液体冲水喝，一天内服完。隔1日再服一料，服2~5料治愈不复发。

水牛角粉治精神病

【配方及用法】水牛角粉21克，每日1剂分3次服。

水牛角粉

大黄治疗精神分裂症

【配方及用法】生大黄30克。将生大黄研为细末后，用开水冲之，待冷频服。本方为1剂量，每日1剂，连服10剂为1个疗程。用此方症状稳定后，可用制半夏、石菖蒲、橘红、枳实各10克，茯苓15克，胆南星、炙甘草各6克，水煎服，每日1剂。

木通治肌肉瘫痪

【配方及用法】木通75克，水煎50~100毫升，每次服用25~30毫升，日服2~3次。

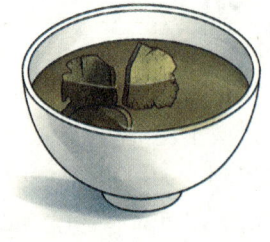

木通煮水

蛋黄淫羊藿汤可治健忘症

【配方及用法】淫羊藿40克，加水300克，煮到100毫升后，与煮好的蛋黄调和，即成蛋黄淫羊藿汤。每次服100毫升，每日服3次，连服半个月。

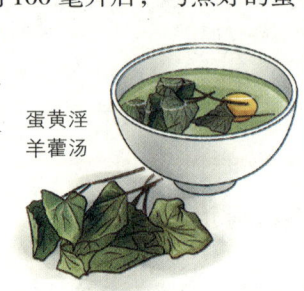

蛋黄淫羊藿汤

朴硝混菜中服治癫狂病

【配方及用法】用朴硝当盐，加于蔬菜中服之。

以甘麦大枣汤治癔症

【配方及用法】浮小麦20克，炙甘草15克，大枣10克。上药水煎2次药液混合约500毫升，日服2次，早、晚温服。每日1剂，6剂为1疗程，每疗程间隔1天。心脾气虚型加熟地、茯苓、白术、党参，肝脾郁积型加朱砂、琥珀、柴胡、白芍、丹参。

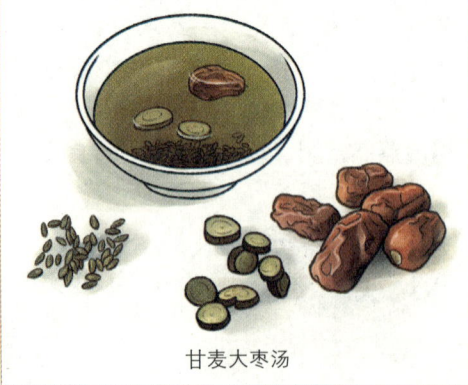

甘麦大枣汤

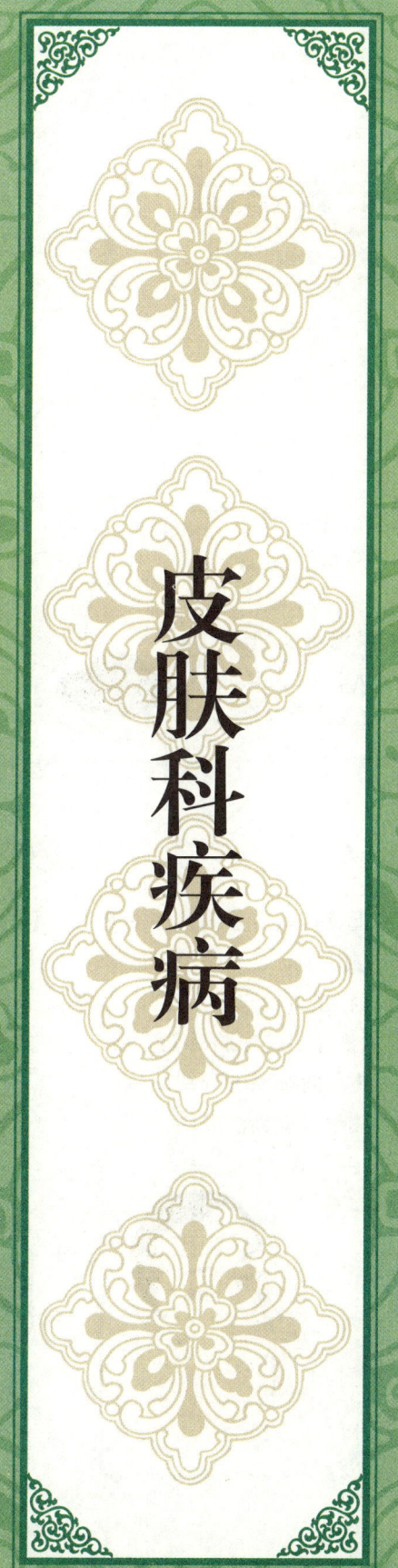

第八章

皮肤科疾病

皮肤老化、老年斑

皮肤老化是指皮肤的衰老现象，表现为皮肤组织的衰退及其功能的退化。人体皮肤组织一般在四五十岁时开始出现明显老化。老年斑是"老年性色素斑"的简称，又叫脂溢性角化，指老年人皮肤上出现的一种脂褐质色素斑块，是一种良性表皮增生性肿瘤，是内脏衰老的象征。

黑红糖牛奶治皮肤黑

【配方及用法】取 20 克黑红糖加热溶化，加入 15ml 牛奶，充分搅拌均匀待用。将备好的黑红糖牛奶直接涂于脸上，经 10~15 分钟再以温水洗净。每天 1 次，连续 30~50 天，脸上的黑色素就会脱落一层，面色就会渐渐变白。

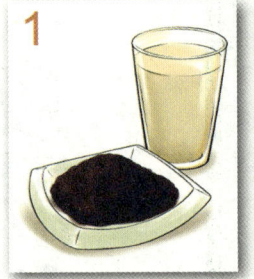
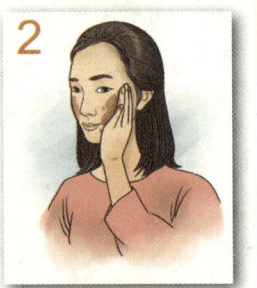

鸡蛋粉治面部皱纹

【配方及用法】将一个鸡蛋黄打入容器内，加一匙蜂蜜和一匙半面粉，充分搅拌即成。如果皮肤干燥，就放入数滴橄榄油。将蛋黄粉直接敷在脸上，经过 10~15 分钟，以温水洗净，洗净脸后上冷霜，以双手对小皱纹成直角的方向按摩 5 分钟，然后再用纱布擦掉，3 个月左右皱纹就会消失。

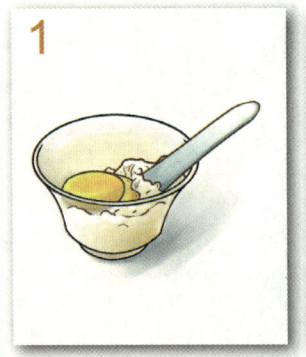
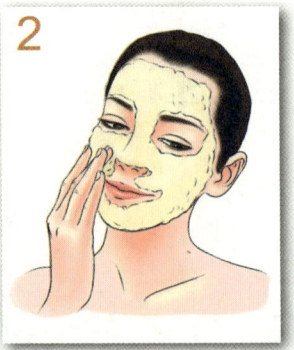

擦色拉油可除老年斑

【方法】早、晚饭后洗完脸，用示指蘸少量色拉油往脸上、手背上擦，有老年斑处要多擦点儿，1 瓶色拉油可用 1 年。

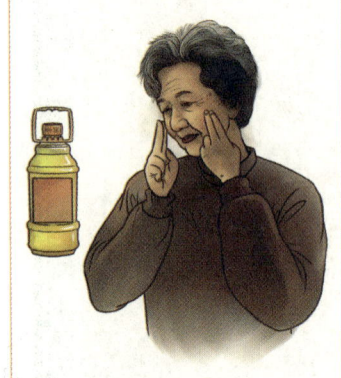

擦色拉油除老年斑

按摩可除老年斑

【方法】以拇指和示指捏紧患部（用力以不捏破表皮为适）往相反的方向拉放至黑斑周围有充血状况或变成紫红色为止。之后则每天用手指轻轻按摩多次（次数不限），使皮下微细血管因按摩得到复活疏通，黑斑得以逐渐减轻或消除。

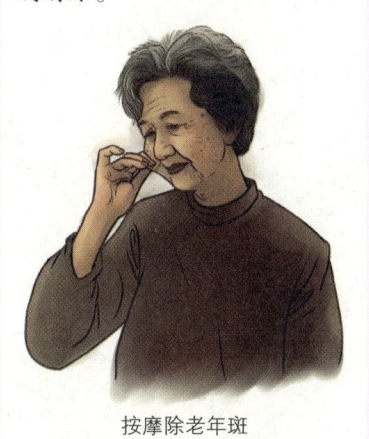

按摩除老年斑

苡仁（薏米）治老年斑

【配方及用法】取薏米50克，煮熟或蒸熟，再加入白糖适量，一次吃完。老年斑轻者两个月左右可痊愈，重者需继续服用，到有效为止。

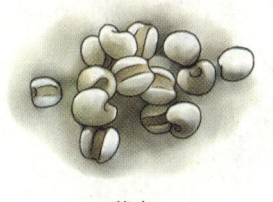

薏米

鸡蛋清可除老年寿斑

【方法】把鸡蛋壳中剩余蛋清涂在寿斑上，每天涂2次，四五天后斑痕即可消失。

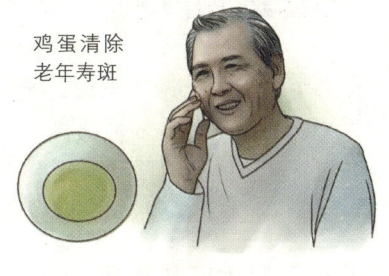

鸡蛋清除老年寿斑

长过寿斑的地方，与周围皮肤无异。

醋水洗脚防治皮肤老化

【方法】每晚在洗脚水里放一些醋，浸泡脚10分钟左右；半年后每两天加醋洗一次脚即可。贵在坚持。

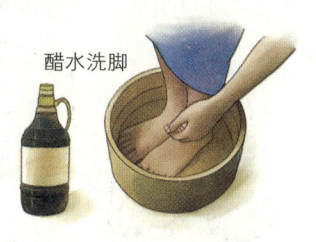

醋水洗脚

丝瓜水美容

【配方及用法】把正在生长着的高出地面60厘米处的丝瓜藤，拦腰切断，弃上面的藤不用，把下面这段藤切口朝下置于一玻璃瓶口中（不要渗入雨水土石或放入虫子），瓶子在土里埋半截以免倾倒，即可采集其汁液。采得的丝瓜水要放置一夜，用纱布过滤，然后就可直接擦于生皱纹处。也可加适量的甘油硼酸和酒精。这样可增强面部的润滑感。

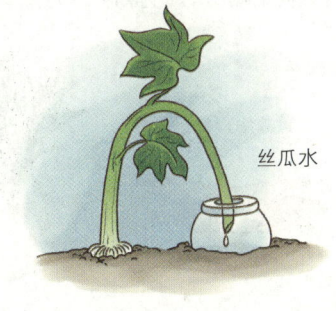

丝瓜水

皮肤瘙痒

皮肤瘙痒指没有原发皮疹，自觉皮肤瘙痒的一种神经精神性皮肤病，可分为普通型和过敏型。皮肤瘙痒全身皆可发病，尤以面、背和四肢为多，患者有剧烈瘙痒，常用手抓挠不止，因而出现抓痕、血痂，久之则会有湿疹化、苔藓样变及色素沉着。内分泌失调、干燥、肝肾疾病、恶性肿瘤以及精神性因素均能引起瘙痒，过度清洁皮肤也会因皮肤脱脂干燥而造成瘙痒。

硫黄香皂能治皮肤瘙痒

【方法】先把身上洗一下，然后涂上硫黄香皂。涂抹上之后，先不要冲掉，停一会儿再洗去。就这样，一块硫黄香皂就可以治好皮肤瘙痒病了。

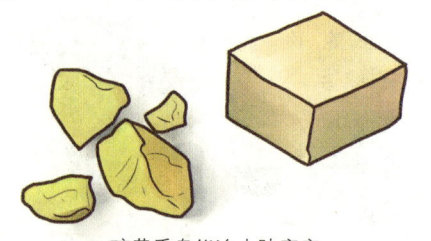

硫黄香皂能治皮肤瘙痒

吃天麻丸可治皮肤瘙痒

【配方及用法】天麻丸坚持早、晚各服1次，每服4丸。连服1个月后改为每晚服1次，每服2丸。

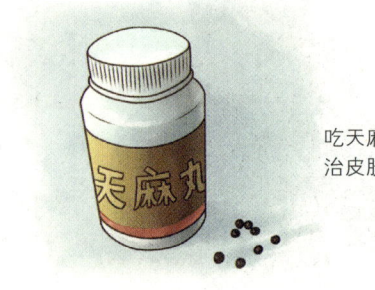

吃天麻丸可治皮肤瘙痒

黄蒿治疗皮肤瘙痒

【配方及用法】在荒草地里剪一些黄蒿，擦在痒处。黄蒿各地均有，主要生长在荒草地里。青黄蒿剪回后就能擦，若是霜打干了的黄蒿，在热水里浸泡一两分钟再擦同样有效。

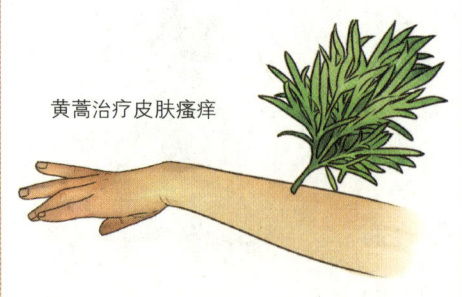

黄蒿治疗皮肤瘙痒

醋精治皮肤瘙痒

【配方及用法】每逢皮肤痛痒，就用醋精涂之，可立即止痒，还可治脚气病。

醋精治皮肤瘙痒

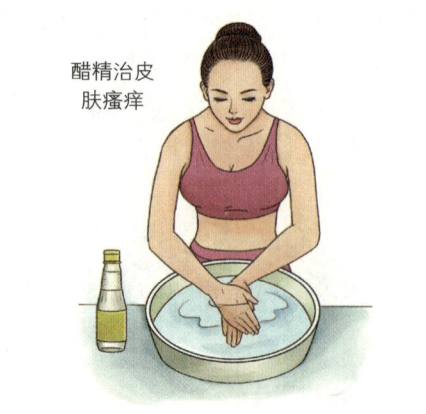

米醋泡大蒜擦治皮肤瘙痒

【配方及用法】米醋 500 克，大蒜 4~5 头。将大蒜捣烂，泡在醋中，装入玻璃瓶内，24 小时后即可用。每日涂抹患处 3~4 次。

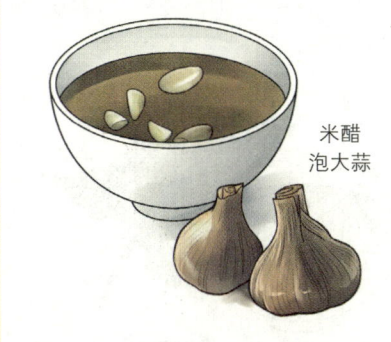

米醋泡大蒜

甘油治皮肤瘙痒

【配方及用法】甘油（药房有售）适量，置小瓶内，加入等量洁净凉开水，摇匀即可使用。洗浴后，滴数滴甘油于掌心，均匀涂搽于瘙痒处（手臂、大小腿、臀、背等），一般每日 1 次，瘙痒严重的可日涂搽两三次。嘴唇、手足皲裂照此涂搽也很有效。最好在瘙痒和皲裂发生前，皮肤稍感干燥时即开始使用，更感舒适。

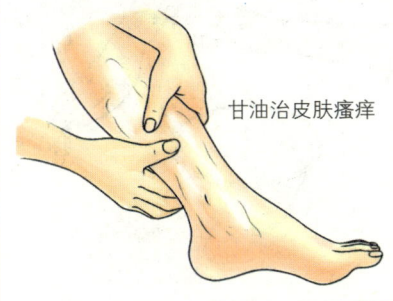

甘油治皮肤瘙痒

樟树叶治皮肤瘙痒

【配方及用法】樟树叶子放在锅内煮半个小时，用水洗患处。

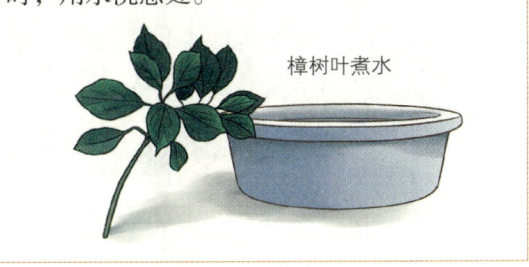

樟树叶煮水

鲜橘皮治皮肤瘙痒

【配方及用法】皮肤瘙痒时，取鲜橘皮揉擦痒处，瘙痒可立止。

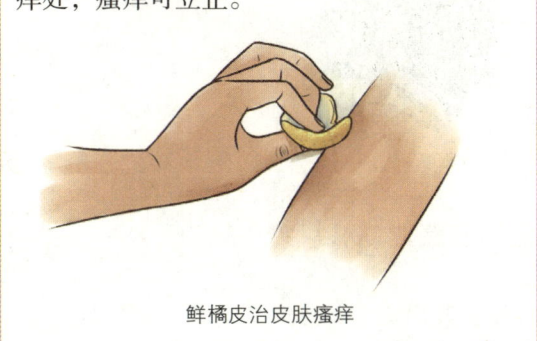

鲜橘皮治皮肤瘙痒

柳条煮水治各种皮肤病

【配方及用法】将柳条切成 12 厘米左右长的段，放入锅内用水煮。柳条水呈黑色时，即可用来烫洗患处，经过五六次后，皮肤病很快消失，不再复发。

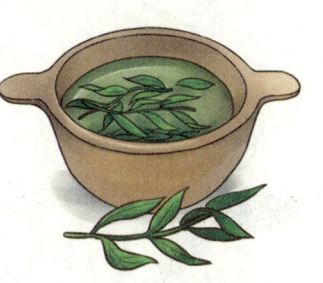

柳条煮水治各种皮肤病

鲜艾汤治掌痒

【配方及用法】鲜艾全草约 200 克切段，煎 20 分钟，取汁 200 毫升，将手放入热汤（温度以能忍受且不烫伤皮肤为宜）中浸泡至冷，每天 2 次。原汤可再利用，次日另做。

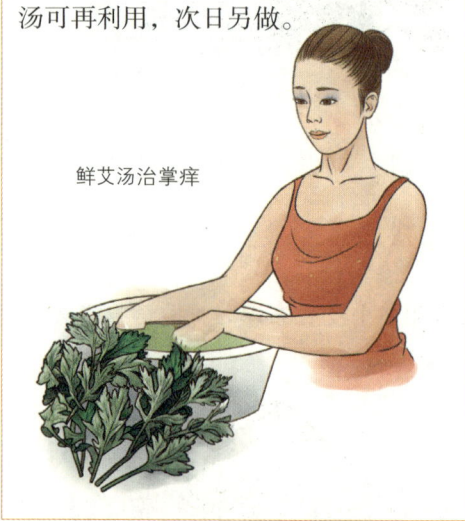

鲜艾汤治掌痒

金银花藤治皮肤瘙痒

【配方及用法】金银花藤或根，加少许食盐水煎，待凉后洗患处（全身痒可用其洗澡），每日 3 次，见效很快。一般情况下，以此法洗患处两天，即可取得明显疗效。

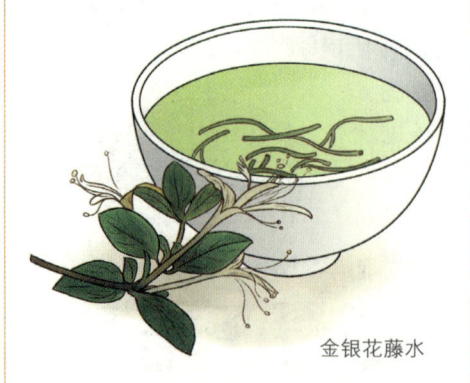

金银花藤水

花椒、蒜秆、艾蒿水治皮肤瘙痒

【配方及用法】花椒一小把，大蒜秆（大蒜瓣）一根剪成 3~4 截，与端午节时的艾蒿 3~4 棵同放在锅里熬水。用熬好的水擦洗患处，早、中、晚各洗 1 次。熬一次水可用 1 天，下次用时再烧开，洗法同上。

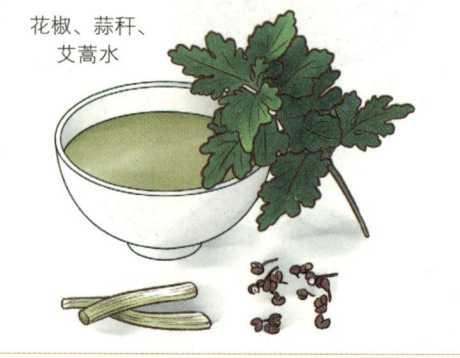

花椒、蒜秆、艾蒿水

姜汁涂搽治瘢痕奇痒

【配方及用法】取鲜姜 250 克捣碎，用布包拧取全汁盛杯内，再用 10% 盐水 1000 毫升洗净患处，擦干，然后用棉棒蘸姜汁反复涂搽，到姜汁用完为止，每周 1 次。1 周后痒痛消失，2 周告愈，不复发。

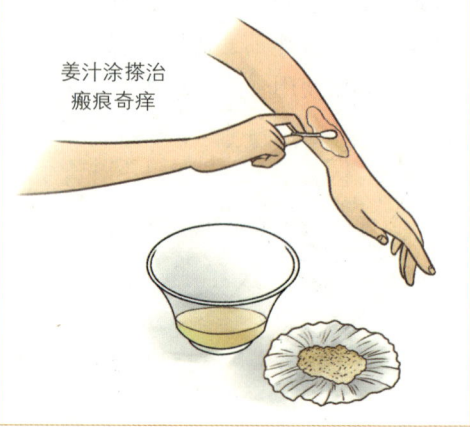

姜汁涂搽治瘢痕奇痒

风疹、湿疹

风疹是风疹病毒感染引起的急性呼吸道传染病。患者有上呼吸道轻度炎症，发热，全身红色斑丘疹，耳后、枕后及颈部淋巴结肿大等症状。

怀孕早期患风疹，有可能造成胎儿先天性畸形。湿疹是一种表皮及真皮浅层的炎症性反应，患者自觉剧烈瘙痒，皮肤受损，有渗出倾向。湿疹治疗不及时，会导致感染、皮肤破损等，重者会导致营养不良、抵抗力下降，甚至心脏病。

艾蒿熬水治风疹

【配方及用法】取艾蒿两三棵，切成 10 厘米左右长，放入锅或盆里加适量的水熬。熬到一定程度后，将艾蒿和水一起倒入脸盆里，晾到不烫手时，捞起一把艾蒿，蘸取盆中的艾蒿水反复搽洗风疹处（小孩子脱掉衣服站在盆里搽洗更好）。这样既减轻刺痒又能消除风疹。如此这般，经过两三次搽洗，一两天内即可解除风疹病痛。

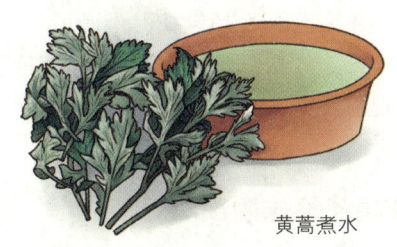

艾蒿煮水

酒精泡桃叶涂治风疹

【配方及用法】鲜桃叶 150~200 克，泡入适量的 75% 的酒精内，约 3 天后用酒精水抹患处，每日 3~4 次。一般 7 天可治愈。

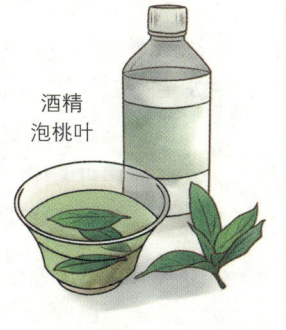

酒精泡桃叶

用黑豆可治腿部湿疹

【配方及用法】黑豆 500~1500 克（视容器大小而定），装入一瓷罐里（必须是小口），用软木塞封严罐口，然后取一笔管粗的竹管从软木中插入罐里，将罐倒置，在罐周围用火烧烤，待烧到一定程度，油即从竹管流出。这时将油接人瓶里备用。用时，先将患部用温开水洗净，将油涂上，再用桑木烧烤，烧时不痛不痒，非常舒适。如此，每天 1 次，5 次即可痊愈。

用青黛、蒲黄可治湿疹

【配方及用法】青黛 20 克，蒲黄 20 克，滑石 30 克，共研细末备用。患处渗液者，干粉外扑；无渗液者，麻油调搽。

【备注】青黛外用可消炎、消肿、杀菌、止血、抗病毒，蒲黄可收涩止血，滑石清热止痒、吸收水湿。本方用药简单，诊治方便，药价低廉，外搽或内服均可收到立竿见影之特效。

生军、黄连等可治湿疹

【配方及用法】生军、黄连、生地榆、儿茶各 10 克，冰片 6 克，硫黄 15 克。上药混合研极细末，用 120 目筛过下，密封备用。用时加上等蜂蜜调拌成稀糊状，用干净毛笔涂抹于患面，或用香油、凡士林调拌涂抹。药物涂抹后用纱布覆盖。换药时用液体清洗疮面，用镊子把自脱干痂清除后重新涂药即可。

蛇床子、苦参等可治湿疹

【配方及用法】蛇床子 15 克，苦参 10 克，地肤子 10 克。将上药加水适量，煎煮 20 分钟左右，撇药汁，候温洗患处。

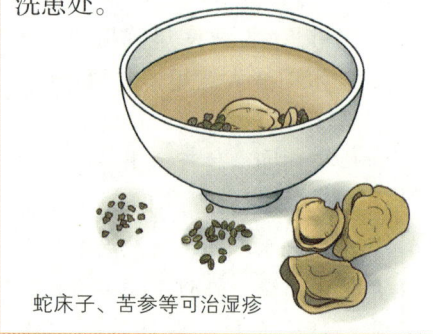

蛇床子、苦参等可治湿疹

青黛、枯矾等可治急慢性湿疹

【配方及用法】青黛、枯矾、花椒各 30 克，雄黄 6 克，轻粉 10 克，硫黄 20 克，黄连 10 克，黄柏 18 克。上药研末，即为青黛，枯椒散。先用 1% 新洁尔灭或淡盐水清洗患部，用 75% 酒精消毒患部周围皮肤，再用青黛枯椒散与植物油调匀外涂患处，用消毒纱布块包扎，用胶布固定。若渗出较多，可先用花椒 30 克，黄连 10 克，黄柏 18 克，煎水 500 毫升，湿敷患处，每日 2~3 次；渗出减少后，用青黛枯椒散外涂患处，每日 1 次，至痊愈为止。

黄连、黄柏等可治顽固性湿疹

【配方及用法】黄连、黄柏、青黛、血竭、儿茶各 10 克，蛇床子 20 克，冰片 20 克，麝香 1.5 克。先将黄连、黄柏、蛇床子、儿茶、血竭共研极细末，再放入青黛同研，最后放入冰片、麝香再研匀，储瓶密封备用。用时视湿毒疮疡面积大小，取适量，以鸡蛋油调糊状，先以生理盐水清洗患处，将能去之痂尽量去掉，再以脱脂棉擦干，将药涂上，不必包扎，干燥后可再涂，每日 3~4 次。无论何种湿毒疮疡，一般用药 5~7 天即可痊愈。

核桃液涂抹阴部除湿疹

【配方及用法】取尚未成熟的青核桃数个，洗净，然后用干净的小刀将核桃的青皮削下一块。此时刀口处会流出许多汁液，可用棉球蘸取核桃液往患处涂擦。边涂抹边摩擦，每日涂 2~3 次，2 天后患处周围皮肤出现结痂，可以将其揭掉，继续涂擦患处。如此反复治疗 3~5 日即可痊愈。

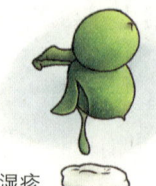

核桃液
涂抹阴部除湿疹

荨麻疹

荨麻疹又称瘾疹、风疹块，是一种皮肤黏膜血管反应性疾病。患者患处有时隐时现的，边缘清楚的，呈红色或白色的瘙痒性风团，少数患者还有发热、关节肿痛、头痛、恶心、呕吐、腹痛、腹泻、胸闷、气憋、呼吸困难、心悸等症状。过敏、自身免疫、药物、饮食、吸入物、感染、物理刺激、昆虫叮咬等均可导致荨麻疹。

香菜根可治荨麻疹

【配方及用法】取十几棵香菜的根须洗净切段，煮 5 分钟，调上蜂蜜后，连吃带饮，对荨麻疹的红、肿、痒等症状有较好的治疗效果。

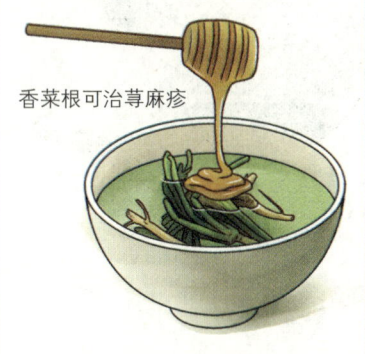

香菜根可治荨麻疹

马齿苋草煎服加洗治荨麻疹

【配方及用法】马齿苋鲜草 200~300 克，加水约 1500 毫升，煎沸浓缩至 1000 毫升左右，即内服 100 毫升，余下药液加水适量煎沸后，捞弃药草，待汤液稍温，即可用其频频擦洗患处，每日 2 次。治疗 2 天即痊愈。

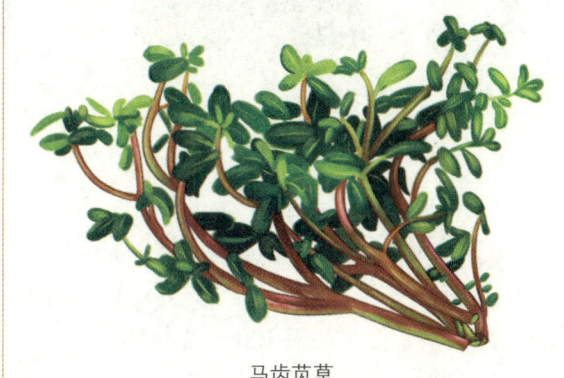

马齿苋草

葱白汤治荨麻疹

【配方及用法】葱 白 35 根。取 15 根水煎热服，取 20 根水煎局部温洗。

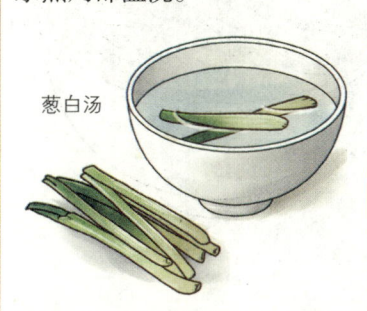

葱白汤

活蝎泡酒喝治荨麻疹

【配方及用法】七 八只肥大的活蝎子，用清水洗净后，投入高粱酒中。过 1周将这瓶酒又加酒兑成 2 瓶，每天喝 1小盅。

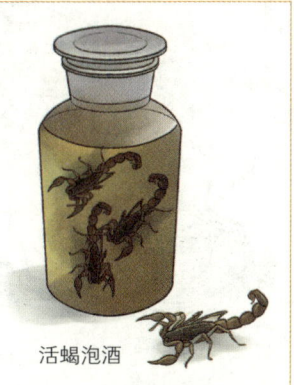

活蝎泡酒

地肤子煎服治荨麻疹

【配方及用法】地肤子30克，加水500毫升，煎至250毫升，加红糖50克热服，盖被发汗，每天早、晚各1次。

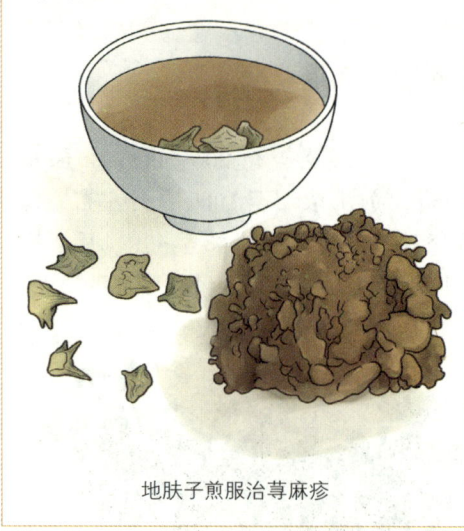

地肤子煎服治荨麻疹

吃蝎蛋可治荨麻疹

【配方及用法】用全蝎1只洗净，取鸡蛋1个，在顶部开一小孔，将全蝎塞入，破口向上，放容器内蒸熟，弃蝎食蛋。每天2次，5天为1个疗程。一般服用一个疗程症状即能减轻，服用9天疹块即可消退殆尽，此后再继续服用半月，即可清除病根，不再复发。

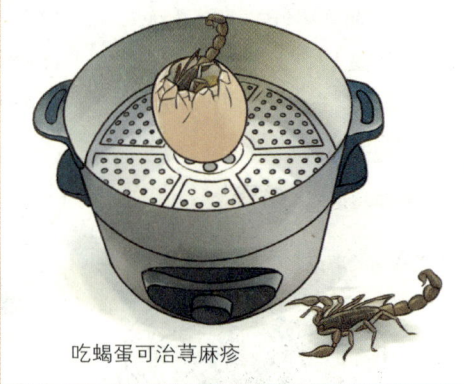

吃蝎蛋可治荨麻疹

韭菜根捣烂擦患处治荨麻疹

【配方及用法】将韭菜根100克洗净捣碎，用白纱布包裹，擦患处，疙瘩会自行消退。城市找韭菜根不便，可用韭菜梗代替。

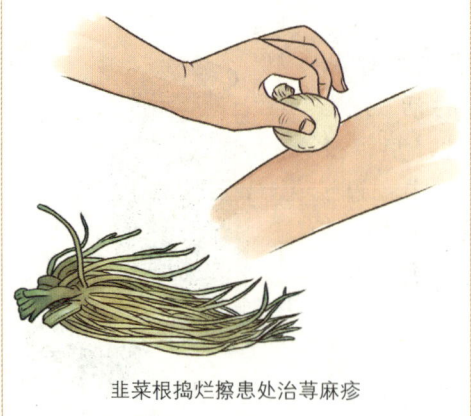

韭菜根捣烂擦患处治荨麻疹

芝麻根可治荨麻疹

【配方及用法】芝麻根1把。洗净后加水煎。趁热烫洗。
【功效】清热，散风，止痒。用治荨麻疹。

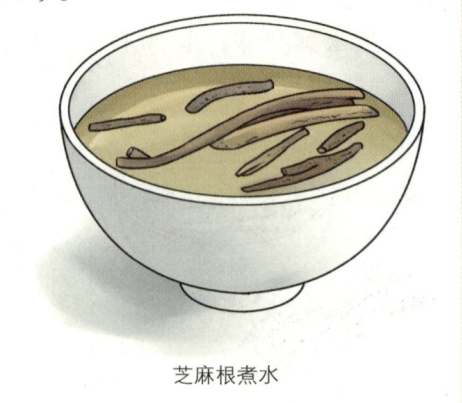

芝麻根煮水

带状疱疹

带状疱疹是一种急性感染性皮肤病，是因为水痘—带状疱疹病毒感染而产生的，多出现在成人身上，多发于春秋两季。带状疱疹患者身上会有簇集性水疱，呈带状沿身体一侧周围神经分布，还有明显的神经痛和局部淋巴结肿大。此病可能诱发角膜炎、角膜溃疡、结膜炎，病毒性脑炎、脑膜炎，破损部位细菌感染，内耳功能障碍等。

杉木炭治带状疱疹

【配方及用法】杉木炭（或松毛灰）若干，冰片少许，麻油适量。将杉木炭研细，加冰片，用麻油调成糊状。以棉签或毛笔蘸敷患处。每隔2~3小时局部干燥即搽敷1次。

【功效】除痒止痛。

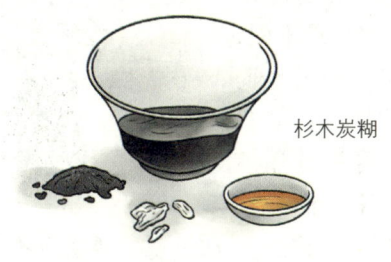

杉木炭糊

侧柏糊治带状疱疹

【配方及用法】取侧柏叶适量，捣成黏状，加鸡蛋清调成糊状，敷于患处，外用敷料固定。每日更换1次。一般只需2次，即能结痂痊愈。

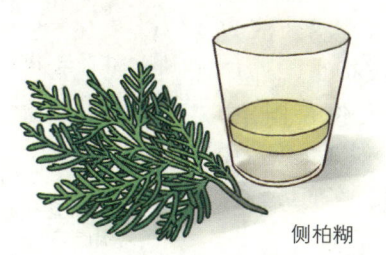

侧柏糊

王不留行治带状疱疹

【配方及用法】取王不留行适量（各药店有售），放在铁锅内炒爆，炒至爆出白花，研成细粉，用鸡蛋清调成糊状，外敷患处，厚约0.5厘米，盖上纱布并固定，每日换药2次。

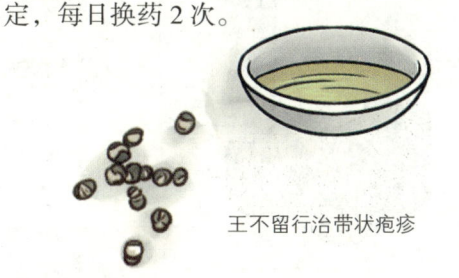

王不留行治带状疱疹

针刺大骨空穴法治疗带状疱疹

【方法】取"大骨空穴"（大拇指关节向手心方向弯曲，可见回弯处有两小骨棱突起，正中骨缝沟处即是此穴），用消过毒的针刺破双手此穴位处，出血即可，然后挤一挤。2天后水疱枯干，3天即愈。

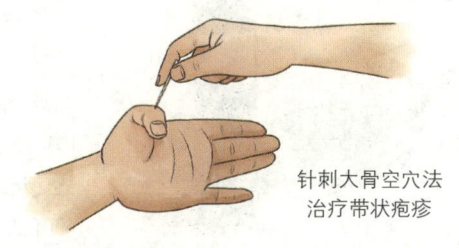

针刺大骨空穴法治疗带状疱疹

蜂胶制剂治带状疱疹

【配方及用法】蜂胶15克，95%酒精100毫升。将蜂胶加入95%酒精内，浸泡7天，不时振摇，用定性滤纸过滤后即得蜂胶酊。使用时用棉签蘸蜂胶酊涂患处，每日1次。涂药期间注意保持局部皮肤干燥。

【功效】解毒，燥湿，止痛。主治带状疱疹。

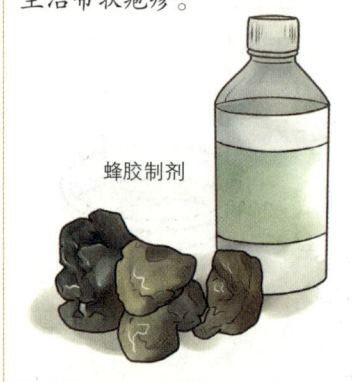

蜂胶制剂

鲜无花果叶治带状疱疹

【配方及用法】新鲜无花果叶数片，洗净擦干，切碎捣烂，置瓷碗中，加适量食醋调匀成稀泥状，敷于患处，待药干后更换。

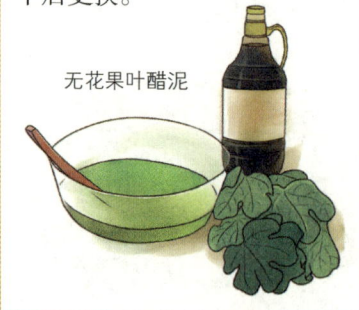

无花果叶醋泥

仙人掌、粳米粉治带状疱疹

【配方及用法】新鲜仙人掌、粳米粉、米泔水各适量。仙人掌去针及绒毛，切片，捣烂，再加入粳米粉和米泔水适量，捣和均匀使成粘胶状以备用。用时将已制好的胶状物敷于患处，外盖油纸，绷带包扎固定。每隔3~4小时换药1次。

【功效】除痒止痛。

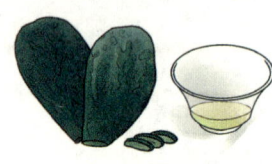

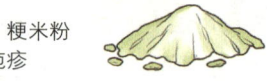

仙人掌、粳米粉
治带状疱疹

韭菜汁搽洗治带状疱疹

【配方及用法】将刚刚割下的鲜韭菜（其量不限，可根据病变面积大小而定）用双手揉搓，取其汁备用。先将患处用凉开水洗净擦干，然后马上用韭菜汁反复搽洗，一次见效。病重者不超过3次痊愈。

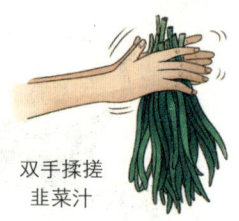

双手揉搓
韭菜汁

酒精浸布敷盖患处治带状疱疹

【配方及用法】备75%酒精。根据带状疱疹皮损大小，取纱布一块，用75%酒精浸湿（以不滴药液为度）敷盖在皮损上，外加塑料薄膜，用胶布固定，1日2次。一般3天见效，5天即可痊愈。疼痛厉害者可适当服用去痛片。

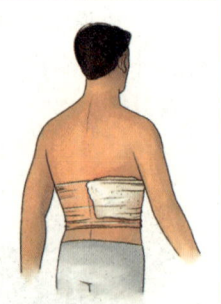

酒精浸布敷盖患处治
带状疱疹

白癜风

白癜风是一种后天性局限性或泛发性皮肤色素脱失病，患者皮肤的黑色素细胞功能消失，具体原因尚无定论。

白癜风症状主要是皮肤破损，变为乳白色或浅粉色，表面光滑的色素脱失斑，范围清晰，对称分布，少数患者患处会有瘙痒感。白癜风有诸多并发症，如糖尿病、恶性贫血、斑秃、异位性皮炎、甲状腺疾病、原发性肾上腺皮质功能不全、硬皮病、恶性肿瘤等。

白芷、白附子治白癜风

【配方及用法】白芷、白附子各 16 克，密陀僧 10 克，雄黄 3.5 克。上药研细后筛去粗末，用切为平面的黄瓜尾（趁液汁未干）蘸药末用力擦患处，每天擦 2 次。

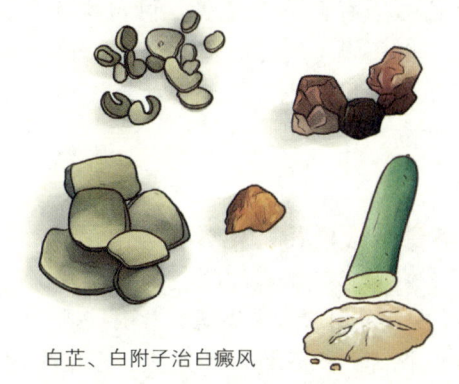

白芷、白附子治白癜风

黄瓜蒂、芝麻花治白癜风

【配方及用法】黄瓜蒂 7 个，芝麻花一把，盐卤 150 毫升。将前 2 味研成细面，放入盐卤内调成糊状，抹患处，每日 2~3 次。

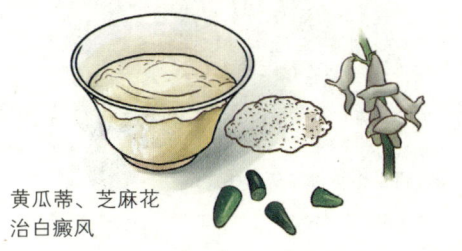

黄瓜蒂、芝麻花
治白癜风

硫黄豆腐可治白癜风

【配方及用法】取硫黄 20 克，豆腐 250 克，将硫黄研成极细末，掺入豆腐内搅匀，用温开水于每晚临睡前一次服下。

如意黑白散治白癜风

【配方及用法】旱莲草 90 克，白芷 60 克，何首乌 60 克，沙蒺藜 60 克，刺蒺藜 60 克，紫草 45 克，七叶一枝花 30 克，紫丹参 30 克，苦参 30 克，苍术 24 克。上述诸药共研细末，密封收藏。每日服 3 次，每次 6 克，开水送服。

猪肝、沙苑蒺藜治白癜风

【配方及用法】猪肝一具煮熟，炒沙苑蒺藜 62 克研面。熟猪肝切小片蘸药面吃，1 日服完。轻者 1~2 料，重者 2~4 料，屡治屡验。

猪肝、沙苑蒺藜
治白癜风

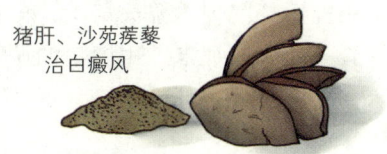

牛皮癣

牛皮癣又叫银屑病，中医称为白疕，是一种多基因遗传性的慢性炎症性皮肤病，多在头皮、四肢伸侧及背部发病。创伤、感染、药物刺激等都可能诱发牛皮癣。患者患处皮肤有范围清晰的有银白色鳞屑的红色斑块，轻者只有一些银币大小的斑块，重者全身皮肤都可发病。

醋可治牛皮癣

【方法】用棉球蘸 5 度食用醋，每天搽患处 3~4 次，5~7 天即可；或者用 5 度食用醋 250 毫升，加水 250 毫升，调成 2.5 度淡醋液，每天早晚冲洗患处 5~10 分钟后，用清水洗干净即可，一般需坚持 5~7 天。两种方法任选一种使用便可见效。

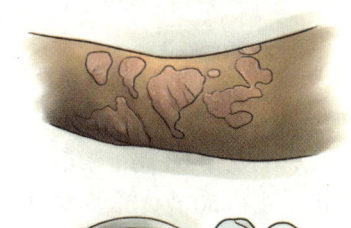

醋治牛皮癣

硫黄花椒治牛皮癣

【配方及用法】硫黄 10 克，花椒 10 克，鸡蛋 1 个。将鸡蛋外壳一端打开，去蛋白液留蛋黄。把 2 味药装入鸡蛋内，用小棍搅拌混匀，温火焙干，再连同蛋壳一起研成细末。用植物油调和细末，敷在患处，1 日数次。

斑蝥酊治牛皮癣

【配方及用法】斑蝥 10 克，加入 75% 酒精内，浸泡 1 周即成。用棉签或药刷蘸药液涂皮损处，一般涂药后 24 小时内起水疱，起疱后不要将其刺破，待 3 天内液体自行吸收，皮损结痂脱落。仍有苔藓样变者，可再次涂药，一般每隔 1 周可涂药 1 次，直至病变组织脱尽为止。若有复发者，可再用此方。

将青山核桃捣碎治牛皮癣

【配方及用法】采集新鲜青山核桃，将其捣碎，用核桃汁和残渣，根据牛皮癣面积大小敷于患处，然后用纱布缠包好。待 1 小时左右，患处会起疱、出水，此时勿担心，10 天左右即可脱皮痊愈。

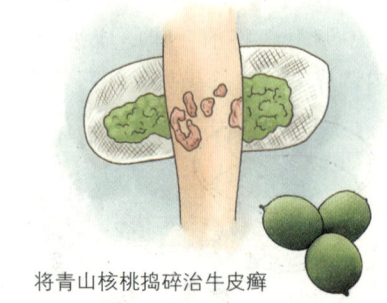

将青山核桃捣碎治牛皮癣

地瓜子治牛皮癣

【配方及用法】用阿司匹林 20 片，地瓜子 50 克，均捣成末，加慈竹虫粉 75 克，以少许麻油调成糊状涂患处，5 次即可治愈。

杉木汁治牛皮癣

【配方及用法】早晨（雨天除外）6:00~7:00，持干净刀在尾径 10 厘米以上的杉木根部皮下轻砍 1~2 刀，用酒杯或小瓶接汁，回家后用药棉蘸汁涂搽患处（要先用盐水洗净患处），1 日 3~4 次，连用 3~5 天可有奇效。搽药期间忌食酒、辣椒。

断肠草治牛皮癣

【配方及用法】将断肠草根（鲜品）用清水洗净，去掉老皮，晾干，切片（带浆汁）放在玻璃瓶内，用 50 度白酒浸泡（酒浸过药即可）1 周后，可直接用浸泡的药片往患处涂抹（涂药前将患处洗净晾干），每日涂抹 2~3 次。如发现患处红肿，可停用一段时间后再用。痊愈后应继续涂药巩固一段时间，以防复发。

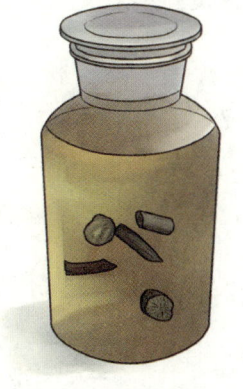

断肠草泡酒

大枫子涂擦治牛皮癣

【配方及用法】大枫子适量，去壳备用。将患处用温开水清洗干净，再用去壳的大枫子反复涂擦，每日 1~3 次，连续 3~5 天即愈，且不复发。

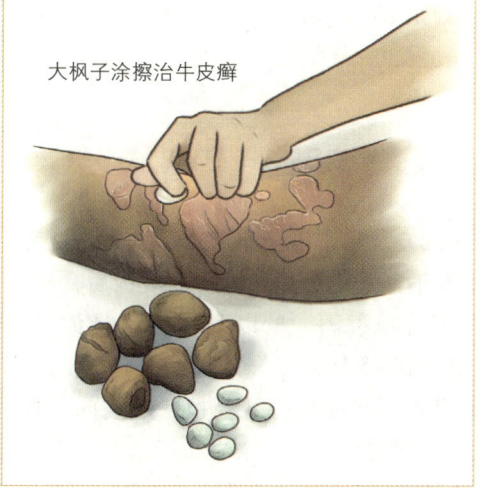

大枫子涂擦治牛皮癣

楮树浆治牛皮癣

【配方及用法】用刀在树枝上划一小口，楮树即冒出白浆，取浆每日早、晚 2 次擦抹患处。注意：楮树的浆水切勿滴入眼内。

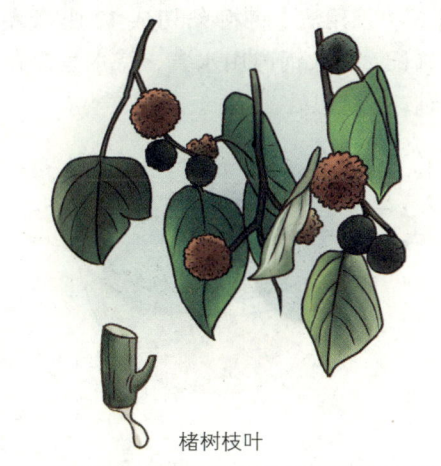

楮树枝叶

用菊花、蝉蜕等治牛皮癣

【配方及用法】菊花、蝉蜕、苦参、桑叶各10克，赤芍、丹皮各15克，茯苓30克，防风19克，白藓皮20克，牛子11克，加水750毫升，然后慢火煮至250毫升，分早晚2次服下，一般服30~50剂即可痊愈。

全蝎治牛皮癣

【配方及用法】全蝎7个，用31~62克香油煎（炸）熟，于饭前或饭后食用，接着喝黄酒，量以身体能承受为度，然后卧床休息发汗。每隔7天吃1剂。服4~5剂周身患处脱掉一层皮时，即停止服药。

【备注】全蝎指的是头、尾、足、钩都完整的蝎子。不能用活的、鲜的蝎子。若是自己抓的活蝎子，应放入水中煮死晒干后再用。

柳条水烫洗治牛皮癣

【配方及用法】将柳条切成12厘米左右长，放入锅内用水煮，待水呈黑色时，烫洗患处。

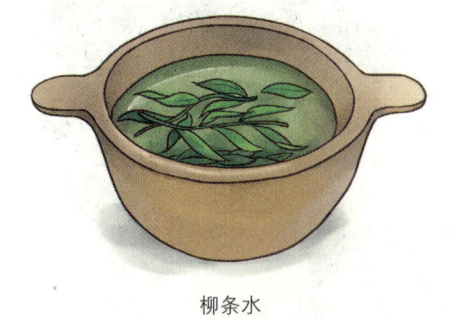

柳条水

棉油辣椒治牛皮癣

【配方及用法】取棉籽油250克放在锅内烧热，将事先用火烤焦的红辣椒6个研成粉状，放进锅内炸2分钟左右停火，待油稍冷后与辣椒充分调匀成糊状，早晚涂在患处，一般坚持10余天牛皮癣就会结痂自行消退，以至痊愈长出新毛。

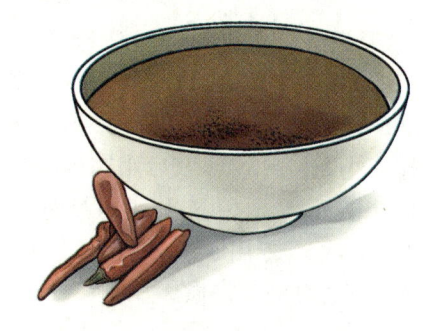

棉油辣椒治牛皮癣

蒜泥敷灸法治牛皮癣

【方法】艾条隔蒜泥温和灸，即取大蒜适量去皮，捣如泥膏状，敷于患处，厚0.2~0.3厘米，上置艾条按温和灸法操作。每次施灸15~30分钟，或灸至局部灼痛热痒为度。每日或隔日灸治1次，7~10天为1疗程。

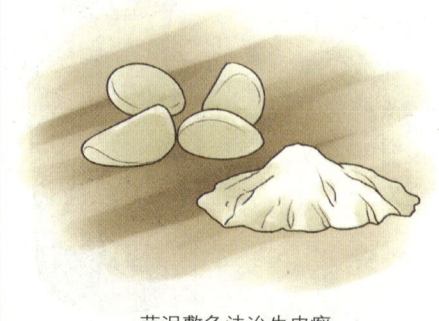

蒜泥敷灸法治牛皮癣

各部位癣症

癣，在西医里通常指由寄生于角蛋白组织的致病真菌，侵犯人和动物的皮肤、毛发、甲板所引起的皮肤病，即浅部真菌病。这类疾病有一定的传染性，接触患病的人或动物，或者经常使用癣病患者用过的东西，如毛巾、鞋子、枕巾等，都有可能患上癣症。癣并不是什么大病，但患者往往瘙痒难忍，对生活、学习、工作都会造成不利影响。

酒精浸泡鲜榆钱治癣

【配方及用法】新鲜榆钱 100 克，75%酒精 500 毫升。将鲜榆钱浸泡于酒精中，密封 64 小时，压榨去渣备用。用前洗净患处，涂擦该药液，每天 3~5 次。若是干品，先用开水泡胀，再浸泡于酒精中。

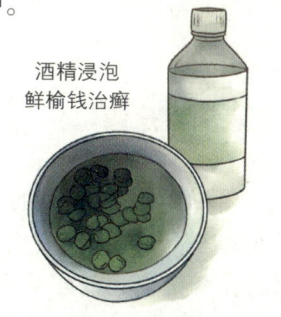

酒精浸泡
鲜榆钱治癣

黄瓜硼砂可治汗斑

【配方及用法】
新鲜黄瓜 200
克，硼砂 100
克。先将黄瓜
洗净切成片装
入容器，再将
硼砂放入容器

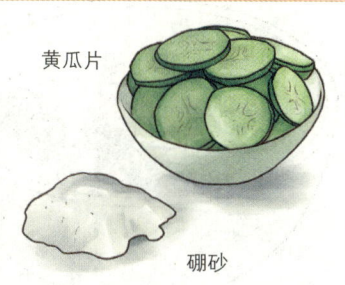

黄瓜片

硼砂

内，稍搅拌后，放置 3~4 小时，过滤出黄液装入瓶内，放到冰箱里或阴凉处备用。清洗皮肤后，用消毒纱布块浸黄瓜液涂擦患处，每日 3~4 次。一般 7~10 天痒感及鳞屑斑消失，皮肤恢复正常。

山西陈醋浸泡可治甲癣

【方法】取一个大拇指能放进去的小瓶，装入醋液，然后把患甲癣部位放入瓶内浸泡，每次半小时以上，一天浸泡 3 次，3~5 日即愈。治甲癣以山西陈醋为好。

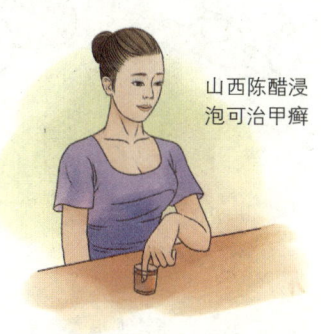

山西陈醋浸泡可治甲癣

柚皮硫黄治花斑癣

【配方及用法】将普通食用的柚皮（或尚未成熟的小柚）切开，取其切开面沾硫黄涂擦患部。

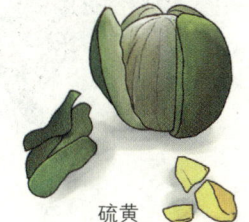

柚皮

硫黄

川楝子膏包敷可治甲癣

【配方及用法】将川楝子10枚去皮，加水浸泡至软，用手捏成糨糊状，浸泡局部1小时以上，每天1次。亦可用川楝子加水捣膏，加适量凡士林调匀，厚涂患指（趾），外用纱布、胶布固定，2天后更换，直至痊愈。用本方包敷2次即愈。

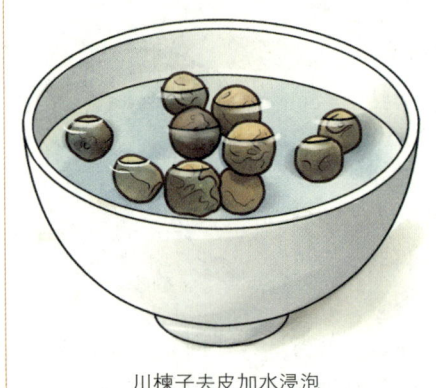

川楝子去皮加水浸泡

荞麦面捣大蒜治手癣

【配方及用法】荞麦面124克，大蒜4枚。把大蒜捣烂，和荞麦面掺在一起，涂糊患处，用布包好。

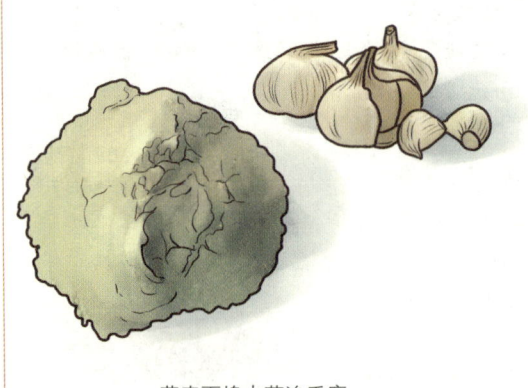

荞麦面捣大蒜治手癣

艾条悬灸法治手癣

【方法】用药艾条在皮损处进行悬起灸，每次15~30分钟，每日灸1~2次，7~10次为1疗程。

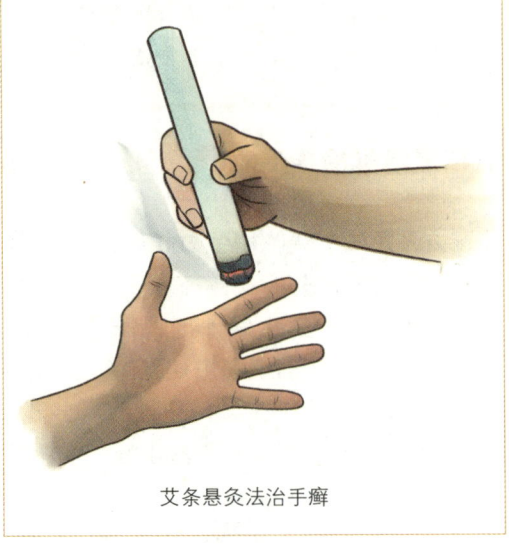

艾条悬灸法治手癣

丁香煎液治手足癣

【配方及用法】用1：10的丁香煎液外涂患处，每天1~3次，对治疗皮肤霉菌引起的癣症有效。通常在涂药后3~7日瘙痒感减轻，炎症减退，落屑减少，以后局部症状逐渐好转。

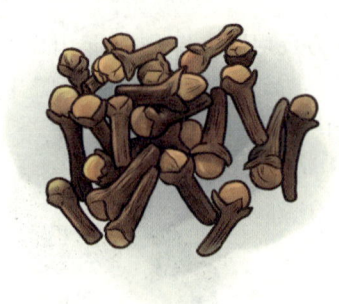

丁香

樟脑豆腐可治足癣

【配方及用法】用樟脑 3 克，豆腐 2 块，同捣外敷，每日 1 次。2 天后见渗液已除，糜烂面干燥，两足背肿势消退，予华佗膏外搽。3 天后痒痛全消，行走自便。

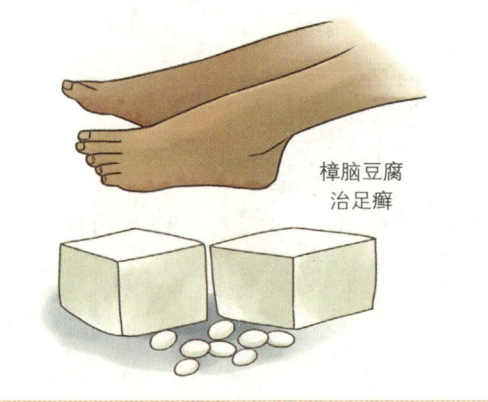

樟脑豆腐
治足癣

公丁香、花椒等治手足癣

【配方及用法】公丁香、花椒、防风、防己、土槿皮各 15 克，加水 2500 毫升，煮沸 30 分钟，过滤，待药液晾至微温后，浸泡患足。每次浸泡 45 分钟左右，每日 1 次。药渣不要倒掉，次日加水再煮，如法再浸泡 1 次。此法亦可用于手癣的治疗。

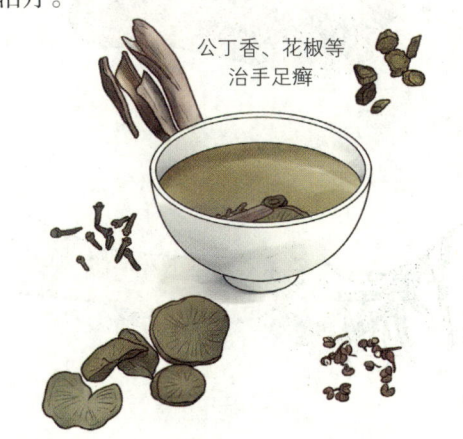

公丁香、花椒等
治手足癣

酒精浸泡黄精可治手足癣

【配方及用法】黄精 100 克，75 % 酒精 250 毫升。将黄精切薄片置于容器内，加入酒精，密封浸泡 15 天。用 4 层纱布过滤，挤尽药汁后再加普通米醋 150 毫升和匀即可。将患处用水洗净擦干，用棉签蘸药液涂擦患处，每天 3 次。

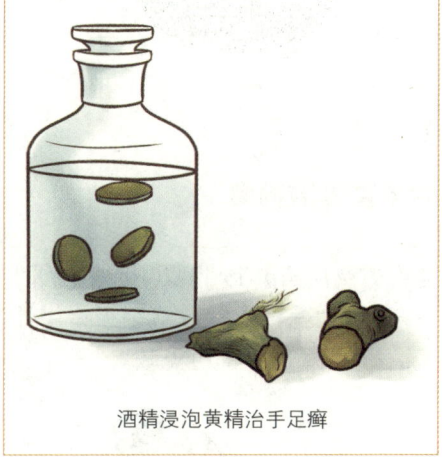

酒精浸泡黄精治手足癣

姜盐煮水洗泡可治足癣

【配方及用法】生姜 100 克，食盐 50 克，清水 2 大碗。三者放入锅内煮沸 10 分钟左右，然后倒入脚盆泡患脚。每次泡 30 分钟，一般泡 3~7 次即愈。

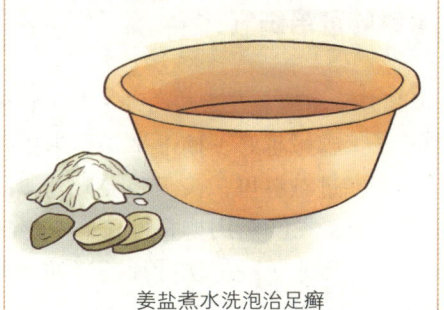

姜盐煮水洗泡治足癣

木瓜治疗脚癣

【配方及用法】木瓜 100 克，加水 4 升，煎取大半，待温热时泡洗患处，日洗两三次，每剂药可连用两日。

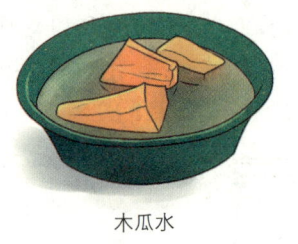

木瓜水

番茄敷可治脚癣

【配方及用法】番茄一个。将番茄挤破连汁带瓤贴敷到患处，当天即觉症状见轻；洗净脚，擦干，再贴 1 次，即可痊愈。患有脚癣者不妨一试。

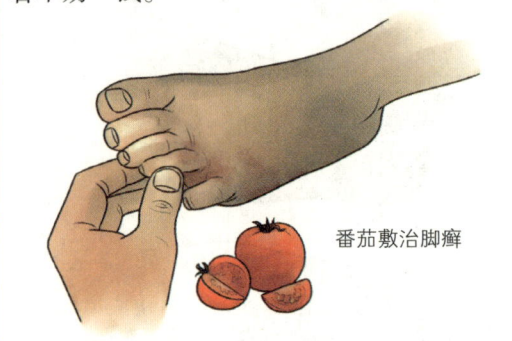

番茄敷治脚癣

生半夏等治脚癣

【配方及用法】生半夏 10 克，研碎，以适量大蒜汁或食醋泡一天，用汁液涂抹患处，数次即可见效。

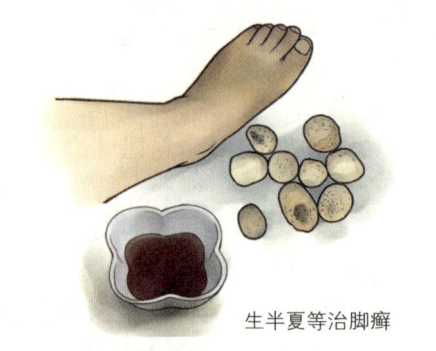

生半夏等治脚癣

冷酸灵牙膏可治脚癣

【配方及用法】洗脚后用冷酸灵牙膏涂在脚上。

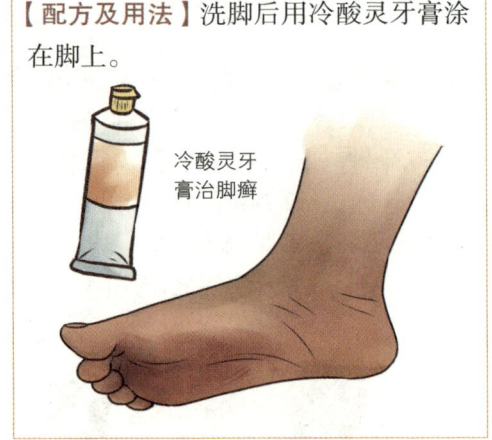

冷酸灵牙膏治脚癣

柳树叶可治脚气

【配方及用法】方法共两种：（1）将柳树叶子（越嫩越好）摘下来，用手指拧成小丸塞进趾缝里，头天晚上敷药，第二天就见效；（2）用柳树叶（老、嫩树叶都行）煎水（一把柳叶加适当的水煎半小时，水浓为宜），温水洗脚。

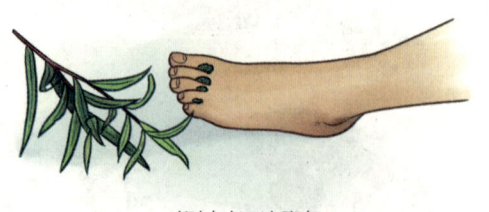

柳树叶可治脚气

灰指甲、甲沟炎

灰指甲即甲真菌病，又称为甲癣，在指（趾）甲部位疾病中，发病者占甲病患者的半数以上。糖尿病患者、免疫力低者在指（趾）甲受到损伤时经常发生此病。灰指甲常有甲沟炎、甲下积脓、崁甲、指趾末端坏死等并发症。甲沟炎是甲板两侧与皮肤皱褶结合部，由金黄葡萄球菌引起的化脓性感染，指甲部位受伤之后比较常见。

醋精治灰指甲

【方法】修好指甲，将醋精涂抹在灰指甲表面和蜂窝孔内，每日数次，直到长出新甲。

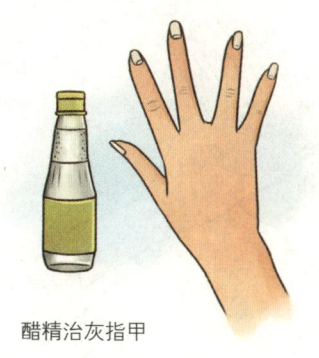

醋精治灰指甲

艾灸治疗灰指甲

【方法】先用刀片刮除病甲表层，然后点燃艾条在病甲上熏灸，调节艾火与病甲的距离，使温度适宜，以患者能耐受为度，要防止烫伤周围皮肤。每次灸 15~20 分钟，每天灸 3~4 次。一般连续灸 15~20 天。灸后病甲无须包裹，可照常进行日常活动。

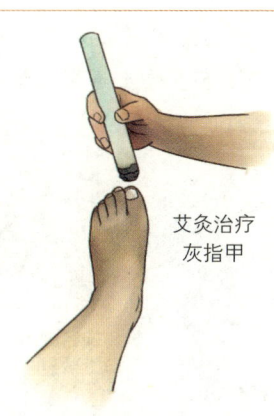

艾灸治疗灰指甲

紫皮蒜治灰指甲

【配方及用法】将紫皮大蒜切片，贴在指甲上，几日后如稍有疼的现象，指甲可长出，病可除。

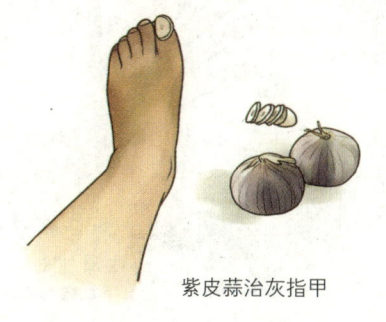

紫皮蒜治灰指甲

无名异外敷治甲沟炎

【配方及用法】无名异适量磨成细末，加菜油或醋调成糊状，敷包患处，每日换 1 次。一般 1 日止痛，2~3 日自行排脓，4~5 日消肿收口。

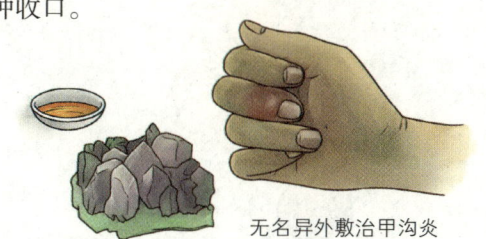

无名异外敷治甲沟炎

手足干裂（皲裂）

皲裂，俗称裂口子，是由于皮肤表面的油膜损坏，皮肤干燥，或慢性炎症引起弹性减低或消失而出现的皮肤组织断裂。皲裂多发于寒冷干燥季节，以手、足部位为甚，重者裂口处会有轻度出血。从事露天作业以及接触脂溶性和吸水性物质也是出现皲裂的的原因。

塑料袋包脚治足跟皲裂

【方法】用薄塑料袋（食品袋最好）套在脚上再穿上袜子。

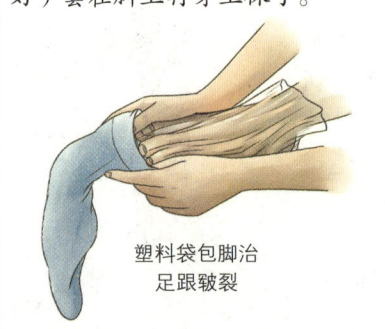

塑料袋包脚治
足跟皲裂

维生素 E 涂患处可治手脚裂口症

【方法】将维生素 E 丸用针扎一个眼，把油挤在患处涂抹（一个丸可用多次）。每次洗手后涂抹，愈合后也要常抹，不会复发。

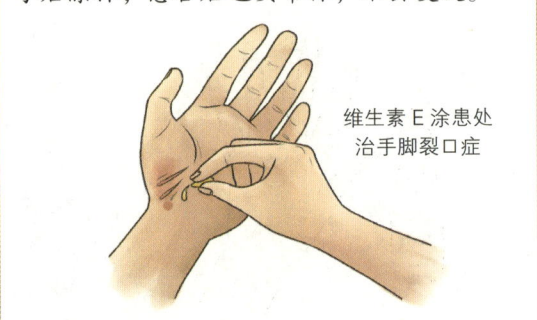

维生素 E 涂患处
治手脚裂口症

擦醋蛋液治手皲裂

【配方及用法】每次在洗手、洗碗或洗衣服之后，用醋蛋液擦在手上，然后揉一揉，一天洗几次手就擦几次醋蛋液。

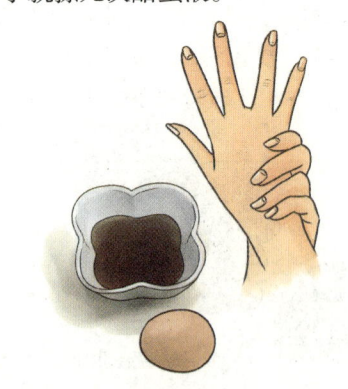

甘草甘油可治手掌皲裂症

【配方及用法】甘草 75 克，75％酒精、甘油、蒸馏水各 250 毫升。将甘草泡于酒精内 24 小时后，取浸液与甘油、蒸馏水混匀贮瓶备用。用时将患部洗净后，用药涂抹患处，然后搓数下。每日洗 3~4 次，一般 3 天见效，10 天痊愈。

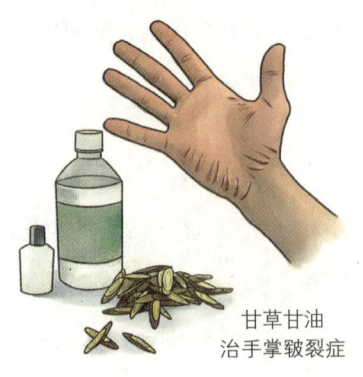

甘草甘油
治手掌皲裂症

白发、脱发、头皮屑

白发指头发全部或部分变白，除遗传因素外，主要缘于健康水平及营养平衡方面的问题。正常的头发脱落为生理性脱发。头发异常或过度的脱落即为病理性脱发，患者头发油腻，或焦枯发蓬，有淡黄色或灰白色鳞屑，自觉瘙痒。头皮屑又叫头皮糠疹，是头皮角质层细胞过度增生，异常脱落的的一种皮肤病。

凤仙花治白头

【配方及用法】立秋后将凤仙花（即指甲花）全棵切碎晾干，每日50克，代茶泡水饮服，10天为1个疗程，3个月可愈。

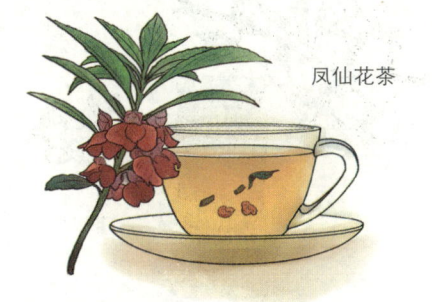

凤仙花茶

鲜柏叶等可治脱发

【配方及用法】鲜柏叶50克，红辣椒10个，75％酒精500毫升，一并装入瓶内，盖紧盖子，泡半月可涂搽患处。每天搽5~7次，10天后头发就能出齐。

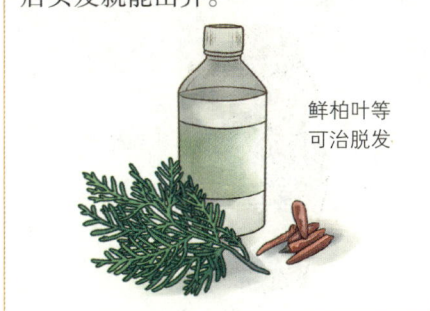

鲜柏叶等
可治脱发

淘米水洗头可止头皮痒

【配方及用法】每天用淘米水洗头，连洗几次，可有效治疗头皮痒。

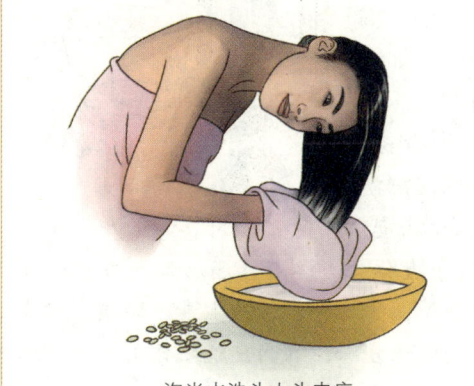

淘米水洗头止头皮痒

蛋清去头皮屑

【配方及用法】鸡蛋清涂抹在头皮上治头屑。

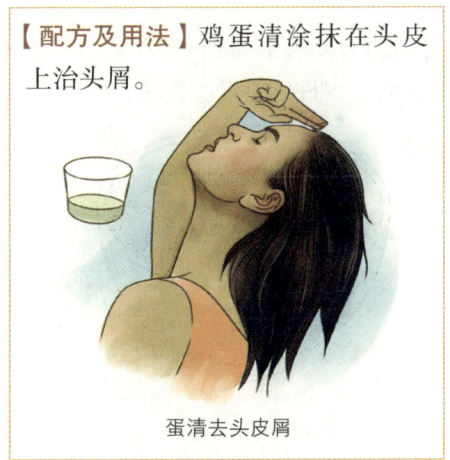

蛋清去头皮屑

各种斑

斑,《丹溪心法·癍疹》中称"有色点而无头粒者是也",指发生在体表皮肤的斑点, 有红色、紫红色、淡红色、黑色、棕褐色等颜色, 摸上去没有凹凸感, 可见于斑疹伤寒、流行性脑脊髓膜炎及其他多种传染性热病之菌血症。人体外感热邪, 热郁阳明, 邪入营血, 则往往在皮肤上出现斑点, 常有发热、口渴、烦躁, 甚至神志昏蒙、谵语等并发症。

生姜酊可治雀斑

【配方及用法】鲜姜50克, 去掉杂质洗净, 待晾干后装入瓶中, 然后加入白酒或50%酒精500毫升, 加盖密封浸泡15天即可, 外擦治疗。

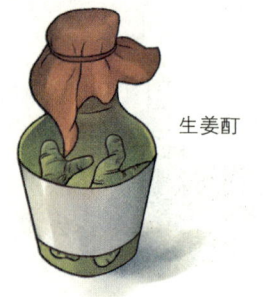

生姜酊

枸杞子预防黄斑变性

【配方及用法】枸杞子10克, 与排骨、少许红枣煮汤食用。

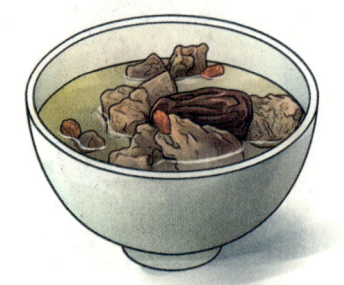

枸杞子排骨红枣煮汤

桃花蜜可治面部黑斑

【配方及用法】桃花、冬瓜仁、蜂蜜适量, 一同捣烂涂患处即效。

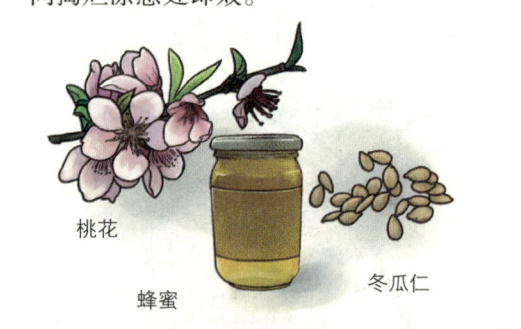

桃花

蜂蜜

冬瓜仁

杏仁蛋清可美面消斑

【配方及用法】
杏仁、鸡蛋清、白酒。杏仁浸泡后去皮, 捣烂如泥, 加入蛋清调匀。每晚睡前涂搽, 次晨用白酒洗去, 直至斑退。

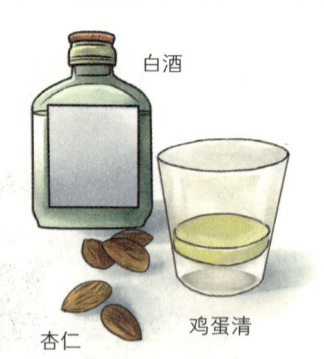

白酒

杏仁

鸡蛋清

【功效】杏仁含杏仁苷、脂肪油、杏仁油及葡萄糖等, 蛋清含多种维生素、烟酸, 都有促进皮脂腺分泌, 滋润皮肤之作用。适于治面部黑褐斑及面暗无光泽。

腋臭、狐臭

腋臭俗称狐臭，患者腋窝等褶皱部位有一股难闻的气味，对其生活带来很大影响，甚至会造成心理障碍。大多数狐臭都有家族遗传史。穿紧身衣导致皮肤紧贴衣服，妨碍分泌液的挥发，使局部温度、湿度增高，也会造成细菌大量滋生、分解，产生臭味。另外，不良生活卫生习惯也会导致腋臭。

鲜姜汁涂腋消炎祛臭

【配方及用法】鲜姜。将鲜姜洗净，捣碎，用纱布绞压取汁液。涂汁于腋下，每日数次。

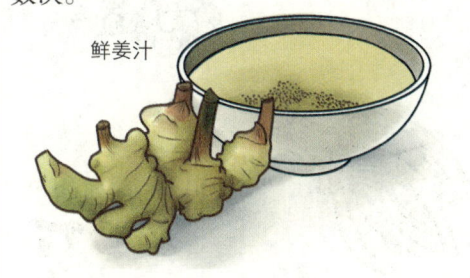

鲜姜汁

密陀僧饼治狐臭

【配方及用法】密陀僧6克。先用面粉做成蒸饼（约1分厚），趁热将饼劈为两片，每片放入密陀僧6克，就热急夹于腋下，略卧片刻。药冷了温热，用数次后弃去，隔日再用上法治疗1次。

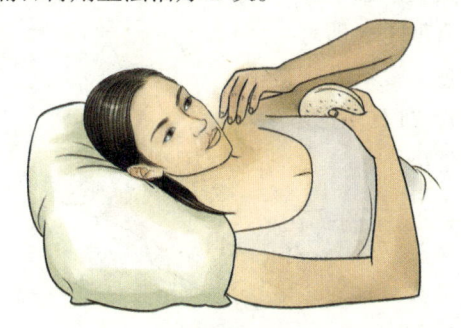

密陀僧饼治狐臭

鲜橘皮治狐臭

【配方及用法】用鲜橘子皮（橘子汁也可）每天多次擦洗患处，2~3天就见好转，5~7天效果更好。

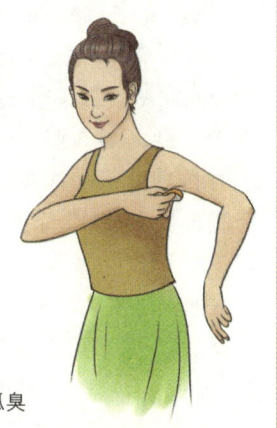

鲜橘皮治狐臭

石灰调醋治腋臭

【配方及用法】选用优质食醋，调入石灰粉，洗净患处拭干后涂敷，1日3次，约1周即可痊愈。

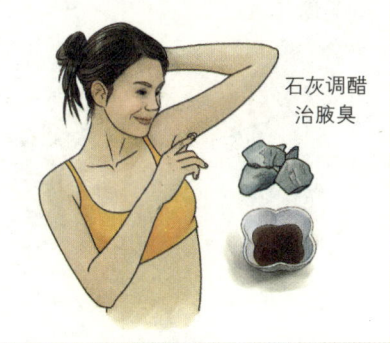

石灰调醋治腋臭

扁平疣

扁平疣在青少年身上比较常见，是由人乳头状瘤病毒引起的病毒感染性疾病，可通过直接或间接的接触传染。患者面部、手背、手臂等部位会出现皮色或粉红色的扁平光滑丘疹，微微隆起，呈圆形、椭圆形或多角形，一般没有明显的自觉症状。部分扁平疣患者病情会自行好转。

板蓝根、紫草等可消疣

【配方及用法】板蓝根 30 克，紫草 15 克，马齿苋 30 克，生苡米 50 克（另煮熟食之或研细和服）。如患处发痒，加蝉衣 10 克，以祛风止痒；药后恶心或便溏者加藿香 10 克，以健脾胃。每天 1 剂，煎 2 遍，先用水浸泡 1~2 小时再煎。第 1 次煎 30 分钟后滤净，药渣再加水煎 30 分钟，滤净与头煎和匀，每日 3 次分服。扁平疣患者可用此方煎汤外洗。

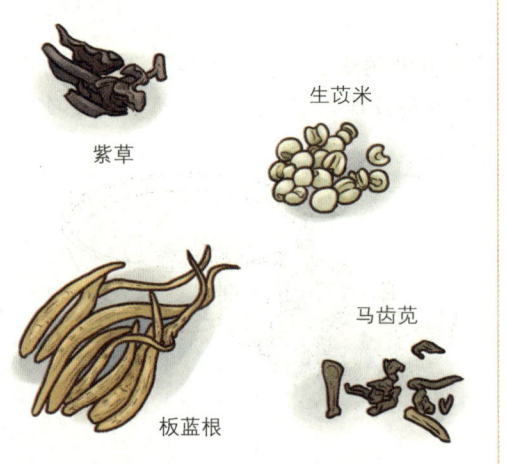

紫草
生苡米
马齿苋
板蓝根

墨鱼骨治扁平疣

【配方及用法】先把患处用酒精或开水洗净，用小刀或剪子把手上的扁平疣刮一刮（刮出血为止），用墨鱼骨在患处来回摩擦 1 分钟左右，连续摩擦几天。

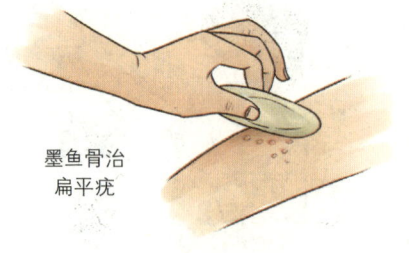

墨鱼骨治扁平疣

鲜芝麻花根白水可治扁平疣

【配方及用法】取新鲜芝麻花根部的白水，直接擦在扁平疣上，每日 1~2 次，连用 2~3 天即可愈。如果把最早出现且最大的扁平疣用针刺破涂擦，效果更好，有的 1 次即可愈。没有发现毒副作用及感染。

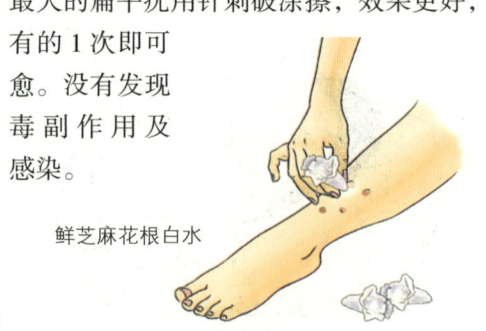

鲜芝麻花根白水

寻常疣（瘊子）

寻常疣即中医所谓千日疮，俗称瘊子、刺瘊，指人体皮肤浅表处所生的赘疣，是民间对丝状疣、跖疣、指状疣、扁平疣、尖锐湿疣的统称，是人类乳头瘤病毒所引起的皮肤病。寻常疣通常为直接接触传染所致（亦有自身接触导致的），外伤和细胞免疫功能低下或缺陷也能导致寻常疣感染。

狗尾巴草茎根可治瘊子

【方法】找一根狗尾巴草（像麦穗样的毛毛草）的茎，冬季干枯的茎也可以，用手捻动草茎慢慢扎向瘊子的基部。瘊子看起来很坚硬，但此草茎却能慢慢扎透穿过瘊子。然后再十字形交叉扎进一根草茎，把露出的两端剪短，这样就切断了瘊子的血液供应。不论多大的瘊子都能逐渐枯萎，大约过 1 个月的时间瘊子即可自行脱落，皮肤不留一点儿痕迹。用这种方法治疗瘊子，不仅有效，而且治疗过程中也不会感到什么疼痛。

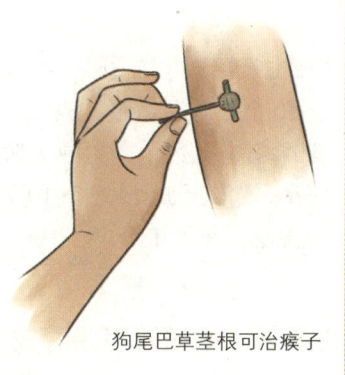

狗尾巴草茎根可治瘊子

香墨消除瘊子

【方法】优质香墨一锭。将墨锭蘸水涂患处，1 日数次，2~3 天瘊子即可自然消失。

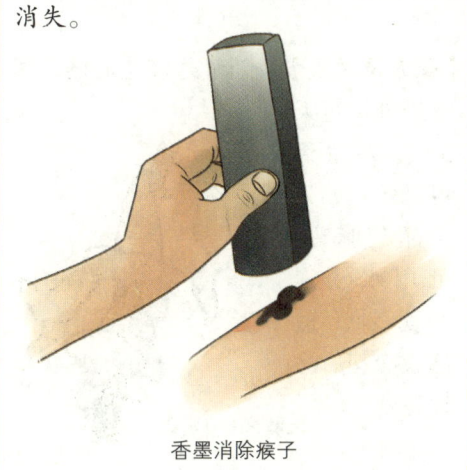

香墨消除瘊子

茄皮消除瘊子

【配方及用法】2 个茄子，每天撕下茄子皮在患处擦数次，现撕现擦。

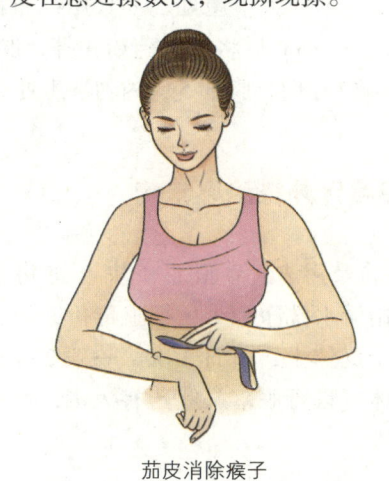

茄皮消除瘊子

肥猪肉可治瘊子

【方法】将患瘊子部位洗净，用刀削平瘊子突出面（勿见血），再用硬币大小一片肥猪肉贴于瘊子上面，用无毒塑料薄膜盖住肥肉，防止透油，再用医用胶布固定，一星期左右即可治愈。治疗期间无不良反应，愈后不留疤痕。

陈醋鸡蛋治瘊子

【配方及用法】鸡蛋（鸭蛋亦可）5~10个，陈醋适量。先用针在蛋的小头端刺小孔数个，再放入陈醋内浸泡（醋要浸没蛋）。浸泡7~10天后，取蛋煮熟吃，每天1个。

生石灰、明矾等可治寻常疣

【配方及用法】生石灰、明矾、食盐、食碱各等份，共研细粉装瓶备用。取药粉3克，用冷水搅拌成稠糊状，用针将患处挑破见血，用药棉擦净，敷药如玉米粒大于患处，不宜用纱布覆盖，2~3小时后将干燥药粉去掉，脸、手部12小时，脚部5天内勿洗患处。

鲜狼毒汁外搽治寻常疣

【配方及用法】鲜狼毒1块。先将疣体用清水洗净擦干，把狼毒折断取汁涂于疣体上，每日1次，一般2~4次疣体可自行脱落。此药有大毒，严禁内服。

冰片烧灼治寻常疣

【配方及用法】中药冰片。取一胶布，中间剪一小孔，孔大小与疣体相适应，将胶布贴于皮肤，保护疣体周围皮肤，疣体从小孔中露出。取一粒半粒米大小的冰片放于疣顶上，点燃冰片至冰片燃尽。如疣体较大，可用2~3粒冰片重复烧尽，至疣体变白为止。2~3天疣体自然脱落。创面涂以紫药水或用创可贴敷贴，1周左右结痂愈合。

鲜半夏搽剂治寻常疣

【配方及用法】鲜半夏。将疣局部用温水泡洗10~20分钟，用消毒刀片轻轻刮去表面角化层。再将7~9月采挖的鲜半夏洗净去皮，在寻常疣局部涂擦1~2分钟，每天3~4次。一般只涂擦初发疣（母瘊）即可，若继发疣较大较多，逐个进行涂擦，效果更好。

芝麻花治寻常疣

【配方及用法】取新鲜芝麻花适量，揉搽患处，每天3次，7~10天可见效。如为干品芝麻花，可用水浸泡30分钟，煎沸，冷却后涂擦患处。

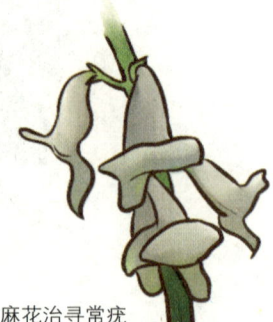

芝麻花治寻常疣

鸡眼

鸡眼是足部反复的机械性创伤导致角化过度引起的皮肤局限性增厚。骨性隆起、足部的生物力学功能异常、鞋不合脚、体育活动导致的反复创伤等都可能造成鸡眼的产生。鸡眼通常呈圆锥形，其基底部在表面上，尖顶朝内，对邻近结构造成压迫。病期长的鸡眼下方往往有骨刺或外生骨疣。

豆腐片治鸡眼

【方法】晚上洗脚后，用一块厚1厘米的豆腐片贴于鸡眼处，再用塑料布包好，次日晨拿掉豆腐，清洗患处，连续几天便可治好。

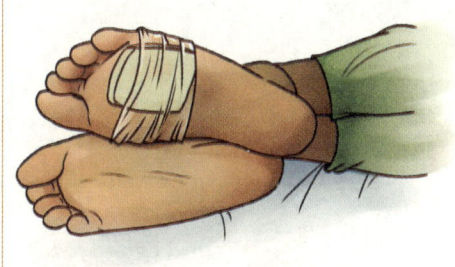

豆腐片治鸡眼

用鸦胆子糊治鸡眼

【方法】先将鸡眼患处用温水浸泡十几分钟，擦干后，用利刀（刮脸刀片）轻轻削去鸡眼硬皮部位，然后用药。取一粒鸦胆子剥去外壳，取出仁，研成糊状，将其涂在鸡眼患处并用胶布固定好。3日后取掉胶布，再以上述方法施治2~3次，直至鸡眼脱落。

【备注】削鸡眼时不要出血，一旦出血，必待痊愈后方可施治；用药时，不要涂到好皮肤上。

活蝼蛄加艾条治鸡眼

【配方及用法】活蝼蛄（俗称"土狗"）、青艾条或香烟。患处做常规消毒，用手术刀割除鸡眼表面粗糙角质层，以不出血或稍见血为宜，接着取活蝼蛄剪去其嘴，以其吐的涎汁浸润鸡眼。然后用点燃的艾条或香烟熏鸡眼，待烘干后包扎，1日1次，3次见效。

用蜈蚣粉外涂治鸡眼

【方法】洗脚后刮去鸡眼老皮，把蜈蚣1条放在瓦片上焙干，研末涂患处，用胶布固定，3日后鸡眼便可脱落。

黄豆芽可使鸡眼自然脱落

【配方及用法】每餐用黄豆芽250克，不吃其他食物，一连吃5天不间断，鸡眼自然脱落。

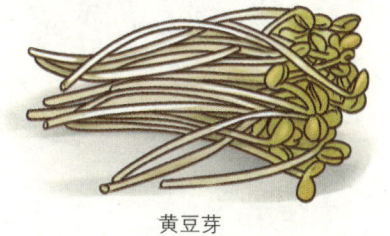

黄豆芽

蓖麻子火烧法治鸡眼

【方法】先用热水将鸡眼周围角质层浸软，用小刀刮去，然后用铁丝将蓖麻子串起置火上烧，待去外壳出油时，即趁热按在鸡眼上。一般2~3次即愈，且无毒副作用。

蜂蜡骨碎补膏可治鸡眼

【配方及用法】蜂蜡60克，骨碎补（研细末）30克。将蜂蜡放盛器内熬化，加入骨碎补细末拌匀成膏状即成。用药前先将患部以温水浸洗干净，用刀片将病变部位削去，然后取一块比病变部位稍大软膏捏成饼，紧贴患部后以胶布固定。用药后避免水洗或浸湿，1周后洗净患部。

葱蜜糊敷患处治鸡眼

【配方及用法】连须葱白1根，蜂蜜少许。将患处以温水洗净，消毒后用手术刀削去鸡眼老皮，削至稍出血为度，然后把葱白洗净捣泥，加少许蜂蜜调匀敷患处，外用纱布包扎固定，3天换药1次。

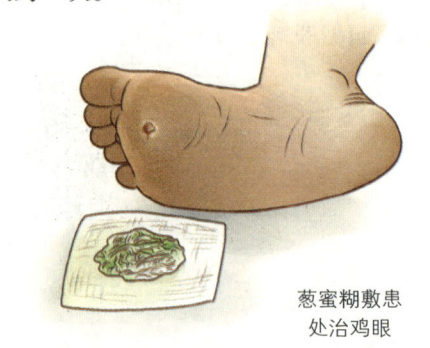

葱蜜糊敷患
处治鸡眼

紫皮大蒜、葱头治鸡眼

【配方及用法】紫皮大蒜1头，葱头1个。把大蒜和生葱压碎如泥，再加入酸醋调匀（必须在临用时配制），用药前先在患处做常规消毒，用利刀割除鸡眼表面粗糙角质层，以不出血或刚出血为度。接着用盐水（温开水200毫升加生盐5克）浸泡20分钟，使真皮软化，以发挥药物的更大作用。然后用布抹干，取蒜葱泥塞满切口，用消毒纱布、绷带和胶布包好即可。每天或隔天换药1次。一般5~7天即愈。

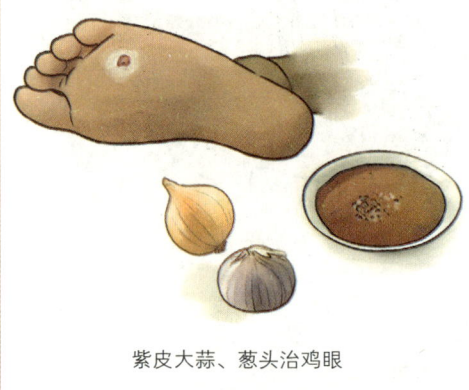

紫皮大蒜、葱头治鸡眼

五倍子、生石灰等可治鸡眼

【配方及用法】五倍子、生石灰、石龙芮、樟脑、轻粉、血竭各等量，共研极细粉，用凡士林油膏调匀（可加温）成软膏即可。先用热水泡洗患部，待患部外皮变软后，用刀片仔细刮去鸡眼角质层，贴上剪有中心孔的胶布（露出鸡眼），敷上此药，再用另一块胶布贴在上面。每天换药1次，一般7~10次即愈。

冻疮

冻疮是一种常见于手指、足趾、足跟、大腿、鼻子和耳朵的局限性、红斑性炎症损害，在组织学上属于一种淋巴细胞性血管炎。冻疮主要发生于秋冬季节，是因暴露于寒冷、潮湿的环境中发生的，在空气潮湿且急剧降温的情况下最易出现。儿童发生冻疮可能与冷球蛋白或冷凝集素有关。患者患处有单个或多个肿胀性鲜红或暗红色斑疹、丘疹或结节，重者还会有水疱和溃疡。

独头蒜治冻疮

【配方及用法】在伏天将独头蒜捣成蒜泥，浸半天，将患处洗净，蒜涂于患处，1 小时后洗去，涂 10 次左右。每日 1 次，也可隔日 1 次。

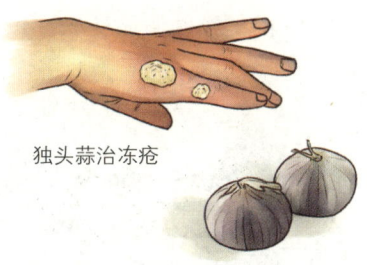

独头蒜治冻疮

妙用冬瓜治冻疮

【配方及用法】冬瓜皮 250 克，熬水洗患处。若加上茄子根煎汤洗冻疮效果会更好。

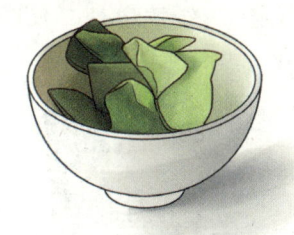

冬瓜皮熬水

卤水治冻疮

【配方及用法】取 60~70 克卤水，盛入缸子里，用火炉加热至 70~80℃，并保持这一温度，然后用棉球蘸取反复涂于患处，至用尽了卤水为止。每天 2 次，坚持 2~3 天，冻伤处一般均可恢复，而后不易再被冻坏。皮肤因冻溃破了的禁用。

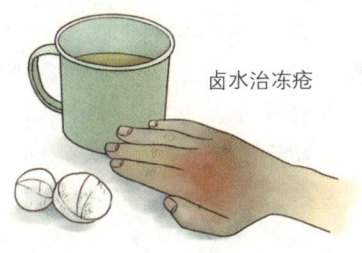

卤水治冻疮

萝卜片烤热治冻疮

【配方及用法】将萝卜片烤热后，涂抹患处，每天烫上 4~5 次，能消肿止痒。

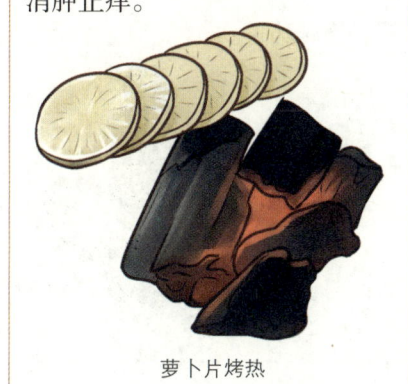

萝卜片烤热

各类肿毒

体表局部突然发生的红肿，称为肿毒，又名肿疡、虚疡，中医称为痈疽疮疡。患者发生红肿的部位有疼痛或瘙痒感，重者灼热发硬，患部附近的淋巴结常有肿大症状。肿毒多发于内有郁热，或外受风邪。《辨证录》卷十三称："无名肿毒生于思想不到之处，而其势凶恶，有生死之关。"

山羊油可治丹毒

【配方及用法】新鲜山羊油适量。将新鲜山羊油洗净，煎炸出油去渣待冷成膏，贮瓶消毒备用。常规消毒患处，将油膏均匀摊于消毒棉垫上（视患处大小而定），外敷患处，日敷晚弃。7日一换，坚持2年。

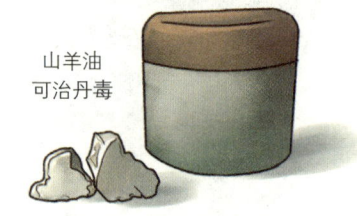

山羊油
可治丹毒

二石散治丹毒

【配方及用法】石膏 50~150 克，寒水石 30 克。上药研末，加适量桐油调匀，涂抹患处，每天 1~2 次。按患面大小，适当增减药量。

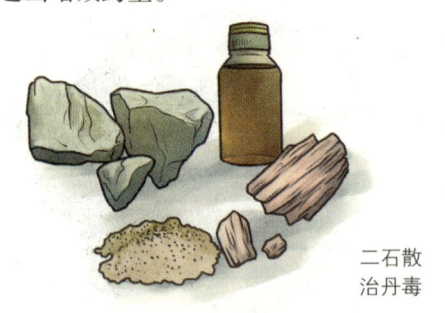

二石散
治丹毒

干木芙蓉花可治丹毒

【配方及用法】干木芙蓉花或叶适量，研极细末，过 120 目筛，在粉中加入凡士林，按 1:4 比例配方，调匀贮瓶备用。用其涂敷患处，涂敷面宜超过患处边缘 1~2 厘米。涂后即觉清凉，疼痛减轻；患处明显变软。每天涂敷3~4 次。

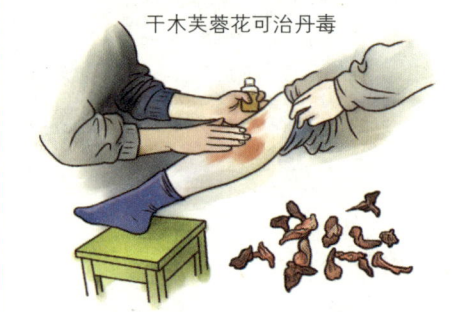

干木芙蓉花可治丹毒

露蜂房治痈疽

【配方及用法】露蜂房 50 克，大黄 6 克，轻粉 3 克，冰片 0.5 克，蜂蜜适量。将蜂房炒焦过罗，放入乳钵少许，加轻粉、冰片研面，再继续加大黄、蜂房过罗混匀，加蜂蜜调成膏。将此膏涂于纱布 0.2 厘米厚，敷盖患处。初用 1 天 2 次，2 天后间日 1 次，脓液排完后可间 2 日 1 次。

芝麻猪油治痈疽

【配方及用法】芝麻（生）、猪板油适量。将芝麻洗净晒干，炒黄，生熟各半研细末，用猪板油调成膏，外敷患处。每日换药。

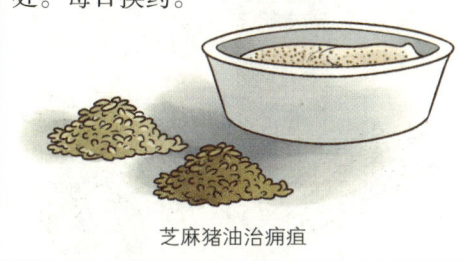

芝麻猪油治痈疽

赤小豆粉治疗热毒肿

【配方及用法】赤小豆适量，研成粉末，用蜜糖或冷开水调敷患处。对于已溃烂的疮疡，要将赤小豆粉敷在疮口周围，暴露疮口以便排脓，每日2次。

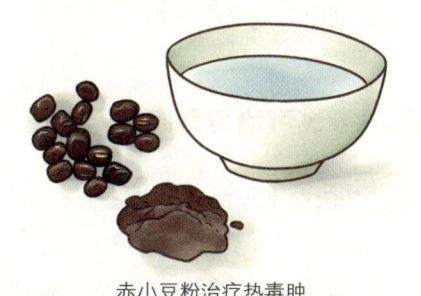

赤小豆粉治疗热毒肿

枸杞子外敷治脑疽红肿

【配方及用法】枸杞子适量。将该药放瓦片上焙焦研细，装瓶备用。临用时视脑疽红肿大小，取10~20克药粉，用菜油调成糊状敷于患处（范围比红肿面略大，厚约0.2厘米）。每日一换，连敷3~5次。

酒精棉球治疖肿

【配方及用法】75％酒精棉球。用上药棉球1~4个（视疖肿大小而定，不要挤干酒精）放在疖肿上面，然后再用胶布或纱布条固定。8小时后取下，过8小时后再敷上酒精棉球。疗程3~7天，超过7天者为无效。

食醋泡六神丸治无名肿痛

【配方及用法】用六神丸6~7粒，放入盛有醋的小容器里（用小酒杯或小瓶盖均可），浸泡15分钟后即可溶解，然后用示指蘸六神丸醋液涂搽患处，一般1~2次即可见效。

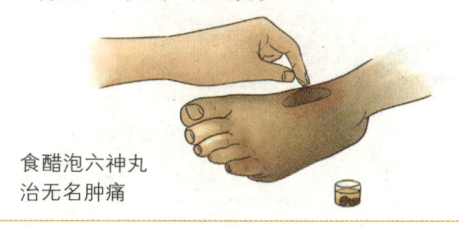

食醋泡六神丸
治无名肿痛

大黄醋外敷治无名肿毒

【配方及用法】大黄、醋适量。将大黄研为粉，和醋为糊，敷患处。

狗头骨、龙骨可治无名肿毒

【配方及用法】狗头骨100克，龙骨50克，冰片10克，硇砂30克，儿茶50克。将上药共研细末，根据疮面大小，用香油或凡士林调膏敷患处即可。

【备注】孕妇禁用此方，此外，服药期间忌食鱼虾、辣味之品。

郁李根皮治无名肿毒

【配方及用法】郁李根皮（干品）1000克，香油1000克。用上药煎熬，待煎熬到滴水成珠时加入黄丹300克，用桃或柳枝充分搅拌，凉后成膏，以笋叶卷之备用。用时将药膏摊于布上外贴，5天换1次。

蜜糖葱可治痈疽疖毒

【配方及用法】将蜜糖和葱适量捣烂。用时将药敷于患处，用纱布捆好，数日一换，效果显著。

【备注】此药不可入口，恐中毒。

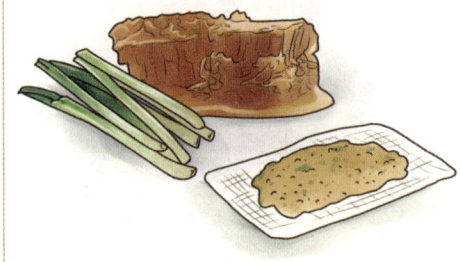

蜜糖葱可治痈疽疖毒

蜈蚣油治痈疮疖毒

【配方及用法】取一容量约200毫升的瓶，注入生桐油（不必装满），从野外捕3~5条大蜈蚣投入油中，拧盖密封。10日后，蜈蚣自化，用小棒搅匀，即可长期用于痈疮疖肿、无名肿毒的治疗。以鸡毛揎药涂患部，每日1~3次。一般3~5天即可愈。

【备注】此药有大毒，忌入口眼及接触健康皮肤。

大葱、蒲公英可治毒疮

【配方及用法】大葱、鲜蒲公英、蜂蜜各等份。将大葱、鲜蒲公英切碎捣烂，加蜂蜜调和贴患处，3日痊愈。

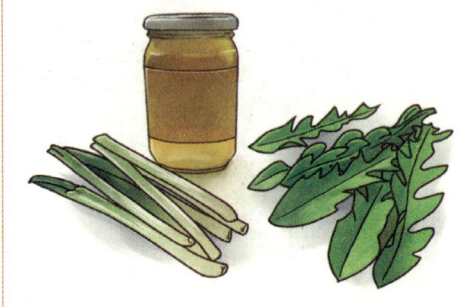

大葱、蒲公英可治毒疮

向日葵花蜜蜂可治大头瘟毒症

【配方及用法】向日葵花1块，蜜蜂7只，生姜3片，水煎服，服后出微汗。轻者1剂愈，重者2剂愈。

南星、半夏可治奇毒杂症

【配方及用法】生南星、生半夏、生川乌、生草乌各9克，天仙子12克。上药共研细末，调天仙子和滚水敷患处。

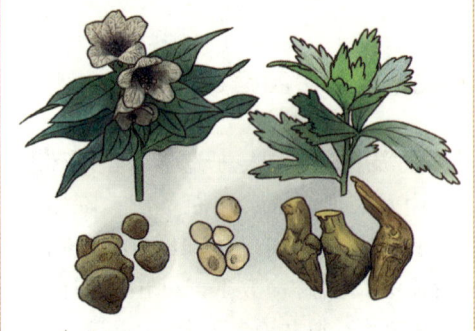

南星、半夏可治奇毒杂症

各类咬伤

咬伤是指人或动物的上下颌牙齿咬合所致的损伤，属于外伤。常见的咬伤有猫、狗、蛇类咬伤，也有虫类咬伤。咬伤作为外伤，有时并不是很严重，但是咬人的动物中，有些带有对人体有害的病菌、病毒甚至毒液，会造成感染、中毒，甚至造成生命危险，所以应该在防止伤口感染、防止传染病、防中毒等方面多加注意。

辣椒粉治狗咬伤

【配方及用法】成熟辣椒。将辣椒晒干，研成细粉。撒于患处并包扎固定，每日换 1 次。

【功效】杀菌，消肿，止痛。用治狗咬伤。

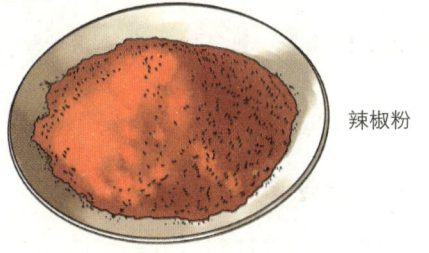

辣椒粉

白胡椒治蜈蚣咬伤

【配方及用法】将四五粒白胡椒（一定要白的）研成细末，干撒在咬伤处，即可药到病除。

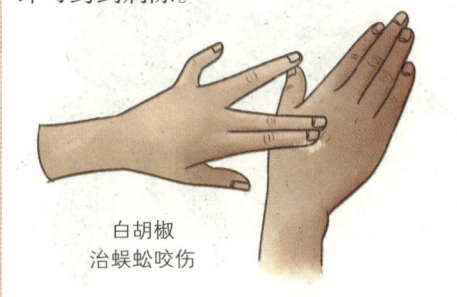

白胡椒
治蜈蚣咬伤

杏仁雄黄治狗咬伤

【配方及用法】杏仁、雄黄等份。将鲜杏仁捣烂如泥，调入雄黄和匀。将伤口洗净，敷上药泥，包扎固定。

【功效】解毒，生肌。用治狗咬伤。

疥蛤蟆治狂犬咬伤

【配方及用法】疥蛤蟆（癞蛤子、蟾蜍）2 或 3 只。煮熟食肉。

【功效】清热行湿，解毒消炎。用治狂犬咬伤。

红薯叶治蜈蚣咬伤

【配方及用法】红薯叶。将红薯叶洗净，以滚开水烫软叶片。敷盖伤处，数次可愈。

【功效】解毒，利尿，医疮。用治蜈蚣咬伤。

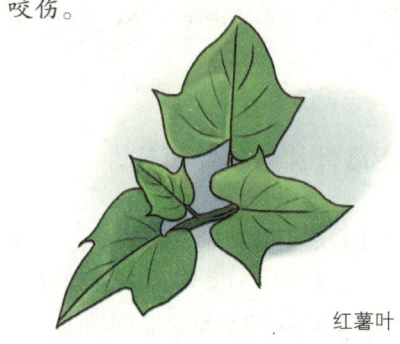

红薯叶

佩兰叶治各种蛇咬伤

【配方及用法】鲜佩兰叶 100 克。先按常规冲洗，扩创排毒，将洗净捣烂的佩兰叶摊平敷在伤口上，盖敷料后固定，每日换药 2~3 次，每次换药前均需冲洗伤口。等肿消康复即停用本药。伤口未完全愈合者可按外科常规换药，中毒重者辅以输液及对症治疗。

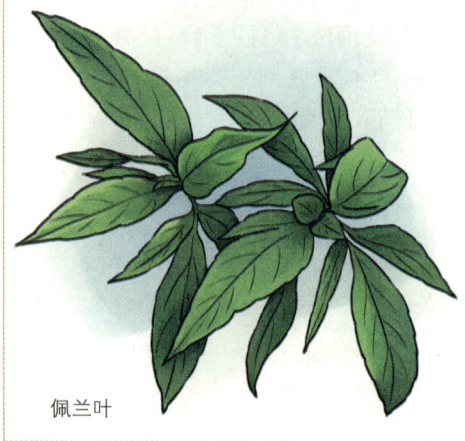

佩兰叶

用苍耳草治地皮蛇咬伤

【配方及用法】苍耳草 1~2 棵，去子，清水洗净，用铁锤锤烂，敷于患处，以纱布（或青布、白布亦可）包扎好，顷刻止痛。

【功效】治疗地皮蛇咬伤，成功率 100%。

用鲜黄瓜叶片治刺蛾蜇伤

【配方及用法】当被刺蛾蜇伤后，立即摘取鲜黄瓜叶片，反复在被蜇处揉搓 3~5 分钟，痛痒的感觉会立即消失。

夏枯草治蜂蜇伤

【配方及用法】夏枯草适量，捣烂敷患处，外用纱布包扎。

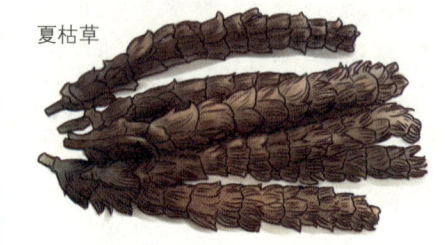

夏枯草

羊奶治蜘蛛咬伤

【配方及用法】鲜羊奶适量，煮沸，尽量饮用。

【功效】解毒，利尿，消肿。用治蜘蛛咬伤。

天麻、半夏等药治蝎蜇伤

【配方及用法】天麻、乌梅、菖蒲、半夏、白芷各等份，共研为细末。用唾沫调敷患处。

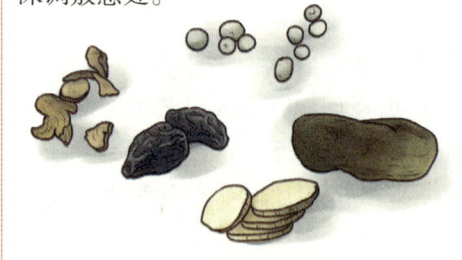

天麻、半夏等药治蝎蜇伤

食猫肉治老鼠咬伤

【配方及用法】老猫 1 只，去毛，脏器煲服。

烧烫伤

烧烫伤是指沸水、滚粥、热油、热蒸汽等高温物体烧烫造成的伤害。根据烧烫伤的部位、面积大小和烧烫伤的深浅度，烧烫伤有不同程度之分，轻者并无大碍，但一些太重的烧烫伤如果不加以及时有效的处理，则会导致不良的后果。

蛋黄油治烫伤

【配方及用法】鸡蛋 10 个，洗净煮熟，取蛋黄，将其放入干净铁锅内捣碎，文火慢熬，待溢出油液后冷却去渣，把油盛入消毒器皿中备用。以生理盐水洗净创面，用消毒棉签将油均匀涂于疮面上，敷盖消毒纱布，每日 3 次。此法适用于小面积 I~Ⅱ 度烫伤，且全身症状较轻者。气温高时可暴露创面，涂油时不需洗净原有油迹。

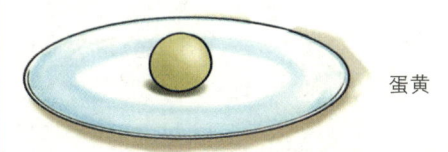

蛋黄

桂圆核治烫伤

【配方及用法】桂圆核，研细末，以茶子油调涂患处；或桂圆壳，烧炭存性，研为末，用桐油调涂患处。

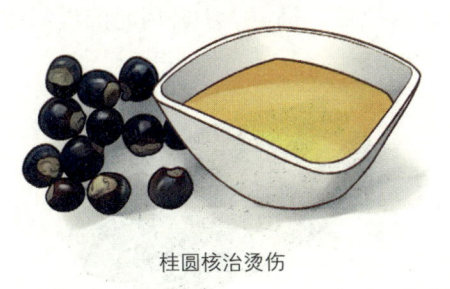

桂圆核治烫伤

新鲜葡萄治烫伤

【配方及用法】将鲜葡萄洗净去子，捣浆，直接敷于患处，药干即换，通常敷药后即刻止痛，一般数日即可痊愈。

新鲜葡萄治烫伤

石灰水搅香油治烫伤

【方法】用石灰一块，放置大碗加水搅之，沉淀后取其上层清水，另放一碗中，与香油急速搅成膏，涂在患处可马上止痛。有疮可挑破。重者 1 周即愈，不留疤痕。倘若火毒攻心，取白糖水两碗服之，即解之。以小孩小便服之，效果更佳。

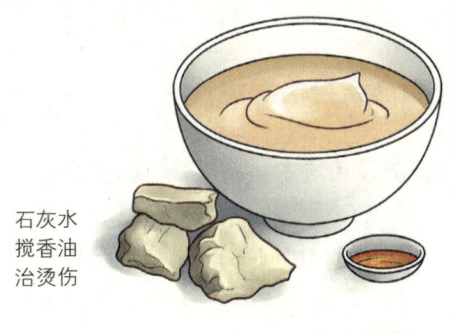

石灰水搅香油治烫伤

蜂蜜大葱叶治烧烫伤

【配方及用法】先用蜂蜜涂敷患处，再把大葱叶直剖开，变葱叶筒为片状，贴在搽有蜂蜜的患处，外面用医用纱布适当包扎即可。

【功效】一般贴1次即愈。1日去黄水，3日结痂，7日左右痊愈，并且无疤痕。

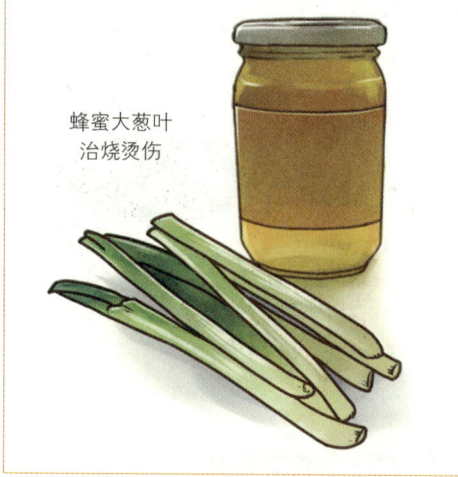

蜂蜜大葱叶治烧烫伤

獾油治烧烫伤

【配方及用法】将獾宰杀，去皮毛、骨和五脏，用其脂肪炼油，装瓶备用。遇烧烫伤时取消毒的脱脂棉球蘸獾油涂擦患处，暴露不包扎，每日3~5次。

外用蘑菇粉治烫烧伤

【配方及用法】蘑菇适量。蘑菇在砂锅内锻黑存性，研为细粉，以少许香油调拌均匀。用时将蘑菇粉敷于患处每日2或3次。敷药后约30分钟痛止。

【功效】温经，止痛。用治烫伤、烧伤。

地榆黄散治各种烧烫伤

【配方及用法】地榆20克，黄柏15克，黄芩15克，大黄15克，乳香15克，没药15克，樟脑10克，冰片10克。上药共研细末，以香油调成糊状，外用涂抹伤面1~2次即可。

鲜牛奶治灼伤

【配方及用法】鲜牛奶适量。将消毒过的纱布浸于牛奶中。将纱布敷于伤口。

【功效】生津润燥。用治火灼致伤。

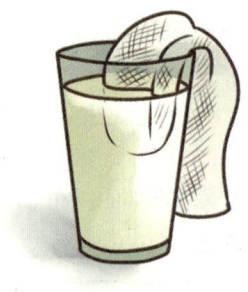

鲜牛奶治灼伤

老黄瓜液治石灰灼伤

【配方及用法】老黄瓜。将留种用的老黄瓜去瓤并削去外皮，切约3厘米厚的瓜片放入干净玻璃瓶中，密封置阴凉处，3个月后可化成水液。用时将此液外搽患处，并以消毒纱布盖住溃疡面湿敷，每1~2小时用此液浸润纱布1次。

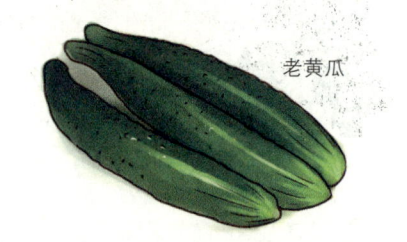

老黄瓜

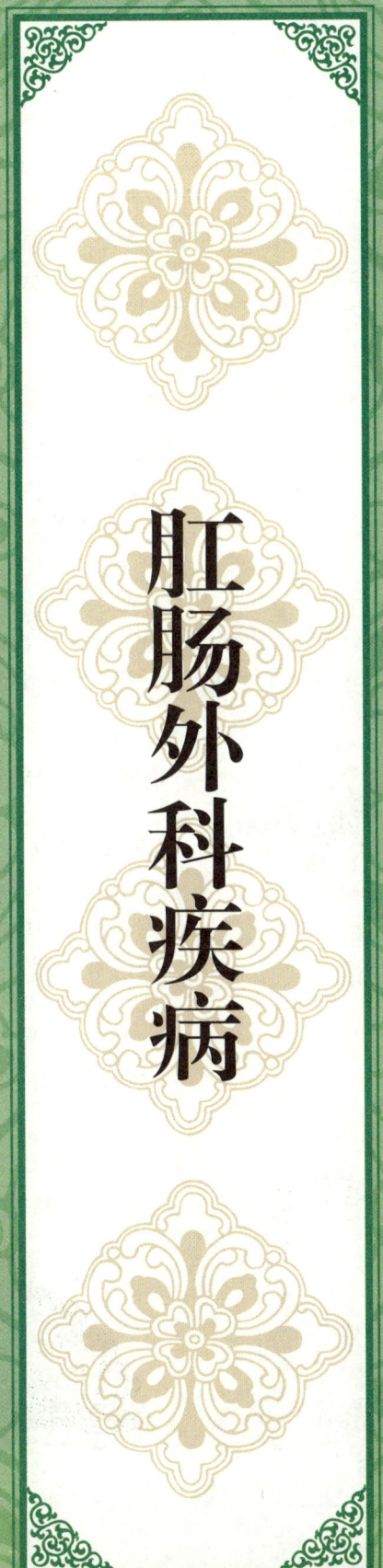

第九章

肛肠外科疾病

痔疮

痔疮又叫痔、痔核、痔病、痔疾，是指直肠末端黏膜下和肛管皮肤下静脉丛发生曲张所形成的一个或多个柔软的静脉团，是一种慢性疾病。痔疮病因尚不明确，患者一般有大便出血、大便疼痛、直肠坠痛、肿物脱出、流分泌物、肛门瘙痒等症状。痔疮日久失治，可导致痔核脱出形成嵌顿，并可造成肛门感染，引发脓毒败血症等。此外，痔疮还易导致瘙痒、皮肤湿疹、贫血等。

鲜无花果叶治痔疮

【配方及用法】采鲜无花果叶7~10枚，用清水洗净，放入1~1.5千克水中煎煮。煮沸15分钟后置肛门下，先熏患部，待药液温度降至适宜后，再用药棉洗病发处，每次熏洗30~40分钟，每日1次。

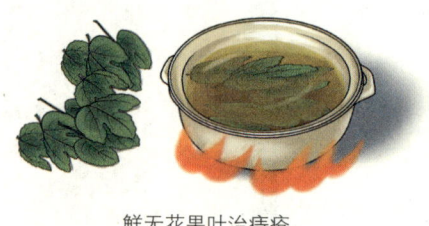

鲜无花果叶治痔疮

蜀葵花酒治痔疮

【配方及用法】紫色蜀葵花（于夏秋季节采花，置阴凉通风处阴干）4克，白酒500毫升。将紫色蜀葵花放入白酒中，密封浸泡6小时后备用，每次空腹服20毫升。

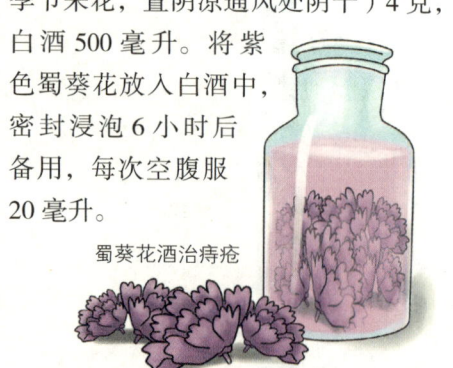

蜀葵花酒治痔疮

荆芥、防风等治痔疮

【配方及用法】荆芥、防风、土茯苓、使君子各9克，芒硝120克，马钱子6克。将上药放砂锅内加水煮沸。然后，倒入罐内，令患者蹲在罐上先熏后洗，每晚1次。

鲫鱼治内外痔疮

【配方及用法】鲫鱼1条（重200克），韭菜适量，酱油、盐各少许。将鱼开膛去杂物留鳞，鱼腹内洗净，纳满韭菜，放入盖碗内，加酱油、盐，盖上盖，蒸半小时即成。食鱼肉饮汤，每日1次。

【功效】治疗痔漏、内外痔疮。

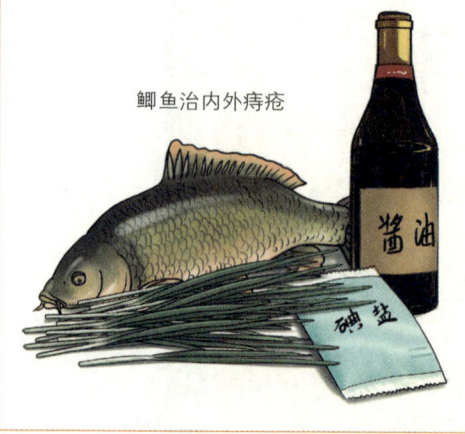

鲫鱼治内外痔疮

摩擦尾骨治痔疮

【方法】早晨起床后和晚上入睡前，盘坐床上，将臀部搬起，用双手示指、中指并拢伸直成剑指（无名指与小指微收），一上一下交替摩擦尾骨及其两旁。这样，一手上一手下，各50~100次。轻症早晚各1次，重症还需在上午、中午、下午各加摩擦1次。摩擦时，用力必须适当，既不能过重以致擦破皮肤，也不能过轻没有压迫感，以致无效，应以皮肤有灼热感为宜。轻则2天痊愈，重则1周康复。

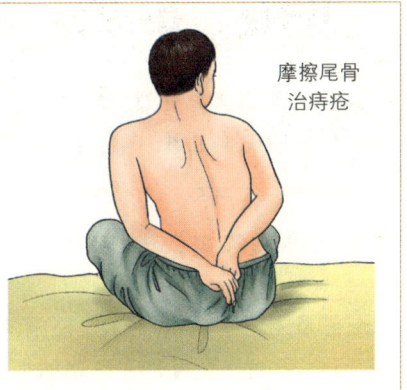

摩擦尾骨
治痔疮

炉甘石、女贞叶等治痔疮

【配方及用法】炉甘石、女贞叶、艾叶各30克，冰片3克，芝麻油50ml。将前四味药分别为极细末，混合均匀，徐徐加入芝麻油中搅匀，贮瓶备用。用时，根据痔疮大小，取药膏1~2克，涂搽患处，用药前应排净大便，不需包扎。每晚用药1次。3次为1个疗程。

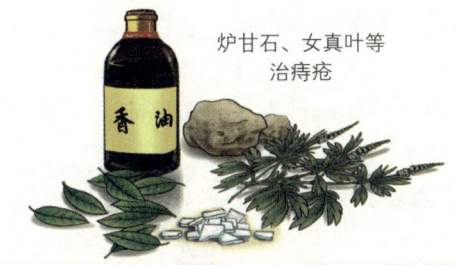

炉甘石、女真叶等
治痔疮

南瓜子煎熏治内痔

【配方及用法】南瓜子1000克。加水煎煮。趁热熏肛门，每日最少2次，连熏数天即愈。熏药期间禁食鱼类发物。

红糖金针菜汤消痔

【配方及用法】红糖120克，金针菜120克。将金针菜用水2碗煎至1碗，和入红糖。温服，每日1次。

【功效】活血消肿。对痔疮初起可以消散，对较重症有减轻痛苦之功。

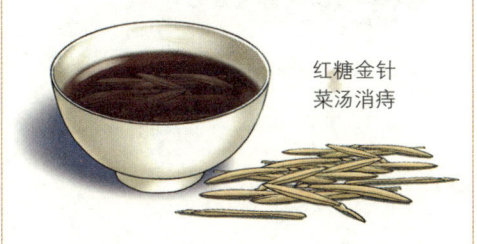

红糖金针
菜汤消痔

用蜈蚣治疗内外痔

【配方及用法】取大蜈蚣7条研成面（1剂量），红皮鸡蛋3个。将3个红皮鸡蛋打碎，搅匀（打在陶瓷碗内），再将7条蜈蚣的细面搅和其中，加少量的热水再继续搅一会儿（不要加油盐）后上锅蒸。熟后一次吃完。7天后再服第2剂。一般2~5剂药即可治愈。

肛瘘、肛裂、脱肛

肛门是人体排泄糟粕之处，魄与粕通，故中医又名之为魄门。肛门除了排泄糟粕之外，还起着抵御体外的细菌、异物进入人体内，并固定腹部脏器的作用。除痔疮以外，肛门常见的疾病还有肛裂、脱肛、肛瘘、肛门瘙痒等。

瓦松、朴硝等可治肛瘘

【配方及用法】瓦松 50 克，朴硝 30 克，黄药子 30 克。上药放入容器加水适量，然后用火煎煮近半小时，将药液倒入痰盂中（存药可再用），先用药物熏洗肛门部，待药液温热后，再倒入盛器坐浴。每次 15 分钟，每日 2 次。1 剂中药可连续使用 3 天。

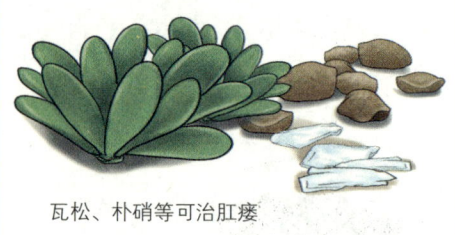

瓦松、朴硝等可治肛瘘

枯矾、黄蜡可治肛瘘

【配方及用法】枯矾、黄蜡各 50 克。将黄蜡熔化，投入矾末，和匀，候冷，做成药条，将药条从外口插入深处。

【功效】1~2 次痊愈。

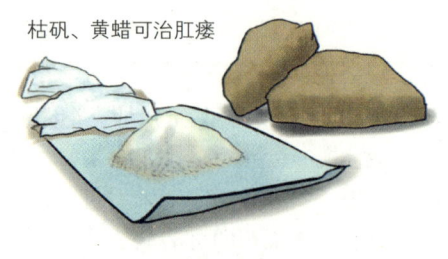

枯矾、黄蜡可治肛瘘

芒硝、甘草、蚯蚓可治肛瘘

【配方及用法】芒硝（皮硝）0.03 克，甘草 3 克，蚯蚓 1 条。将上药捣烂，做成条状，晾干插入瘘管内。

乳没膏治肛裂

【配方及用法】乳香、没药各 20 克，丹参 10 克，冰片 5 克，蜂蜜 30 克。先将前 4 味药共研细末，用 75％乙醇适量，浸泡 5 天左右，加入蜂蜜调匀，即行煎熬加工成油膏状，贮瓶备用。用药前嘱病人排尽大便，以 1:5000 高锰酸钾溶液坐浴 10 分钟左右，再用双氧水溶液清洗创面裂日，再用干棉球拭干泡沫，再取药膏外敷创面处，然后覆盖无菌纱布，胶布固定。每日换药 1 次，直至裂口愈合。

【功效】活血止血，止痛生肌。

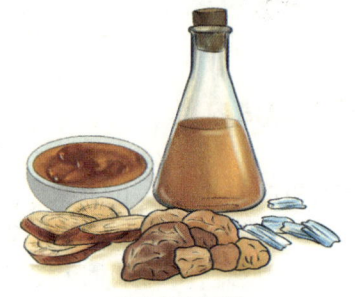

乳没膏治肛裂

生肌膏治肛裂

【配方及用法】冰片、煅龙骨粉各 6 克，朱砂 7.5 克，煅炉甘石 64 克，煅石膏 143 克，凡士林 264 克，麻油适量。先取冰片及少许煅炉甘石共研成细末。再入煅龙骨粉，朱砂及余下的煅炉甘石，混合均匀，掺入煅石膏，拌匀后倾倒凡士林内充分搅拌，最后加适量麻油调成软膏，备用。肛门局部用红汞消毒后，据肛裂范围，涂满此膏，用纱布盖好，胶布固定。

【功效】止血敛疮，封口止痛。

润肤膏治肛裂

【配方及用法】当归、生地各 15 克，麻油 150 克，黄蜡 30 克。先将当归、生地入油内煎熬，药枯后去渣，投入黄醋，即成半液状油膏，备用。每天大便后，清洗疮面，然后取药膏适量涂敷于患处。每日换药 1 次。

【功效】润肤生肌。

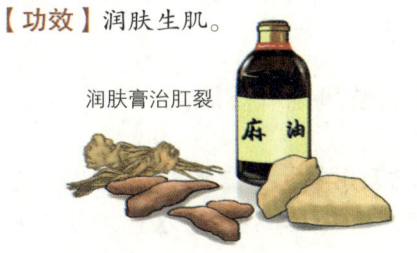

润肤膏治肛裂

花槟榔治肛门瘙痒

【配方及用法】花槟榔 30 克，加水 200 毫升，煎成 30 毫升，每晚保留灌肠。再以雄黄粉 10 克，调成糊状后，外敷肛门周围。

崩大碗可治肛门病

【配方及用法】鲜崩大碗适量。先将崩大碗及捣药用的器具洗净，再用开水冲洗一遍，后将崩大碗捣烂榨汁，弃渣用汁，用棉片蘸取药汁敷于肛门患处，并用尼龙薄膜覆盖，胶布或丁字带固定。每天换药 2~3 次，5 天为 1 疗程。

【备注】崩大碗又名"积雪草"，具有清热祛湿，祛瘀消肿，凉血止痛之功效。

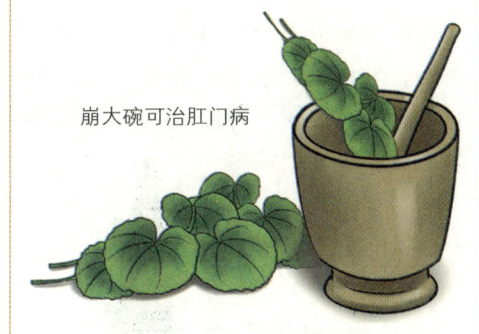

崩大碗可治肛门病

吊肠尾方治脱肛

【配方及用法】用猪大肠肠尾约 17 厘米长一段，臭牡丹花 2 朵。将臭牡丹花切细装入猪大肠肠尾，放锅里炖熟，如吃香肠那样，炖吃 1~2 剂，即根治不复发。

明矾鸡蛋治脱肛

【配方及用法】明矾 2.2 克，鸡蛋 7 个。明矾研末，分成 7 包。每晨取鸡蛋 1 个，顶端开一小孔，将 1 包明矾装入鸡蛋内稍搅拌，用湿纸封好，蒸熟，空腹米汤送下，7 天为 1 疗程。

鳖头可治脱肛

【配方及用法】鳖头6只，黄酒180毫升。将鳖头分炙，并分研细面。每日2次，每次1只，用30毫升黄酒冲服。

柴胡、黄芪治脱肛

【配方及用法】柴胡6克，生黄芪30克，升麻9克，党参15克，共研细末，贮瓶备用。每次取本散5~10克，用食醋调敷肚脐上，或直渗入本散于脐中，外以纱布覆盖，胶布固定，每日换药1次。脱肛严重者，可加用本散煎服，每日1剂。

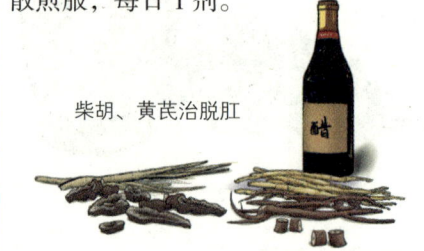

柴胡、黄芪治脱肛

蝉蜕、白矾治脱肛

【配方及用法】蝉蜕适量，白矾适量。将蝉蜕洗净泥沙，去头、足、翅，只留后截，研成细面备用。用白矾水洗净肛门及脱出物，撒上蝉蜕面，将脱出部分推进肛门内，令患者侧卧1~2小时即可。

蜗牛壳涂患处治脱肛

【配方及用法】蜗牛壳3个。将上药焙干研成细面，待脱肛时抹于患处。

木鳖子治脱肛

【配方及用法】木鳖子1个去壳，置平碗内少许淡茶水，以木鳖子研（如研墨状）后备用。以棉花球蘸药涂脱肛处，每隔1日1次，最多5次即愈。

枣树皮、石榴皮治脱肛

【配方及用法】老枣树皮、石榴皮各6克，明矾4.5克。上药为1剂量，煎水300毫升，待微温时，用脱脂棉球蘸药水洗脱出部分，每日2~3次。

【功效】多数在肠炎或菌痢后出现，同时患者体质瘦弱，肛提肌已告松弛，在处理上，仍需结合治疗原发病，同时注意加强营养，多方配合，以加强疗效。

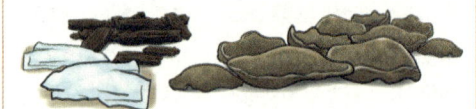

枣树皮、石榴皮治脱肛

黄芪、防风治气虚脱肛

【配方及用法】生黄芪125克，防风3克，升麻2.4克，清水煎，分2次温服。

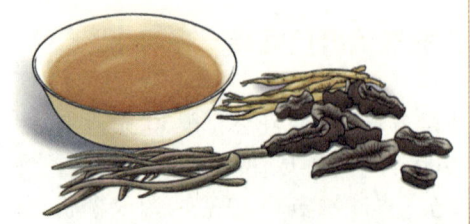

黄芪、防风治气虚脱肛

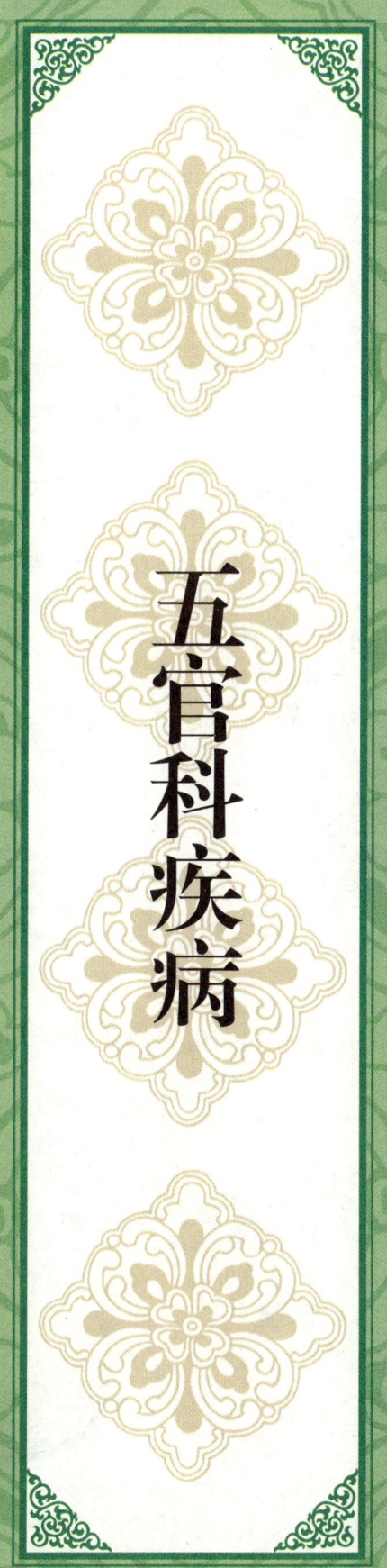

第十章

五官科疾病

眼疾

眼睛是人的视觉器官，也是人类感官中最重要的一个。我们通过眼睛获取的知识占了所有知识的约80%。不仅如此，眼睛还能传达丰富的情感，被人们称为心灵的一扇窗子。眼科疾病中最常见的疾病是红眼病。此外，弱视、沙眼、飞蚊症、白内障、结膜炎等也是眼部的常见疾病。

猪肝夜明汤治诸眼疾

【配方及用法】猪肝100克，夜明砂6克（中药店有售）。将猪肝切成条状，锅内放入一碗水，同夜明砂以文火共煮。吃肝饮汤，日服2次。

【功效】补肝养血，消积明目。用治小儿出麻疹后角膜软化，贫血引起的眼矇、夜盲、内外障翳、视力减退。

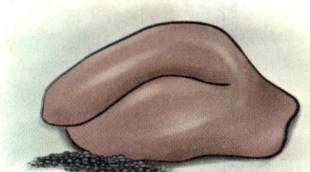

猪肝夜明汤治诸眼疾

熟地、白芍等可治瞳孔散大

【配方及用法】熟地、白芍、当归、杞果、菟丝子、山萸肉、天冬、寸冬、盐黄柏、盐知母、粉丹皮、泽泻、菊花、草决明各9克，川芎1.5克，五味子6克，青箱子13克，薄荷3克。清水煎服，每日早、晚各服1次。此方为成人量。早期治疗有特效。

【备注】服药期间禁食鸡、鱼、羊肉及辛辣之物。

吃药黑豆可治两眼昏花

【配方及用法】先将药黑豆杂质拣去，然后用冷水将豆淘洗净，每500克豆另加50克枸杞子，一并放入锅内用水煮。水适量，先大火煮，后用小火浸煮，没水了豆已熟。500克豆再加100克红糖，糖化再浸煮，至无水即可。放冷后保存备用。豆、糖、枸杞子都属热性，不能多用，每日早晚各用两羹勺，细嚼食用，喝点儿开水。

【备注】要经常用，冷天豆好保存，热天豆可放在冰箱内。没有冰箱可少煮点儿，用瓶子装好放在通风阴凉处。

米酒可治老花眼

【配方及用法】自做米酒，也叫黄酒（用小米煮粥加入陈曲"麦曲"制成）。米酒内泡入适量党参或生熟地，每天喝50~100克。

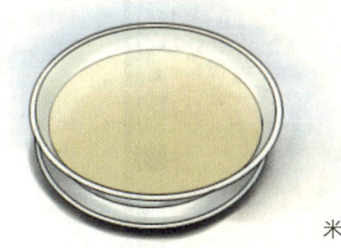

米酒

黑芝麻治眼睛昏花

【配方及用法】将黑芝麻炒后研粉，早晨起床后以及晚临睡时，各服一汤匙（约 20 克）。

黑豆桑葚可治眼前黑影症

【配方及用法】先将桑葚熬汁，去渣，再将干净黑豆倒入桑葚汁中一起煮，火不要太大，使汁完全浸入黑豆中，最后晒干收藏备用。一天 3 次，每次用盐开水冲黑豆 100 粒。

睛明饮治眼前飞蚊症

【配方及用法】生地、茯苓、当归、青箱子、夜明砂各 15 克，山萸肉 10 克。每天 1 剂，水煎服。

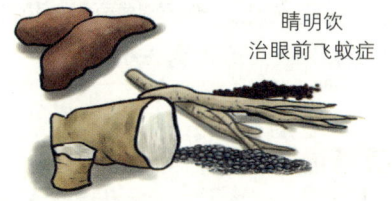

睛明饮
治眼前飞蚊症

马钱子、菟丝子治眼肌重症肌无力

【配方及用法】马钱子 3 克，菟丝子、枸杞子、车前子（布包）各 20 克，丹参 30 克，覆盆子 15 克，五味子、地龙各 12 克。上药先煎马钱子 10 分钟，然后全药共煎 20 分钟取汁约 300 毫升，日服 3 次。便溏乏力者加党参 30 克，白术 12 克；眩晕、睑肤麻木者加黄芪 30 克，当归 12 克。

六虫散治眼底病

【配方及用法】土鳖虫、壁虎各 10 克，麝香 0.1 克，金蝎 6 克，蜈蚣 2 条，白花蛇 1 条。上药共研细末，每天服 2 次，每次 5 克，以温开水冲服。

羊肝、兔脑可治视神经萎缩

【配方及用法】羊肝 250 克，兔脑 2 具，生、熟地各 31 克，枣皮、生石决明、枸杞、淮山、磁石、天麻、刺蒺藜、青箱子、首乌、文党、嫩耆各 62 克，杭菊、甘草各 31 克，朱砂 16 克。将以上药物，水煎后去渣，加适量蜂蜜，收贮待用。每次服 1 匙，日服 3 次，服半年方有效。

黄瓜可治火眼赤痛

【配方及用法】将刚摘下的老黄瓜 1 根，上部开一小孔，把里面的瓜瓤掏出，从孔填入芒硝，填满为止，拿到阴凉处悬挂起来。待到芒硝从黄瓜内渗出，用刀将粉末轻轻刮下，便可作药用了。用少许粉末点眼，1 日 3 次，晚上临睡前再点 1 次，如此连用数天，半月则可痊愈。

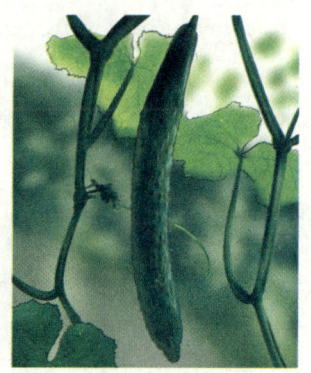

黄瓜可治
火眼赤痛

当归、大黄等治结膜炎

【配方及用法】当归、大黄、赤芍、甘草各 100 克。上药分别研末，混合均匀即成。每天服 3 次，成人每次 3 克（儿童酌减），饭后温开水送服。

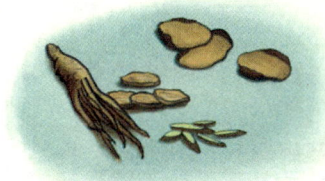

当归、大黄等治结膜炎

白蔻、藿香等可治结膜炎

【配方及用法】白蔻、藿香、黄芩、连翘、薄荷各 10 克，茵陈、桑叶各 15 克，石菖蒲、木通各 6 克，滑石（布包）12 克。将上药先用清水浸泡 20 分钟，再煎煮 10~15 分钟，每剂煎 2 次，将 2 次药液混合约 300 毫升，每日 3 次温服，并配以蒲公英 50 克煎汤熏洗眼部。

白头翁、秦皮等可治急性结膜炎

【配方及用法】白头翁 30 克，秦皮 12 克，黄柏、黄连各 6 克。每天 1 剂，水煎 2 次，混匀，分早、晚 2 次口服。

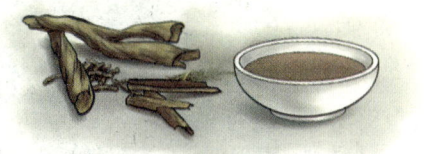

白头翁、秦皮等可治急性结膜炎

黄连片浸奶滴眼治急性结膜炎

【配方及用法】用黄连片 0.5 克，用奶汁浸泡，搽目内眦并滴入目中，每天 4~6 次，无须打针服药，红肿迅速消失，眼屎明显减少。用药时忌食辛辣、荤腥食物。

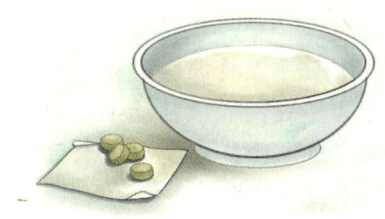

黄连片浸奶滴眼治急性结膜炎

川黄连、山慈姑治电光眼炎

【配方及用法】川黄连、山慈姑各 2 克，人乳 20 毫升，猪胆汁 5 毫升。将黄连、山慈姑用人乳、猪胆汁磨汁，药汁澄清过滤滴眼，每天滴 3~10 次。

苦黄汤治睑缘炎

【配方及用法】苦参 20 克，黄连 6 克，黄柏 10 克。水煎，用棉球蘸药水洗涤眼睑缘患处，每剂洗 2 次，每天洗 3 次。若睑缘奇痒，加花椒 3 克。

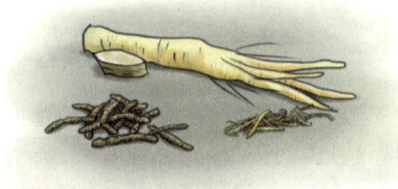

用苦黄汤治睑缘炎

天茄棵煮汁浸眼治近视

【配方及用法】取天茄棵 250 克煮沸，把煮的汁液倒入广口瓶内，同时把瓶口放在患者眼上（瓶口大于眼睛），令其抬起头，使药水浸入其眼内 1~2 分钟。每天 3 次，5 天为 1 疗程。治 1 疗程后，休息一两天，再治第二个疗程。如此反复，四五个疗程即可痊愈。

当归、红花治近视

【配方及用法】当归 1000 克，红花 500 克。上药加入 2000 毫升清水煎，煮沸 5 分钟后，取滤过液滴眼。每日 5~10 次，每次 1~2 滴，1 个月为 1 疗程。

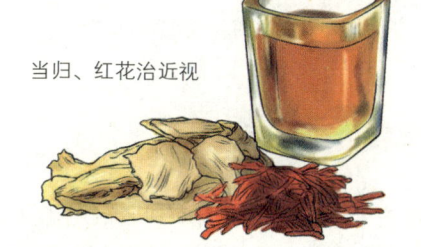

当归、红花治近视

花椒酒治红眼病

【配方及用法】25 克花椒放入 250 毫升白酒内泡 3 天后，用棉签蘸擦眼角，早晚各 1 次。

青苔治多例传染性红眼病

【配方及用法】用水井旁青苔。青苔洗净，取少许敷眼上，药热即换，连续敷数次。

老姜预防红眼病

【配方及用法】如果周围的人得了红眼病，马上用老姜切片，贴在两边太阳穴，再用老姜在脑门上来回搓，可有效预防红眼病的传染。

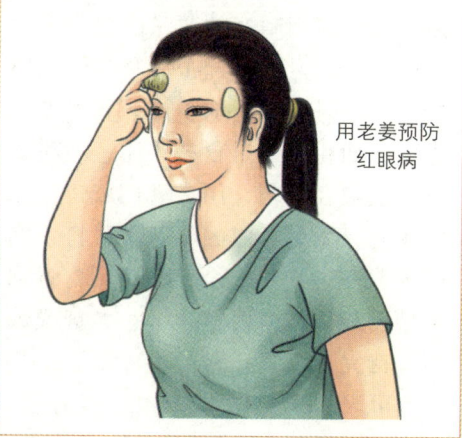

用老姜预防
红眼病

车前子汤可治青光眼

【配方及用法】车前子 60 克，加水 300 毫升，一次煎服。

香附、葶苈子等可治慢性青光眼

【配方及用法】香附、葶苈子、酸枣仁各 10 克，川芎 5 克，芦根 25 克，茯苓、夏枯草、车前子（布包）各 20 克，益母草 15 克，槟榔 15 克，生甘草 3 克，当归 10 克。上药水煎 20~30 分钟取汁约 500 毫升，分 3 次温服，每天 1 剂，30 天为 1 疗程。肝肾阴虚及视力损害较著者加枸杞子 15 克，菟丝子 20 克，石斛 15 克；血压高者加石决明 20 克，菊花 15 克，丹参 15 克。

"三白散"可治白内障

【配方及用法】白术、白及、云苓各50克，研为细末，经过细筛后，以10克为一包，可包制13~15包，待服用。主要采取食疗法，即于每天晚饭后、临睡前用制好的"三白散"药粉一包，加适量净水配1~3个鸡蛋煎饼食之。做时用植物油少许，亦可加入少量的面粉和适量食盐，注意药粉要与鸡蛋混合均匀，用文火煎成饼，切不可大火爆煎。白内障患者若将一剂药粉服完一半儿或全部服完后，感到病情明显好转，可继续服一二剂或数剂，待完全恢复正常方可停药。一剂药粉可服13~15次，即15天为1疗程。初患白内障者一剂药粉服完即可治愈。

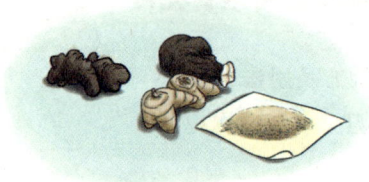

"三白散"可治白内障

蝉蜕治早期白内障

【配方及用法】蝉蜕9克。每天1剂，温开水或黄酒送服。

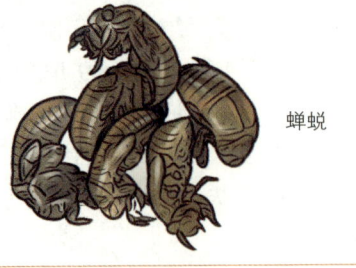

蝉蜕

小米砂仁绿豆粥可治老年性白内障

【配方及用法】小米50克，绿豆20克，砂仁10克。将上述3味药同入砂锅内煮成米粥，每日2次，早晚食用。

【备注】治疗本病是长期的任务，不能在短时间内收效，故药补不如食补。小米有较高的营养价值，绿豆和砂仁既可解毒消食又能健脾和胃、益气明目，为老年人服用佳品。

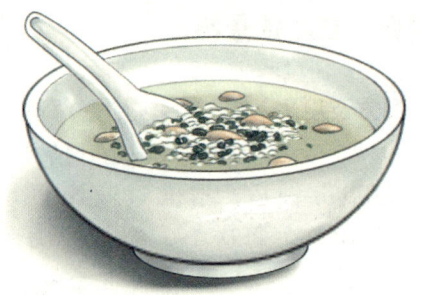

小米砂仁绿豆粥可治老年性白内障

百草霜治夜盲症

【配方及用法】百草霜（别名锅底黑灰、锅烟子）涂猪肝上服后夜盲症即愈。

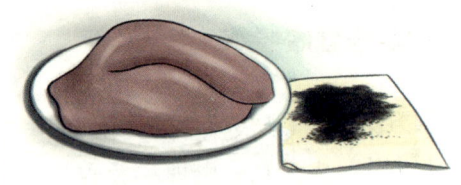

百草霜治夜盲症

莶草散治夜盲症

【配方及用法】莶草适量，猪肝（或鸡肝）15克。将稀莶草焙干研细末，每天取3克与猪肝共蒸服。

红番薯叶、羊肝治夜盲症

【配方及用法】红番薯叶 150~200 克，羊肝 200 克。薯叶洗净，切碎，羊肝切片，加水同煮。食肝饮汤，连服 3 日，每日 1 次。

【功效】补肝养血，表热明目。用治夜盲。

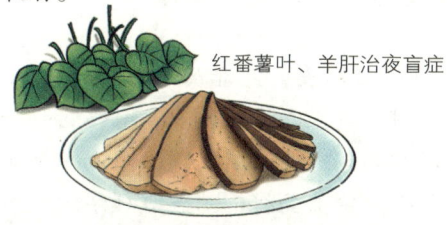

红番薯叶、羊肝治夜盲症

黑豆、黑芝麻可治迎风流泪症

【配方及用法】黑豆、黑芝麻各 50 克。将黑豆和黑芝麻研细成末，每日冲服 10 克，白开水送下，分 2 次服。

【备注】用本方时忌食生蒜、生葱、生姜、辣椒等刺激性食物。

食海带、黑木耳治迎风流泪症

【配方及用法】海带 250 克，黑木耳 50 克。将海带、黑木耳洗净，切成细丝，清水煮熟，每日食用 20 克。

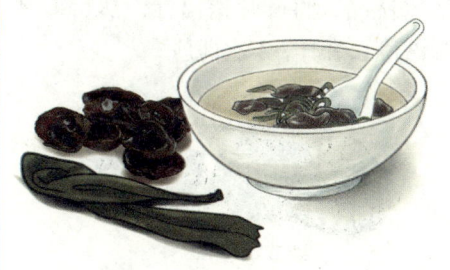

食海带、黑木耳治迎风流泪症

猪蹄冰糖治迎风流泪症

【配方及用法】肥壮的猪蹄（后脚）7 只，冰糖 350 克。每天用 1 只猪蹄加冰糖 50 克，放适量水，置高压锅内煮至稀烂，一次连汤服完，或分早晚 2 次服，连服 7 天即愈。没有根治的话，可再服 7 天。

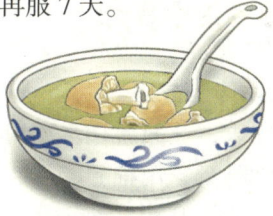

猪蹄冰糖治迎风流泪症

涂五倍子膏治倒睫

【配方及用法】五倍子膏（五倍子 31 克，研成细末，加入适量蜂蜜均匀调拌，调至稠糊）涂布于距睑缘 2 毫米处，每日 1 次。

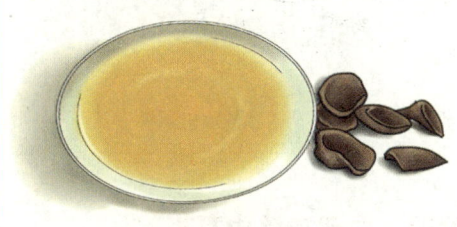

涂五倍子膏治倒睫

花椒可治沙眼

【配方及用法】花椒皮 10 克，花椒子 5 克，清油 10 毫升。上三味药用烧瓶煮沸 30 分钟，过滤 2 次，备用。每日滴眼 2 或 3 次。

【功效】行癣，除湿，解毒。用治沙眼。

耳疾

耳朵是人的听声器官，长在眼睛的后面，能辨别振动，并将声音转换成神经信号传给大脑。人体任何部位都有患病的可能，耳朵也不例外。耳部疾病如果不能得到及时正确的治疗，患者则有可能失去听觉。常见的耳病有先天性外耳闭锁、外耳炎、中耳炎、鼓膜穿孔、耳硬化、感音神经性耳聋等。

枯矾、冰片治中耳炎

【配方及用法】枯矾5克，冰片3克。共研极细末，装瓶备用。用时先以双氧水冲洗外耳，用棉签吸干，再取本药少许，吹入耳内，每天1次，连用3次即愈。

【功效】主治急、慢性中耳炎，听力减退，有脓液外溢者。

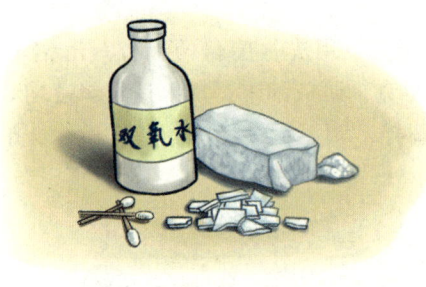

枯矾、冰片治中耳炎

猪胆、白矾末治中耳炎

【配方及用法】猪胆1个，白矾9克。将白矾捣碎放入猪胆内，阴干或烘干，研成细末，过箩。先用3%的双氧水洗净耳，拭干脓液，然后用笔管吹入猪胆粉剂。每2~3天用药1次。

【功效】清热解毒，消肿止痛。用治化脓性中耳炎。

明雄黄、白矾治中耳炎

【配方及用法】明雄黄（雄黄）2克，白矾2克，捣碎成粉末。用香油或菜油调均匀，然后用火柴棒缠上一点儿药棉，蘸上药将棉球放进耳朵内，不要轻易取出，待稍干后取出，2~3次之后即可见效。一般药棉球放进耳朵后，在鼓膜处会结上药痂，使人不舒服，千万不要乱捣，实在不行，用手在耳外揉搓几下。

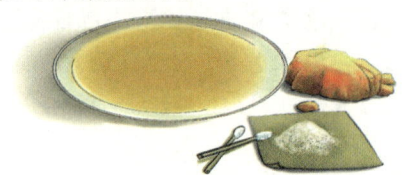

明雄黄、白矾治中耳炎

虎耳草治中耳炎

【配方及用法】取虎耳草叶2~3片，用清水洗净，将叶片捣出汁，然后取其汁液滴入患耳，1次即愈。

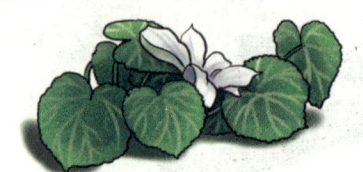

虎耳草治中耳炎

核桃肉治慢性中耳炎

【配方及用法】核桃肉（适量）。取核桃肉油滴耳用，每日 2 次。核桃肉沥油后放置时许，去除底部的沉渣部分，将患耳脓液洗净，将油滴入耳道。

用脓耳散治化脓性中耳炎

【配方及用法】四川黄连 10 克，冰片 5 克，枯矾 20 克，龙骨 20 克，鱼脑石 20 枚。上药共研细末，装瓶备用。治疗时先将耳内脓液用双氧水洗净，再用消毒棉签将耳道拭干净，用纸筒（呈喇叭状）将药末装入，由他人轻轻将药末吹入耳内，然后用消毒棉球轻轻堵塞外耳道，以防药末脱出。每晚睡前用药 1 次，一般药末与脓液干结后可自行脱落掉出。用药 6~10 次即愈。

【备注】使用该方，药物制末时必须研成粉状细末，吹入耳内要让其药末与脓汁干结后自行脱落掉出，若药末在耳内长期不脱出，可用双氧水反复浸泡冲出，不可用金属利器掏出，以防损伤局部黏膜，引起炎症。

耳疖散治慢性化脓性中耳炎

【配方及用法】已出蛾蚕茧 10 个，冰片 0.15 克。将茧壳剪碎，置瓦上煅存性，加入冰片，共研极细末，贮瓶中备用。取耳疖散少许，吹入耳中，每天 2 次。

以蛇蜕治耳流脓症

【配方及用法】蛇蜕 1 条，冰片 10 克。将蛇蜕、冰片分别碾成细末，再与核桃油调成液体，装入瓶内保存。为了使用方便，可找一个眼药瓶装入此液，睡觉时向耳内滴入 2~3 滴。此药不仅能治耳流脓，对中耳炎、耳流水、外耳道炎、耳部湿疹也有疗效。治疗耳部湿疹时，可用药棉蘸上药液涂于患处。

瘦猪肉、豆腐治耳聋

【配方及用法】瘦猪肉 500 克（切丝），豆腐 250 克，大葱 250 克，石菖蒲 200 克。上 4 味药煮在一起，熟后吃肉、豆腐并喝汤。每次适量，一次食不完可分次服。一般连食 3 剂即获显效。

【备注】对药物过敏或体质虚弱的老年人应慎用此方。

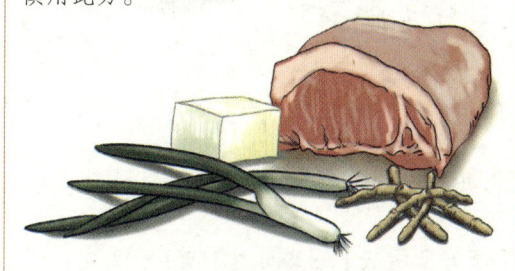

瘦猪肉、豆腐治耳聋

香葱、糯米、猪膀胱治耳聋

【配方及用法】香葱 30 克（切碎），糯米 30 克，猪膀胱（洗净）1 个。将前 2 味药纳入猪膀胱内，煨烂食之；或用香葱 30 克，鸡蛋 1 个去壳，2 味药一起搅拌蒸吃或煎吃，7 天为 1 疗程，一般 1 疗程即愈。

磁铁治耳聋

【配方及用法】小铁块、磁铁各一块。口含小铁块，耳上放磁铁，每日5次，每次20分钟。

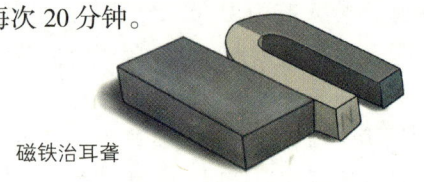

磁铁治耳聋

三花汤治耳聋

【配方及用法】二花、槐米、杭菊各9克，青茶叶引。上药煎20~30分钟，取汁约300毫升，早、晚各服1次。

【备注】服药期间，保持静态休息，忌食生冷酸辣及荤厚油腻食物。

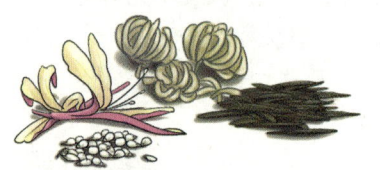

三花汤治耳聋

蝈蝈、轻粉治耳聋

【配方及用法】蝈蝈1个，轻粉2克，枯矾2克，冰片0.5克。蝈蝈焙焦，与余药共研细粉，分成3份，每天1份，一次吹入耳孔内。

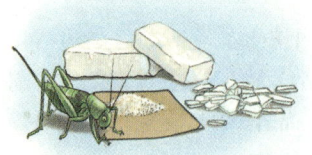

蝈蝈、轻粉治耳聋

口服活鼠粉治突发性耳聋

【配方及用法】活鼠1只，剥皮、剖腹、弃脏，将鼠肉（不去骨）剁成小块，放在新瓦上用小火焙干，碾成细面备用。每天早晚饭后各服1次，每次服10克左右。将药面放入茶缸内，开水冲捂盖10分钟左右，再少加红、白糖，一次服完。服半个月左右见效，久服痊愈。

水蛭葱汁可治老年性耳聋

【配方及用法】取活水蛭1只，放入掐去尖端的葱叶（未出土葱叶）内，再将断口扎紧。3天后，收集葱叶内的液汁。用时将其液2滴滴入患耳内，数分钟后，即有温热感，片刻再将液汁取出。一般1次可获良效。如双耳皆聋，可先后依次滴治。

鸡蛋巴豆治神经性耳聋

【配方及用法】取1个鸡蛋，先开一孔，将巴豆1粒（去皮、去心膜）由孔放入鸡蛋中搅匀，取汁滴于耳中。每日滴两三次，连续用3个月。

【备注】因巴豆有大毒，在滴耳治疗时，一旦发生耳内肿痛或急性皮炎，应立即停用此药。

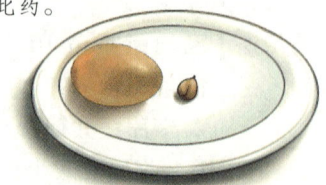

鸡蛋巴豆治神经性耳聋

鼻症

鼻是人体呼吸器官。气候变化，食物、花粉、药物等的刺激，挖鼻子、拔鼻毛等不好的生活习惯，鼻子邻近器官病变如扁桃体炎、咽炎等的影响，以及一些全身慢性疾病如贫血、糖尿病、风湿病、结核、心脏病等，均有可能导致鼻的病变。一些遗传因素也是鼻病的起因。常见鼻病有鼻炎、鼻窦炎、鼻息肉、酒渣鼻、鼻出血、嗅觉障碍等。

大蒜可治鼻炎流清涕

【配方及用法】取大蒜4~6瓣，洗净切碎备用；将3厘米宽纸条卷成筒，筒壁以两层纸厚为宜。将蒜末装入筒内，以两头开口处不外漏为宜，将此蒜筒插入鼻孔，5分钟后取出，可治流清鼻涕。

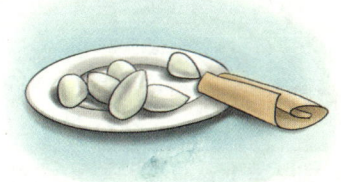

大蒜可治鼻炎流清涕

茅根、葛花煎服可治鼻涕不止

【配方及用法】茅根124克，鲜葛花124克，大葱2根，无根水（下雨时盆接的水）2升。将上3味药和水一起熬，一次服完，每日1次。

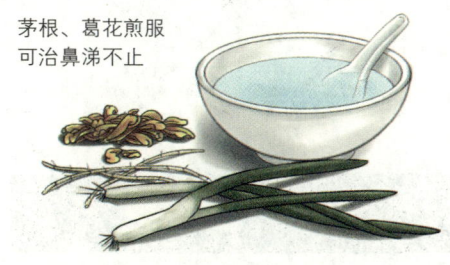

茅根、葛花煎服可治鼻涕不止

蒴藜煎汁治鼻塞流水

【配方及用法】蒴藜，水煎浓汁。患者仰卧，口含清水，滴入鼻中，如未通畅可再滴，至愈。用以治疗鼻塞流水，有神效。

苍耳子、豆油可治鼻炎

【配方及用法】苍耳子15~20粒，豆油50克。将苍耳子炒后，再将豆油煮至沸腾无沫再放苍耳子，至苍耳子煎至黑色焦状为止，再用纱布过滤。将过滤后的药油浸泡纱布条（1厘米×4厘米）备用。取油纱条放置在双下鼻甲上，隔日或1日涂药1次，也可用此药油滴鼻，1日1次。

【功效】祛风，消炎，通窍。治慢性单纯性鼻炎、过敏性鼻炎，及肥厚性鼻炎。

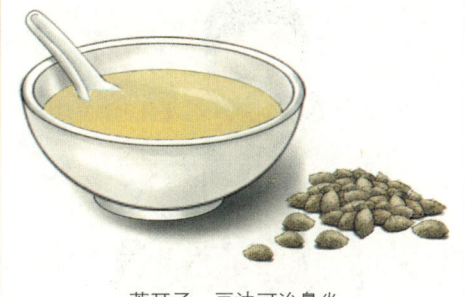

苍耳子、豆油可治鼻炎

外用蒜液治鼻炎

【配方及用法】大蒜（选紫皮蒜最佳）。蒜洗净，捣烂如泥，过滤取其汁，与生理盐水配成40%大蒜液，或与甘油配成50%大蒜油。同时以棉卷蘸液涂布鼻腔内，每日3次。

【功效】治萎缩性鼻炎。症见头痛、鼻塞、嗅觉减退或消失、鼻腔内有黄绿色痂皮附着、鼻干、流涕或黄绿色鼻涕、出血等。

香附、荜茇可治鼻炎

【配方及用法】香附、荜茇各等份，大蒜适量。将上药捣成饼，贴囟门，并用艾条隔药悬灸。

【功效】散寒，理气，拔毒。治老人鼻流清涕。

搓鼻法治鼻炎

【方法】以双手中指沿鼻梁两侧，从眼角至迎香部位上下搓动，每次以200下为宜，每天早晚各1次。搓揉时，勿压太紧，以免搓伤皮肤。常年坚持必有效果。

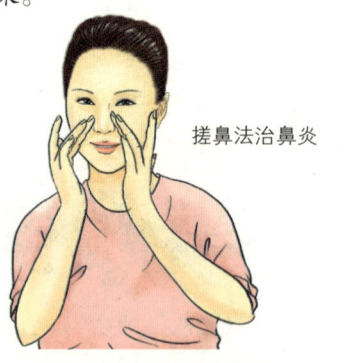

搓鼻法治鼻炎

斑蝥方治鼻炎

【配方及用法】斑蝥适量。将斑蝥去足翅研细末，贮瓶备用。用时取斑蝥粉适量，以水或蜂蜜调为稠糊状。病人取仰坐或仰卧位，擦洗干净印堂穴。取1小块胶布，中间剪一黄豆粒大小的孔，先贴于印堂穴，后将药粉直接涂于小孔之内，外以胶布贴盖，24小时后去掉，可通窍拔毒。

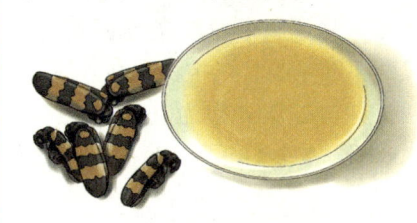

斑蝥方治鼻炎

生吃大葱治疗鼻炎

【配方及用法】在吃饭时，生大葱随其他菜同吃均可。在生吃的过程中，最好在口内自觉地控制生葱的辣味使其从鼻腔内通过，这样治效果最好。

【功效】治慢性鼻炎、副鼻窦炎，症见鼻不通气，伴头痛。

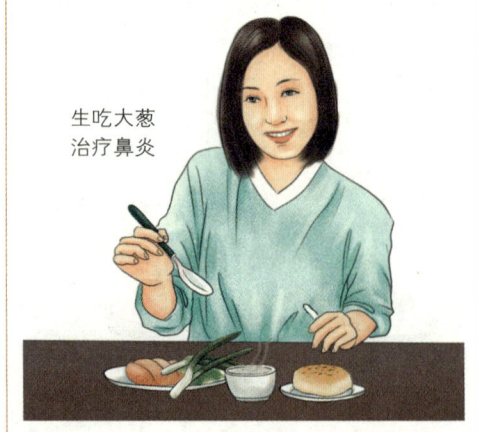

生吃大葱治疗鼻炎

青苔治急慢性鼻炎

【配方及用法】垣衣适量。每日刮取新"垣衣"适量，用干净薄纱布包裹后塞入鼻孔（两鼻孔交替），鼻塞解除，流涕及其他伴随症状完全消失后，再继续应用3~4天。

【备注】垣衣即生长在背阴潮湿处古老砖墙上的青苔。

猪胆、冰片治慢性鼻炎

【配方及用法】猪胆1个，冰片15克，麝香0.2克。将冰片、麝香二药装入猪胆内，阴干后，去掉胆皮，研为极细末，装入小瓶封闭备用。用时将脱脂棉捻成细条，沾药末少许，放入患侧鼻孔内，或将药末吹入鼻孔内。

【备注】本药芳香走窜，活血散瘀。孕妇禁用。

桃树叶可治萎缩性鼻炎

【配方及用法】桃树嫩尖叶适量。将桃树嫩尖叶1~2片用手揉搓成棉球状，塞入患鼻（直达病处）10~20分钟，待鼻内分泌大量清鼻涕，不能忍受时再弃药。每日4次，连续用药1周。

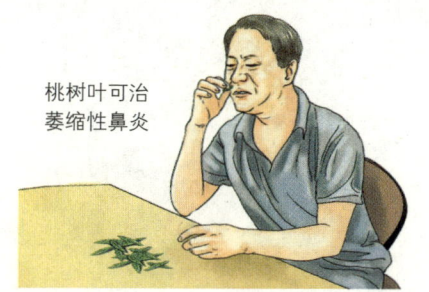

桃树叶可治
萎缩性鼻炎

氯苯那敏、冰片治过敏性鼻炎

【配方及用法】氯苯那敏（扑尔敏）400毫克，冰片3克，共研细末，贮瓶备用，勿泄气。每次将本散少许置指头上，按于鼻孔吸之。每日吸

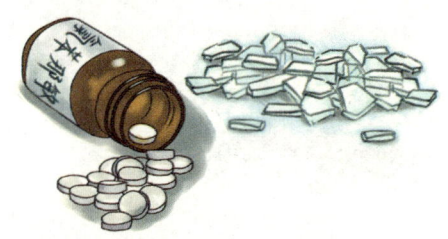

氯苯那敏（扑尔敏）、冰片治过敏性鼻炎

辛夷花、白芷等可治鼻窦炎

【配方及用法】辛夷花15克，白芷、苍耳子各10克，桂枝5克。将上药烘干研末过筛，装瓶备用。每天晚饭后取药末1克，一三寸见方双层纱布2块，将药末分包成2个药球，以棉纱扎紧，并留线头一寸左右，先塞1个药球于一侧鼻孔，用另一鼻孔呼吸；1小时后将药球拉出，将另1药球塞入对侧鼻孔。一般5天左右即见好转。10天为1疗程，轻者2疗程可愈，重者亦可减轻诸症。

【备注】使用上药容易出现打喷嚏及弃涕增多现象，药球每随喷嚏而出，重新塞入即可。

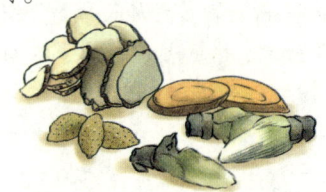

辛夷花、白芷等可治鼻窦炎

苍耳子汤治鼻窦炎

【配方及用法】苍耳子10克，用半碗水煎汤口服，每日2次。时间短的1~2次见效，病程长的则多服几次。

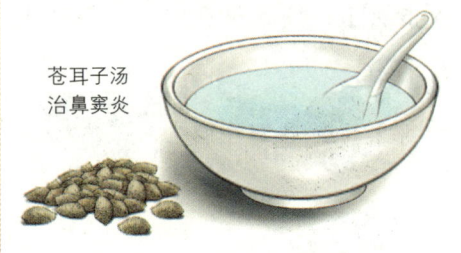

苍耳子汤
治鼻窦炎

用鹅不食草治鼻窦炎综合征

【配方及用法】鹅不食草粉塞入鼻腔30余日，每日3~5次，每次少许。

加味葛根汤治急慢性鼻窦炎

【配方及用法】粉葛根、桂枝（后下）、桔梗、赤芍各9克，炙甘草4.5克，鹅不食草、鱼腥草各12克，玉米须15克。上药水煎，取汁盛入一器皿中（口要小），每次均水煎取汁入器皿，备用。患者趁热将鼻孔对准盛药器皿口熏蒸，并令反复吸之。每日数次，熏后取药汁内服。若复发，再用有效。

【备注】临床应随症加减。头痛鼻塞甚者加蔓荆子9克，薄荷（后下）、细辛各3克；流浊脓涕、腥臭特甚者加苍耳子、辛夷花、升麻各6克；热重者加连翘、甘菊花各9克；湿甚者加苡仁15克；鼻衄者加侧柏叶、白茅根各9克；头晕甚者加苦丁香6克，夏枯草、旱莲草各9克。本方用于急慢性过敏性鼻炎亦有效。

芙香辛冰散治急慢性鼻窦炎

【配方及用法】芙蓉叶、香白芷、辛夷花各15克，细辛3克，冰片1克。上药共研细末和匀，贮瓶备用，勿泄气。使用前用药棉签将患鼻腔内的涕液拭干净后，取上药末适量吹入患侧鼻腔内，或用鼻吸入，每天3次，每次吹2~3下。

辛夷花、苍耳治慢性鼻窦炎

【配方及用法】辛夷花15克，苍耳10克，细辛、白芷、冰片各5克。上药共研成细末，装瓶备用。使用时取块药棉以开水浸湿（以捏不出水为度），沾药末塞入鼻腔，两侧鼻孔轮流塞，2个小时更换1次，每日用药8小时。连续用药3日后鼻孔通畅，头痛减轻，鼻涕减少，用药半个月左右可愈。

乌梅肉、冰片治疗鼻息肉

【配方及用法】个大肉多乌梅适量，冰片少许。将乌梅用清水浸透，把肉剥下，焙干研为极细末，加冰片混匀贮瓶备用。用时以消毒棉签或棉球蘸药末敷撒患处，每天3~4次，至息肉脱落为止。

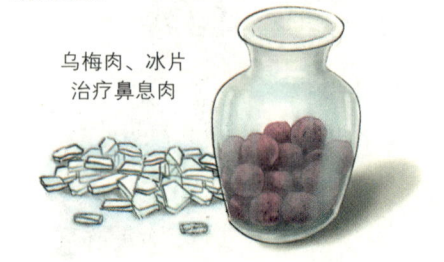

乌梅肉、冰片
治疗鼻息肉

蒜泥敷脚心治鼻衄

【配方及用法】取大蒜头适量，捣烂成泥。先用凡士林或菜油在两足底中心处（涌泉穴）薄薄涂一层，再把蒜泥涂在穴位上，敷料覆盖，胶布固定，20分钟后鼻血即止，然后去药。

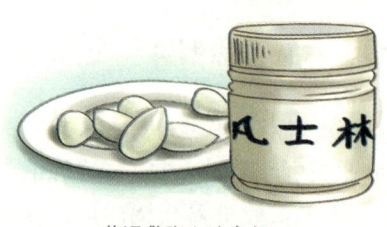

蒜泥敷脚心治鼻衄

向耳内吹气可止鼻血

【方法】1.施术者用手将患者的耳朵口适当张大，嘴巴对准患者耳朵口，用力缓缓地向内吹气，两耳各连续吹三口气即可。若血未完全止住，待1~2分钟后，再吹1次。此法之所以能止血，原因可能是气流刺激内耳神经反射弧及交感神经，使鼻黏膜血管收缩，起到了促进凝血的效果。2.左鼻孔出血举右手，右鼻孔出血举左手，两鼻孔出血举双手。举手时身体要直立，手与地面垂直，与身体平行。

向耳内吹气可止鼻血

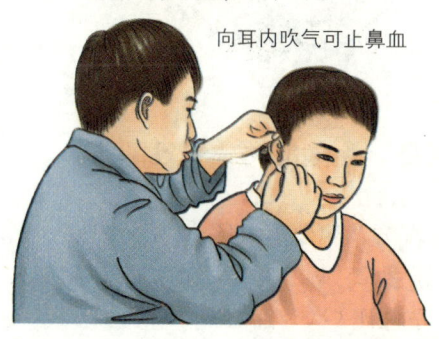

扎紧中指骨节可止鼻流血

【方法】用线扎紧手中指骨节弯曲之处，鼻血即止。左流扎右，右流扎左，双流双扎，效果非常显著。

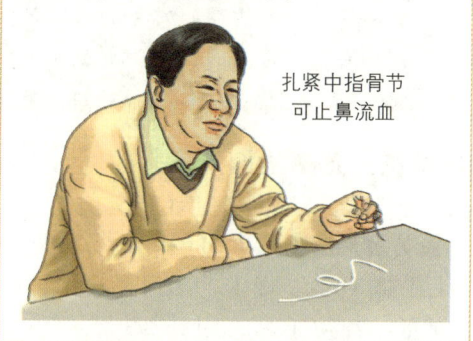

扎紧中指骨节可止鼻流血

三鲜汤治鼻出血

【配方及用法】鲜生地30克，鲜白茅根25克，鲜藕节20克，水煎2次后混合药液，放入生蜂蜜3汤匙调匀，待凉后服下。一般服用2剂即可治愈，效果显著。

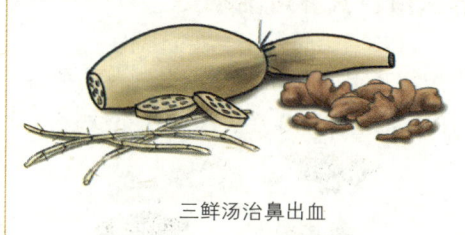

三鲜汤治鼻出血

丹皮、仙鹤草等治各种鼻出血

【配方及用法】丹皮6~9克，仙鹤草6~12克，香附6~12克，阿胶6~9克，水煎服，每日1剂，5天为1疗程，小儿量酌减。另外，鼻出血局部可以给予凡士林纱条填塞，压迫止血。

喉疾

喉部的感染、异物、外伤、肿瘤等称为喉疾。喉疾有些是因为先天结构或功能异常产生的。后天喉疾可由咽、气管和食管部位和喉返神经的病变引起。吸入刺激性气体、发声过度和发声不当、喉部外伤也是喉疾的重要起因。喉部疾病既可能是全身病患反应，也可引起全身性的变。常见的喉部疾病有喉炎、喉异物、喉麻痹、喉职业性损伤、声带小结、声带息肉、喉肿瘤等。

用黄花、龙葵治咽疾

【配方及用法】黄花31克，龙葵15克，土牛膝31克。以上均为鲜品全草，1剂量。若为干品，用其2/3量。上3药均为夏秋采取，去净泥土，鲜用或晒干切碎备用；无药时四季均可采用。3药混合煎服，每1剂可煎2次，温服，在口中含数十秒钟后慢慢饮下。一般1~3剂可愈，重者每天可服2~3剂，频频饮之。

胖大海、玄参可治咽炎

【配方及用法】胖大海、玄参、桔梗各10克，生甘草3克，泡水代茶饮。

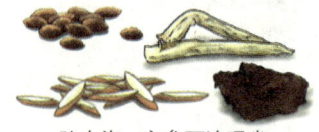

胖大海、玄参可治咽炎

用蜂蜜浓茶治咽炎

【配方及用法】取适量茶叶用开水泡成茶汁，再加适量蜂蜜搅匀。每隔半小时用此液漱喉并咽下，一般当日可以见效，2天即痊愈。

干桑、木柴可治咽炎

【配方及用法】干桑木柴500克，开水500毫升，白砂糖50克。将烧成的火炭（桑木）放进盆或锅内后，立即把开水浇到火炭上，并加盖焖气。待水温时去渣对糖，一次饮完，每日1剂。

八角茴香、蜂蜜等可治咽炎

【配方及用法】白砂糖、蜂蜜、芝麻油各500克；八角茴香7个，碾碎；鹅蛋1个，去壳与上药混在一起拌匀，如蒸馍一样蒸熟备服。每日3次，每次三小勺，开水冲服，服完为止。轻者1剂治愈，重者连服2剂即愈。

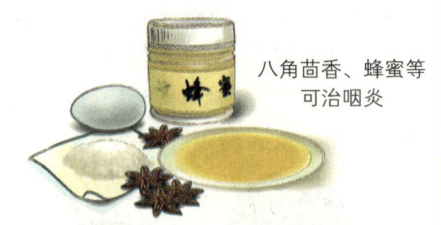

八角茴香、蜂蜜等可治咽炎

天冬、生地等可治慢性咽炎

【配方及用法】天冬15克，生地30克，玄参25克，党参20克。每天3次，每剂煎3次，连续服40剂。

酢浆草当茶饮治急性咽炎

【配方及用法】鲜酢浆草 30 克（干品 9 克）。上药加水煎服，少量多次频饮当茶，小儿可加白糖、蜜糖或冰糖。

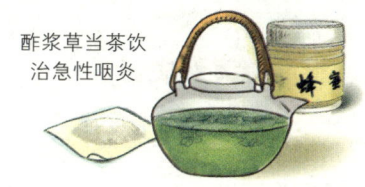

酢浆草当茶饮
治急性咽炎

草河车、元参等治急性咽喉炎

【配方及用法】草河车（又名蚤休）、元参各 9 克，桔梗、牛蒡子各 6 克，甘草 4.6 克，薄荷 3 克。上药用水三杯煎取一杯半，渣再用水二杯煎取一杯，混合 2 次药液徐徐服下。

用刺猬皮炭粉治喉咙发炎

【方法】将鲜刺猬皮晒干，放在瓦片上以慢火焙烤成炭，然后碾成粉末，再将粉末吹进喉咙，每次少许，每隔 3~5 小时吹 1 次。

西洋参治咽喉炎

【配方及用法】100 克西洋参切片，每次含一片于嘴中嚼烂咽下，每天 2~3 次。

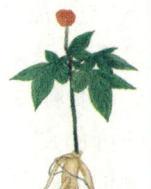

西洋参

麝香散治咽喉肿痛

【配方及用法】麝香 2 克，冰片 25 克，青黛 30 克，硼砂 100 克。先取硼砂与麝香研细末，再加青黛、冰片研细，和匀，瓶装，密封备用。用时用吹药器吹入，每 4 小时 1 次。

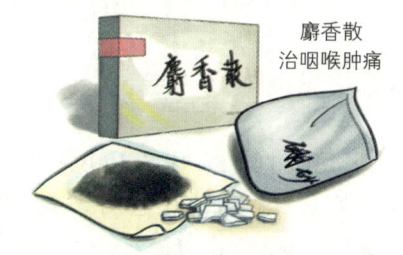

麝香散
治咽喉肿痛

仙人掌、芦荟治腮腺炎

【配方及用法】将仙人掌、芦荟捣烂，取其汁液外敷，兼服板蓝根冲剂，或兼用板蓝根 30 至 40 克。

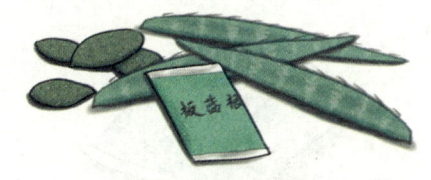

仙人掌、芦荟治腮腺炎

马鞭草治疗流行性腮腺炎

【配方及用法】马鞭草 50 克，水煎后分 2 次服用，连服 4 天，即可治愈。

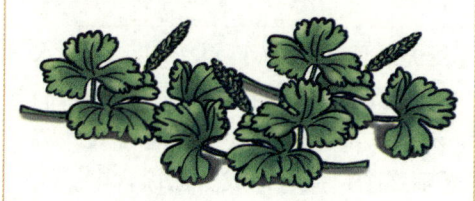

马鞭草治疗流行性腮腺炎

二根汤治急性扁桃体炎

【配方及用法】板蓝根 20 克，山豆根 15 克，土茯苓 20 克，射干 12 克，银花 12 克，蒲公英 10 克，黄芩 10 克，防风 10 克，甘草 4 克，每日 1 剂，水煎，分 2 次内服。

红根草治扁桃体炎

【配方及用法】鲜红根草 100 克（干品 50 克），加水 500 毫升，煎成 250 毫升，每天 2 次分服。

苍耳根茎调盐频饮治失音

【配方及用法】取鲜苍耳根茎 250 克洗净，加水 1000 毫升，煮沸 20 分钟，加食盐适量调味，日服 1 剂，代茶频饮。

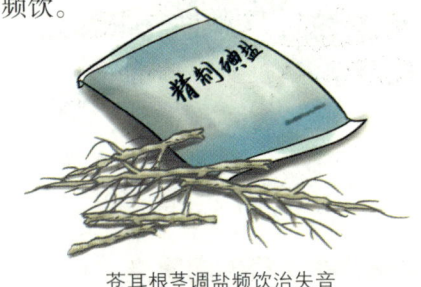

苍耳根茎调盐频饮治失音

苦酒汤治失音症

【配方及用法】制半夏 15 克，加水 400 毫升，煎 20 分钟丢渣，加入苦酒（米醋）70 毫升，待半冷时再放入鸡子清 2 个，搅匀即成。徐徐含咽，不拘于时，每日 1 剂。

吃甘蔗治失音症

【配方及用法】甘蔗 60 克，麦冬 9 克，胖大海 6 克。将上药加水适量，稍煎取汁，不拘时，徐徐缓饮。

艾叶尖、棉油治突然失音

【配方及用法】艾叶尖 7 个，棉油 60 克，鸡蛋 2 个（去壳，打碎）。先将棉油煎滚，炸艾叶至焦黑色，把艾叶捞出，再将鸡蛋打碎，搅均匀后，放在油内炸至黄焦色，趁热食之。

苏梗、杏仁等可治外感失音

【配方及用法】苏梗、杏仁、桔梗、前胡、蝉蜕、木蝴蝶各 10 克，牛蒡子、诃子各 6 克，甘草 3 克。上药日煎 3 次服，日服 1 剂，每次煎 15~20 分钟，取汁约 200 毫升温服。兼咽痒咳嗽者加麻绒（炙）10 克，细辛 3 克；喉干舌燥者加芦根 15 克，槟榔 10 克；咽痛者加射干 10 克，赤芍 15 克。

用醋煮鸡蛋治不能发声

【配方及用法】用搪瓷器皿盛普通食醋 250 克，加入鸡蛋 1 个，煮 10~15 分钟，然后去蛋壳再煮 10~15 分钟，将鸡蛋连同食醋一起服下。通常吃 1 个鸡蛋即可痊愈，不愈可再服 1 个。醋煮鸡蛋可治各种原因引起的急性喉炎、声带发炎，对剧烈咳嗽引起的声音嘶哑亦有效。

皮蛋、冰糖同煎可治声音沙哑

【配方及用法】皮蛋（俗名变蛋）2个，冰糖31克，同煎一大碗汤服之，早、晚各服1次，1~2剂可愈。

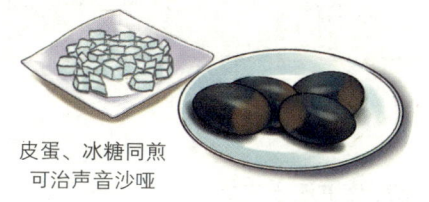

皮蛋、冰糖同煎
可治声音沙哑

服鸡心粉治声音嘶哑

【配方及用法】鸡心7个。焙黄研成细末，分成7包，第一次服1包，以后2次各服3包，黄酒送服，每日1剂。

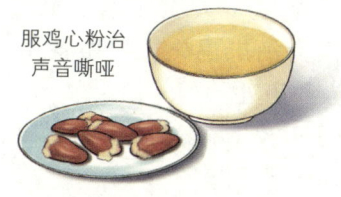

服鸡心粉治
声音嘶哑

青蒿、胖大海治哑嗓

【配方及用法】青蒿60克，胖大海3枚，加水300毫升煎服，每日1剂。

指甲、土牛膝治暴喑病

【配方及用法】人指甲若干，土牛膝根46克。用人的指甲3或7个（先洗净，擦干手后剪下），以纸卷之成卷烟状，再点火吸此卷烟如抽香烟状数口，一会儿声出，再煎服土牛膝根，可煎1~2次，频频饮之。

核桃、鸡蛋治疗嘶哑症

【配方及用法】7粒核桃，2个鸡蛋。将核桃壳、肉都捶碎加水与鸡蛋一起煮，鸡蛋熟后再将蛋壳打碎用文火煮，然后吃鸡蛋、核桃仁，喝水。2周后即见奇效。

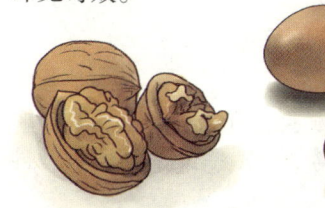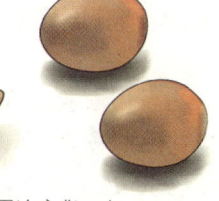

用核桃、鸡蛋治疗嘶哑症

蝉衣、蜂蜜治声哑

【配方及用法】蝉衣15克，蜂蜜30克。将蝉衣用水洗去沙土，加入500毫升水，煮开锅后，晾15分钟，过滤去渣，然后加入蜂蜜在火上煮，边煮过搅，一沸即可。应趁热饮，并当茶慢慢喝，凉了再热。一般2~3剂即愈。

用蝉衣、蜂蜜治声哑

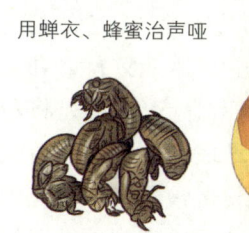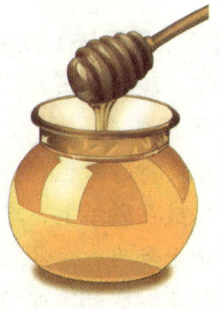

双花、麦冬治声哑

【配方及用法】双花（金银花）30克、麦冬20克，用开水冲泡上两味药，当茶水喝。

牙痛

牙痛是指牙齿因各种原因而出现的疼痛，患者一般有牙龈红肿、遇冷热刺激痛、面颊部肿胀等症状。大多数牙痛都是牙龈炎、牙周炎、蛀牙或折裂牙导致牙髓（牙神经）感染引起的。牙痛还可见于龋齿、智齿冠周炎、釉质咬耗症、牙齿颈部磨耗症（楔状缺损），牙髓或犬齿周围的牙龈感染、前白齿出现裂痕，甚至鼻窦炎。

石地丹黄汤治牙痛

【配方及用法】生石膏30克，鲜生地12克，丹皮10克，川黄连9克。每天1剂，痊愈为止。

【功效】消炎，去痛。

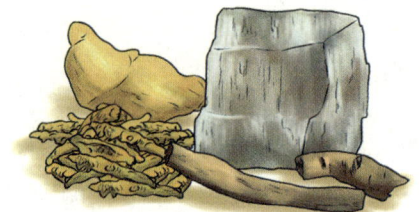
石地丹黄汤治牙痛

防风、细辛等可治各种牙痛

【配方及用法】防风、细辛、荜茇、荆芥、硫黄各6克，冰片33克。上药共研细末，取玻璃杯1只，砂纸1张，将砂纸包在杯口上，系之，将药粉放在砂纸上，堆成圆柱形，然后在顶上点火，令药粉慢慢燃烧，待烧到药堆琴底部（注意不要烧到砂纸）把药灰和砂纸除去，刮下玻璃杯内壁上的降丹，贮瓶备用。取降丹少许放在棉花中，再将药棉贴于牙痛处，咬紧即可。

【功效】祛风、消炎、止痛。各种牙痛。

牛膝木津治牙痛

【配方及用法】牛膝（去芦）500毫升，木津1250毫升，黄茄（细切）20个，郁李仁640克，麝香空皮子细挫100个。以上5味药捣碎入罐，上用瓦片盖口，留一小窍，用盐泥固济，烧令通赤，候其变白，即住火，以新土埋一伏时取出，后入，升麻、细辛（去苗）各500毫升，上药俱为细末混匀，贮瓶备用。以少许涂敷患处。

【功效】固齿止痛。用治牙痛动摇、风火疼痛。

胡椒绿豆治牙痛

【配方及用法】胡椒、绿豆各10粒。将胡椒、绿豆用布包扎，砸碎，以纱布包作一小球，痛牙咬定，涎水吐出。

【功效】清热，止痛。用治炎症和龋齿所引起的牙痛。

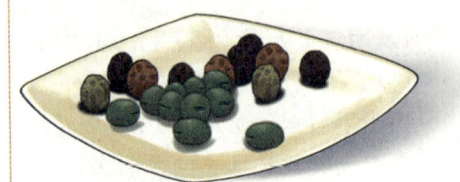
胡椒绿豆治牙痛

白信、川黄柏治牙痛

【配方及用法】白信、川黄柏、甘草各 5 克，红枣 50 克，青黛 10 克，硼砂 20 克，乳香、没药各 2.5 克，冰片 7.5 克。先将红枣去核切片，白信研末加入拌匀于瓦上，以炭火炙至信枣烟尽为度，取出候冷研细，其他各药则分别研细，除冰片外皆调匀后收藏，先将患部洗净，然后把收藏的药加入冰片后，取少许撒敷患处，每日 5 或 6 次。

【功效】清热解毒，化痕止痛，祛腐生肌。用治牙痈。

姜矾粉止牙痛

【配方及用法】老姜、枯矾等份。老姜用瓦焙干，研末，枯矾研细，与姜末调匀。涂搽病牙。

【功效】止牙齿疼痛。

薄荷、肉桂等治牙痛

【配方及用法】薄荷、肉桂、细辛、良姜各 10 克。上药 10 克为 3 剂药量，把 10 克分成 3 份（即每剂为 3.333 克），水煎早晚分服。

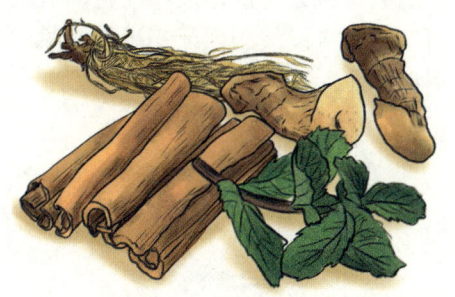

薄荷、肉桂等治牙痛

生地、元参治牙痛

【配方及用法】生地、熟地各 30 克，元参、二花各 15 克，骨碎补 9 克，细辛 3 克。每日 1 剂，水煎服。

生地、元参猪肉治牙痛

【配方及用法】生地、元参各 30 克，猪肉 250 克。水煎煮，食肉喝汤，每日 1 剂。

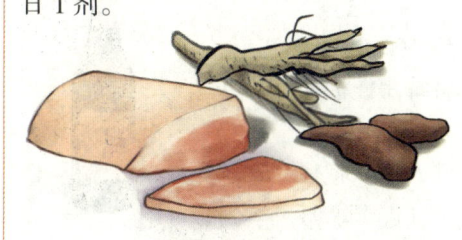

生地、元参猪肉治牙痛

茄子皮灰治牙痛

【配方及用法】用生茄子皮化灰，放于避风处过夜去其火气，与蜂蜜拌匀，涂于痛处，立即见效。

香椿树皮加糖口服治牙痛

【配方及用法】香椿树皮 30 克，白糖适量。香椿树皮加水煮沸后去皮加糖口服。

香椿树皮加糖口服治牙痛

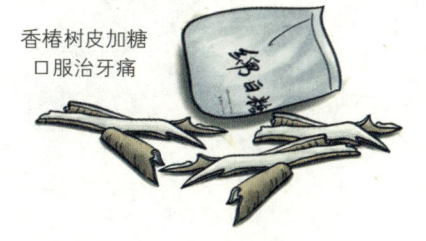

山柰子末熏吹鼻治牙痛

【配方及用法】山柰子研末，每次用少许，摊在纸上卷筒成香烟状，点燃后吹灭，先熏鼻，随即趁热取药粉吹入鼻中，牙痛即止。

醋煮蜂房漱口治牙痛

【配方及用法】
露蜂房 1 个，醋 500 毫升。将蜂房浸泡醋内于锅内煮沸，待凉后漱口，每日数次。

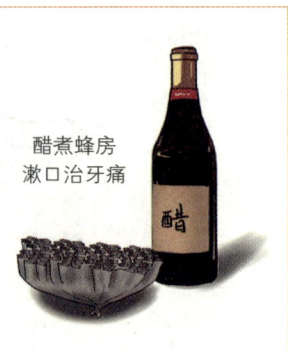

醋煮蜂房
漱口治牙痛

红皮大蒜敷虎口穴治牙痛

【配方及用法】用红皮大蒜一头，剥皮捣成蒜泥，敷至右手虎口穴处，用纱布缠牢。第二天除掉，会有水疱生起，越起越大。这时不要害怕，2 天后水疱老化成熟，用穿线大针横穿拉过去，随即黄水溢出，水疱消失，牙疼病除。

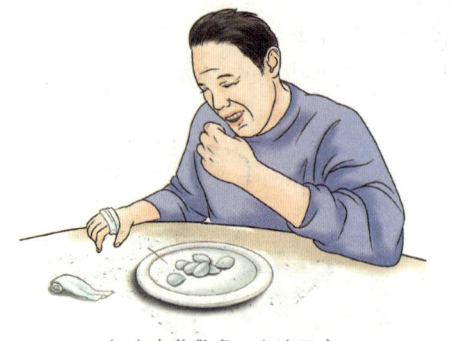

红皮大蒜敷虎口穴治牙痛

仙人掌贴脸可治牙痛

【配方及用法】牙痛时，取一块鲜嫩肥大的仙人掌，用水洗净，剪去表面的针刺，再对剖成同样厚的两片，把带浆的一面贴在牙痛部位的脸上。

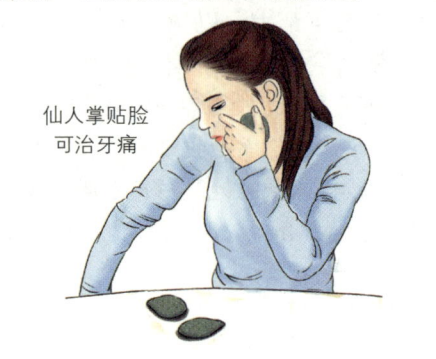

仙人掌贴脸
可治牙痛

黑松可治龋齿痛

【配方及用法】黑松（也叫油松）节（就是剪下的松树分杈节部分），剁成小块，取 50~100 克，用搪瓷缸装水，文火煮半小时，口含松节水漱口 20 分钟。

干茜草根可治龋牙痛

【配方及用法】干茜草根 1 克，用纱布包好放在碗内消毒，加乳汁 10 毫升，浸泡数分钟，待液体成淡红色即可应用。用时将浸液滴入牙痛患者双眼的泪囊口处，每 1~2 分钟滴 1 次。

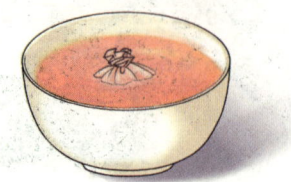

干茜草根可治龋牙痛

韭菜根、花椒止龋齿痛

【配方及用法】韭菜根 10 根，花椒 20 粒，香油少许。洗净，共捣如泥状，敷病牙侧面颊上。

【功效】止痛。

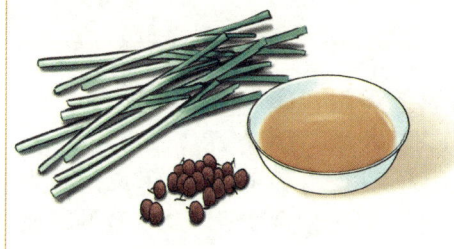

韭菜根、花椒止龋齿痛

桃树枝热气熏烤止龋齿牙痛

【配方及用法】鲜桃树枝一根，用香油点火，烧烤桃树枝一端，有热气时放在龋齿上，反复数次，20 分钟后牙痛即愈。

苦参治龋齿牙痛

【配方及用法】龋齿疼痛时，患者每日可用苦参 15~20 克（鲜者用量可略大），放入有盖瓷杯或保温杯中，用滚开水冲泡，不烫口时便可含漱。含漱时间尽量长一点儿，含漱次数不限。一般一日药加开水 3~4 次。含漱后疼痛减轻，有的一漱就见效。如果能坚持含漱 3~5 天，效果更佳。

【备注】苦参味苦、性寒，有清热解毒、去湿、杀虫等功效。含漱后口中有苦味，可用温开水漱口，但要注意短时间内不宜吃甜食，以免影响疗效。

韭菜子、香油治蛀牙疼痛

【配方及用法】韭菜子 25 克研成末，与香油 25 毫升混合，放杯内，用火在杯内烧，至发出香气。再将葱或竹管一头放到蛀牙处，用嘴吸香气，20 分钟后即可。

冰辛花散治牙周脓肿

【配方及用法】冰片、细辛、花椒等量。上药研末，置器具中加热，取盖内表面升华粉末备用。使用前用 3% 过氧化氢（H_2O_2）冲洗患牙周脓肿的牙周袋，取探针蘸少许丁香油，再蘸上药散，送入牙周袋中，可以重复放置。

蛇莓治牙根尖周炎

【配方及用法】鲜蛇莓（又名蛇泡草、地锦草）根茎 60 克，或干品 15~20 克，小儿减量。上药水煎服。每剂煎 2 次，每次煎至 100 毫升左右，取汁去渣，顿服。

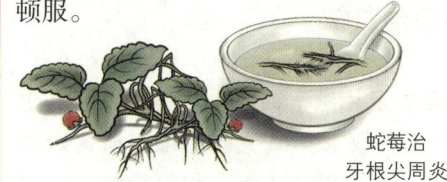

蛇莓治牙根尖周炎

生石膏、山药治牙龈出血

【配方及用法】生石膏、山药各 15 克，知母、泽泻、生地、甘草、丹皮各 10 克，连翘 12 克，大黄 5 克。水煎服，每日 1 剂，分 2 次服完。

口疮

复发性阿弗他溃疡，又称复发性阿弗他口炎、复发性口腔溃疡、复发性口疮，是最常见的一种口腔黏膜疾病，常在唇、颊、舌缘等部位发生。普通感冒、消化不良、精神紧张、郁闷不乐等都可引起口疮。口疮还与人体免疫力、遗传和消化系统疾病、偏食、消化不良、发热、睡眠不足、过度疲劳、工作压力大、月经周期的改变等有关，常有口臭、慢性咽炎、便秘、头痛、头晕、发热、淋巴结肿大等并发症状。

儿茶治口疮

【配方及用法】用消毒棉签蘸适量儿茶粉末涂抹患处，每日涂抹 2~3 次，吞下无碍。

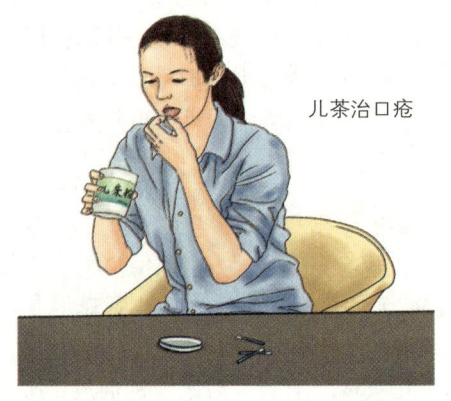

儿茶治口疮

细辛治口疮

【配方及用法】细辛（江南地区产的土细辛无效）9~15 克。将细辛研为极细末，加适量的蜂蜜调和成糊状，捏成一个如硬币大小的小药饼。先用温水洗净肚脐孔及周围，用一层纱布裹住药饼，贴于脐中央，外以麝香止痛膏覆盖固定，3 天一换。

【备注】在治疗期间，要保证足够的营养、睡眠，避免恣食辛辣、刺激食物，讲究口腔卫生，保持大便通畅。

用吴茱萸治口疮

【配方及用法】取 62 克吴茱萸，研为细末，以少量食醋煮开 2~3 分钟，凉后用醋将吴茱萸调成泥状，晚寝前贴到两只脚心上，用绷带缠起来。次日可揭下，口疮基本痊愈，轻微患者使用 1 剂即愈。

硼砂、玄明粉治口疮

【配方及用法】硼砂、玄明粉各 1.4 克，青黛 4 克，煅炉甘石、煅石膏各 1 克，雄黄 0.6 克，煅人中白 1 克，冰片 0.4 克。上药共研极细末，贮瓶备用。先用茶水漱口，取药粉撒敷患处疮面，每日 1 或 2 次。

【功效】清热解毒，敛疮止痛。

大枣、白矾治口疮

【配方及用法】大枣 10 枚（去核），白矾 20 克（打碎），干苦瓜叶、青黛各 10 克，冰片 3 克。将矾放枣内，煅至矾枯白，枣焦黑，冷后加苦瓜叶研末，再入后 2 药研细，装瓶。冷盐水漱口后，涂抹药，每日 1~2 次。

用冰片、儿茶治口疮

【配方及用法】冰 片 75 克， 儿 茶 100 克，枯矾 50 克，混合研成粉末装入瓶中备用。取少许冰茶散药粉，涂于口腔黏膜溃疡面，30 分钟局部保持干燥，而后可漱口，每天 2~3 次，2~3 天可治愈。

【功效】冰茶散具有清热收湿、敛疮止痛的作用。

百草霜、五倍子等可治口疮

【配方及用法】百草霜、五倍子各 10 克，细辛 1 克，冰片 3 克。上药先将细辛、五倍子研细，再加入百草霜、冰片重复研为细末，混合均匀，装瓶备用，勿泄气味。先用淡盐开水漱口，然后将药末敷于疮面，每日 2~3 次。

硼砂治复发性口疮

【配方及用法】硼 砂 20 克，药溶于 80~100 毫升冷开水中，配制成 2% ~3% 溶液。患者以此溶液于饭后漱口或刷牙，每天 2 次以上，长期坚持使用。

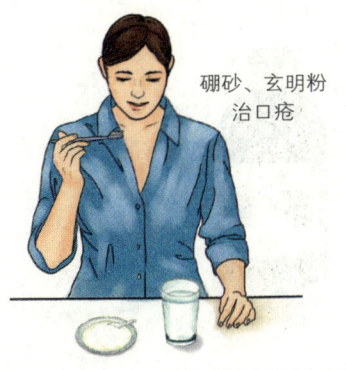

硼砂、玄明粉
治口疮

白矾、大枣治鹅口疮

【配方及用法】白矾 20 克，大枣 10 克，苦瓜叶、青黛各 10 克，冰片 3 克。将大枣去核，将白矾打碎放在大枣中，置瓦上煅至白矾枯白，大枣焦黑为度。冷后再加苦瓜叶研末，然后加冰片、青黛再研至无声为度，瓶贮备用。用时先用冷盐水漱口，取此药粉撒敷患处，每日 1~2 次。

【功效】消炎，敛疮，止痛。

用五倍子、枯矾治鹅口疮

【配方及用法】五 倍 子 30 克，枯 矾 15 克，食盐 15 克，柳树蕋 30 克。文火烘干焙黄，研为细面，吹敷患处，每日 3 次。

蜂蜜治口腔溃疡

【方法】晚饭后，先用温开水漱净口腔，再用一勺蜂蜜（最好是原汁蜂蜜）涂敷在口腔中的溃疡面处，待 1~2 分钟后吞下，重复 2~3 次。

【功效】用此方法治疗后，第二天疼痛感减轻，连续使用 2~3 天，口腔溃疡痊愈。

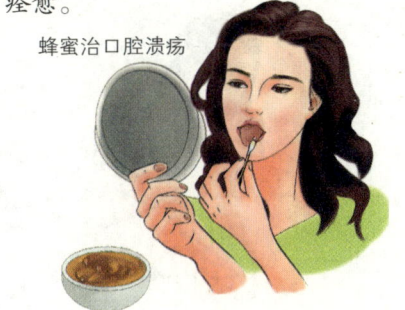

蜂蜜治口腔溃疡

黄柏治口腔溃疡

【配方及用法】黄柏30克，放入电烤箱中烘烤。待黄柏呈淡焦色便取出凉凉，粉碎后添加三四匙蜂蜜调成糊状存放在小一玻璃罐中，每日涂溃疡处3~5次，仅1周时间，口腔溃疡就能治愈了。

喝核桃壳汤治口腔溃疡

【配方及用法】每天取核桃壳10个左右，用水煎汤口服，每日3次，连续服用。

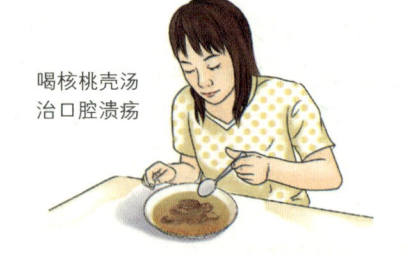

喝核桃壳汤
治口腔溃疡

酒精治疗口腔溃疡

【配方及用法】用棉签点上95％酒精，轻压口腔溃疡点，并轻轻转动棉签除去溃疡面上的腐败组织。每天2~3次，每次时间20~30秒，不服任何药物。

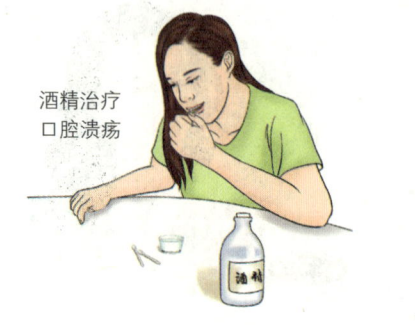

酒精治疗
口腔溃疡

绿豆汤冲鸡蛋治烂嘴角病

【配方及用法】取绿豆30克洗净，放在一碗冷水中浸泡10分钟，然后加热煮沸5分钟（煮沸时间不宜过长），再将此汤冲入早已打好的一个新鲜鸡蛋液中，趁热空腹喝下，早、晚各服1次。每次都换新绿豆，用过的绿豆可做他用。

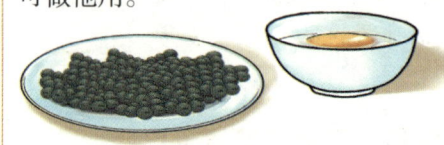

绿豆汤冲鸡蛋治烂嘴角病

用蜂糖冰硼散治烂嘴角

【配方及用法】用棉球蘸蜂糖，再沾上冰硼散涂患处，每日饭后睡前将口角洗净，涂抹2~9次，连续几天即愈。

蛋黄油治嘴唇干裂

【配方及用法】用熟鸡蛋黄1个，放入勺中，边加热边碾碎，使出油成焦黑色，加适量香油调匀，涂在患处。每天2~3次，多次更好，特别是夜间，几天便愈。

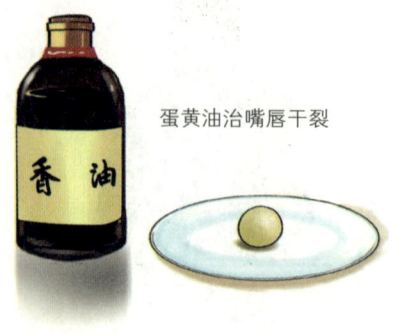

蛋黄油治嘴唇干裂

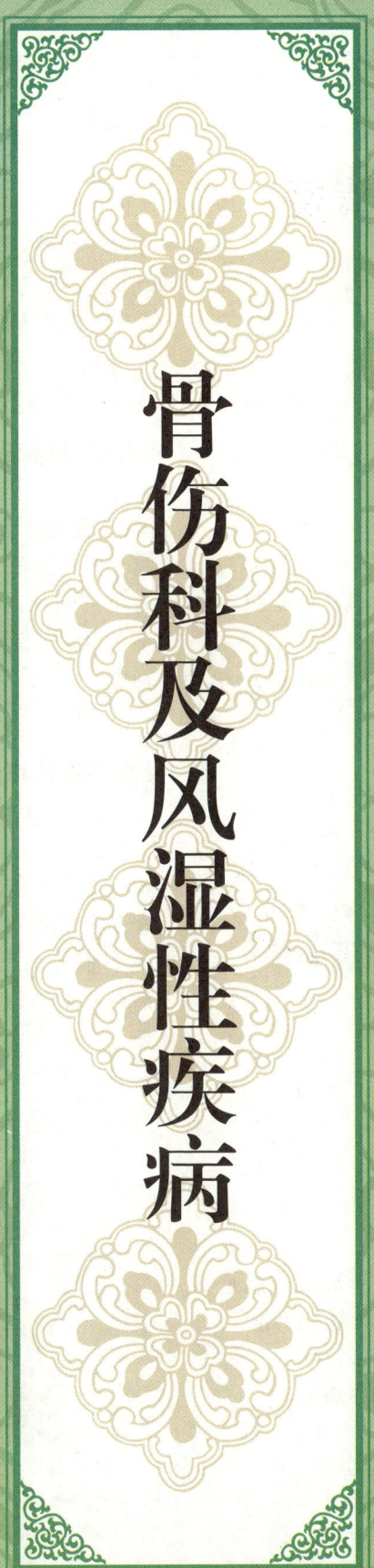

第十一章

骨伤科及风湿性疾病

风湿性关节炎

风湿性关节炎是一种结缔组织炎症，患者会有关节和肌肉游走性酸楚、重著、疼痛症状，一般发生于膝、踝、肩、肘、腕等大关节，患部红肿，有灼热、剧痛，常反复发作。风湿性关节炎常有肺炎、泌尿系统感染、柯兴氏综合征、口腔溃疡等并发症，且有可能对心脏造成影响，使人发生心肌炎，甚至遗留心脏瓣膜病变。

鼠尾猪蹄汤除风湿

【配方及用法】鼠尾（中草药）50克，猪蹄1只，盐少许。将猪蹄劈开切块，加水与鼠尾共炖，食盐调味。吃猪蹄饮汤。

【功效】祛风湿，舒筋络。治风湿性关节痛、腰脊劳损、跌打扭伤等。

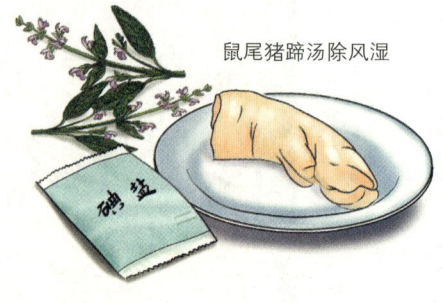

鼠尾猪蹄汤除风湿

桂枝、白芍治风湿病

【配方及用法】桂枝15克，白芍15克，甘草3克，知母12克，附片9克，麻黄6克，防风15克，生姜3片。上药冷水浸泡半小时，熬开后文火煎煮10分钟。日服3次，饭前服200毫升，每日1剂，10剂为1疗程。

【功效】主治风湿引起的多种病症。

【备注】服药期间忌食笋子、磨竽（四川称黑豆腐）、醪糟，尽量少在水中作业。

用青蛙酒治风湿病

【配方及用法】土茯苓250克，青皮青蛙1只（活的）作药引子。用白酒将青蛙浸泡死，再加入土茯苓浸泡1周后服用，1天3次。用量视患者酒量而定。

做叉手操治风湿性关节炎

【方法】十个手指自然张开，用力交叉插入手指缝中，共做32遍。再一个一个手指相交叉，即先将左手心向下，右手掌与左手成垂直状，手心向内，然后右手拇指与左手拇指相叉，做32遍，示指、中指、无名指、小指再做同样的动作。五个手指各做32遍。接着换手，右手在上，手心朝下，左手手心朝内，做同样动作。每天做一次此操。

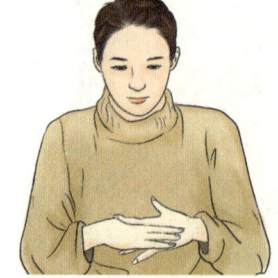

做叉手操治风湿性关节炎

白芥子花椒治风湿性关节炎

【配方及用法】根据患病部位的大小、多少，到药店买回中药白芥子。然后取与白芥子等量的花椒，与白芥子共同焙干碾细，再用红壳鸡蛋清调成糊状敷于患处，用草纸包好，并用毛巾包扎好，以免药液流失。包好后 5~7 小时患部开始发烫，发烫 3~5 小时后解开，不然患部要出现小疱。重者一般反复包 3~4 次即愈，轻者一般 1~2 次即愈。

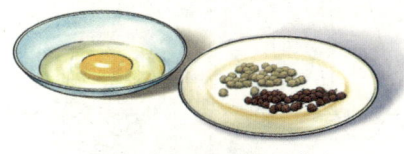

白芥子花椒治风湿性关节炎

酒曲、仔公鸡治风湿性关节炎

【配方及用法】酒曲 200 克，仔公鸡 1 只。把仔公鸡剁成块，用多量猪油炒熟，不放辣椒，将酒曲混入，发酵一夜后，第二天蒸熟吃，分几次吃完。

服生地液治风湿性关节炎

【配方及用法】干生地 90 克。将药切碎，加水 600~800 毫升，煮沸约 1 小时，滤出药液约 300 毫升，为一日量，1 次或 2 次服完。儿童酌减。

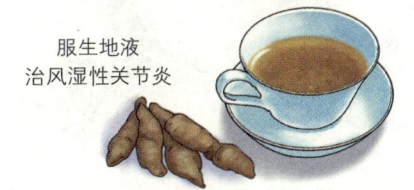

服生地液
治风湿性关节炎

黄芪、丹参等治风湿关节炎

【配方及用法】黄芪、丹参各 30 克，川芎、赤芍各 25 克，当归、威灵仙各 20 克，独活、乌梢蛇各 15 克，全蝎 10 克。每天 1 剂，水煎服。病情重者每天 2 剂，1 个月为 1 疗程。服药期间不加任何抗风湿西药及中成药。

老姜、柑子壳治风湿性关节炎

【配方及用法】老姜 500 克，有酸涩味的大柑子壳 2 个（去白瓤，留青皮），陈艾 250 克，用白酒 500 毫升炒，趁热包关节，冷后炒热再包。若用干了，可再喷酒。每日 3~5 次，1 剂可连用 3 天，立即见效。如患风湿性关节炎多年，症状顽固，可兼服药酒 1500 毫升，有特效。

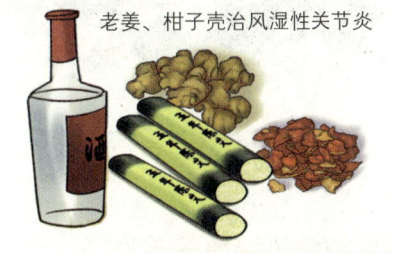

老姜、柑子壳治风湿性关节炎

红花、防己等可治风湿性关节炎

【配方及用法】红花、防己、川芎、甘草、牛膝各 18 克，草乌、川乌、当归、木瓜、五加皮各 30 克。用黄酒或白酒 1000~1500 毫升，和药共同放入罐内，封好口深埋地下，8 天后取出过滤。药渣用水煎服 2 次。药酒每日服 2 次，一次 1~2 酒盅。

姜辣药汁熏敷治风湿性关节炎

【配方及用法】干姜60克，干辣椒30克，乌头20克，木瓜25克，水2000毫升。将上四味药放入水中煮30~40分钟。用煎好的药乘热熏患部，药凉再加热，将药汁倒出，用干净毛巾蘸药汁敷于患部。如此反复2或3次，每日早晚1遍。

【功效】温经散寒，除湿止痛。用治风湿性关节炎或慢性关节炎之遇寒痛甚、屈伸不利，伴有脚趾麻木。

【备注】乌头(中药名)，含乌头碱，有剧毒，主根经加工炮制后毒性减低，中医用作温经散寒、止痛药品。为此，蘸药汁使用过的毛巾，建议不再使用。

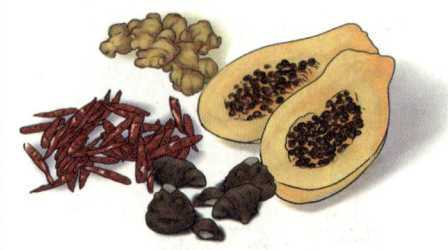

姜辣药汁熏敷治风湿性关节炎

狗骨酒治风湿性关节炎

【配方及用法】狗骨(炒)100克，38~60度白酒500毫升。将狗骨研细面，与白酒共置于密封瓶中，浸泡15~20天后开始饮用。每次5~15毫升，每日3次。一般服用3~5天症状好转，服完500毫升后症状消失而愈。

【备注】狗骨性温，味辛、咸，无毒，具有健脾活络、除风祛湿、消肿止痛的功效。

每日喝薏米粥可治风湿性关节炎

【配方及用法】薏米煮粥，每次60~250克，能多吃更佳，每日3次。服用3千克后，症状消失。

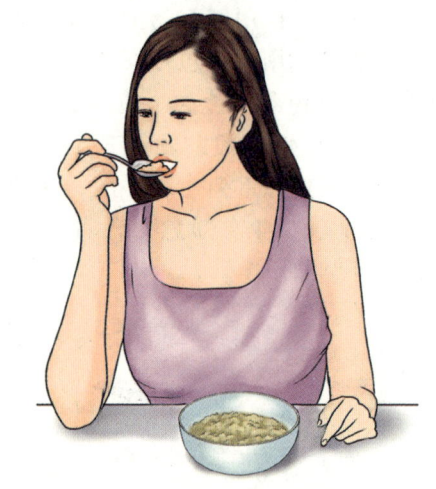

每日喝薏米粥可治风湿性关节炎

两面针煮鸡蛋祛风止痛

【配方及用法】两面针(入地金牛)10克，鸡蛋1个。将两面针与鸡蛋同煮，蛋熟去皮再煮片刻。饮汤食鸡蛋。

【功效】定痛。用治风湿骨痛、胃痛、牙痛以及挫伤疼痛等。

【备注】两面针虽然有较好的止痛作用，但过量可致头晕、眼花、呕吐。

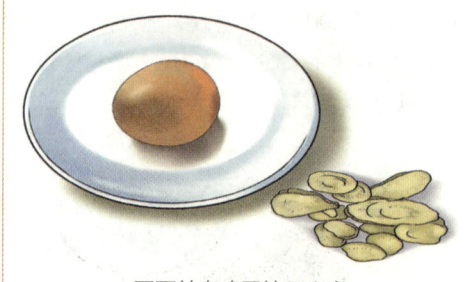

两面针煮鸡蛋祛风止痛

腰腿痛

腰腿痛是一种以腰部和腿部疼痛为主要症状的病症，病重者还会有腰肌痉挛，出现侧弯的症状。腰腿痛可由椎间盘突出、骨质增生、骨质疏松、腰肌劳损、风湿类风湿性关节炎等炎症，肿瘤、先天发育异常等诱发，有些是先天性因素造成的，有些是外伤或身体功能退变造成的。一些内脏疾病、心理因素也能造成腰腿痛。

羊肝汤治腰痛病

【配方及用法】羊肝1具，肉桂20克，附子20克。上三物用水煎，不放盐，吃肉喝汤。

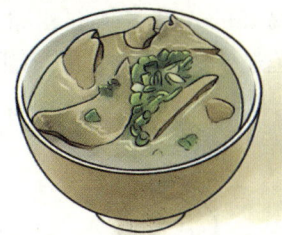

羊肝汤治腰痛病

拉单杠法可治腰痛病

【方法】第一步，手拉单杠，脚尖固定踏地，将腰部前后摆动16~20次；第二步，再手拉单杠，靠手臂上下屈伸，使脚脱离地面，身体悬空，做16~20次。

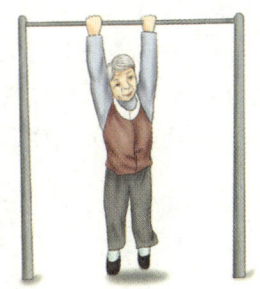

拉单杠法可治腰痛病

敷热盐可治腰腿痛

【方法】将食盐1000克放铁锅内炒热，装在纯棉布缝制的口袋里，扎上口，热敷患处，热度以能承受住为宜。如盐太烫，可在下面垫上毛巾，等不烫了，把毛巾抽掉。每日早、晚各敷1次。

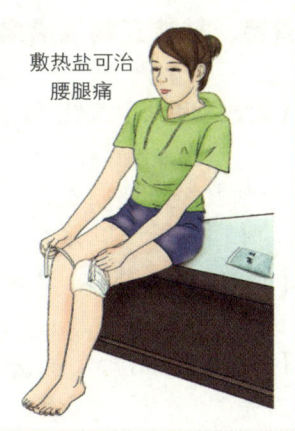

敷热盐可治腰腿痛

练伸展大腿法可治腰疼

【方法】先把左腿伸直抬起来，把脚放在一定高度的窗台或其他台面上，右腿要站直，上身向前倾。这时用右手拍打伸直的左腿膝盖80~100下，然后撤下左腿，把右腿伸直抬起来，再把脚搭上去，左腿站直，上身向前倾，用左手拍打膝盖80~100下。

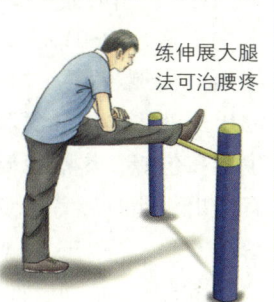

练伸展大腿法可治腰疼

肩周炎

肩周炎的主要症状是肩关节疼痛、活动不便。另外，肩周炎还会有患肩怕冷、压痛，三角肌、冈上肌等肩周围肌肉痉挛、萎缩，肩峰突起等症状。四十岁以上，尤其是五十岁左右的中老年人最易患此病。治疗不及时的话，肩关节的功能会受到严重影响。天气变化和劳累是肩周炎的最主要诱因，上肢外伤后肩部固定过久，肩部急性挫伤、牵拉伤后治疗不当也会造成肩周炎的发生。

辣椒灸治肩周炎

【方法】患处洗净，将朝天椒（七星椒）干品用火点燃灸患部，以有灼痛感觉为度。最初每天灸 1 次，病情好转后 2~3 天灸 1 次。为巩固疗效，症状消除后再灸 2~3 次，防止复发。

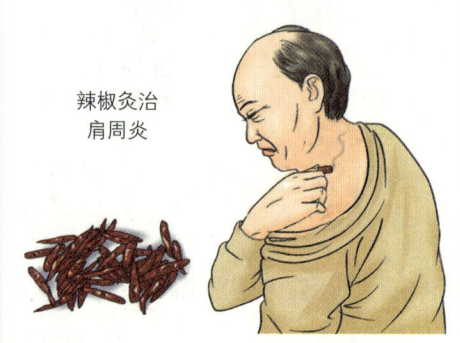

辣椒灸治肩周炎

螃蟹泥治肩周炎

【配方及用法】取活螃蟹 1 个（小的可取 2 个），先将螃蟹在清水中泡半天，待其把腹中的泥排完，取出捣成肉泥，待用。将捣好的螃蟹泥摊在粗布上，直径不宜超过 8 厘米，贴敷在肩胛最痛的部位。晚上 8 点贴上，第二天早晨 8 点取掉，疼痛就会消失。

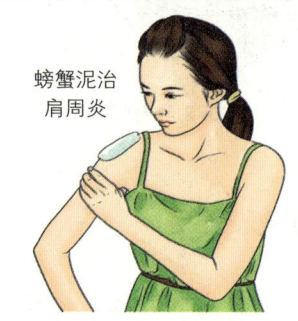

螃蟹泥治肩周炎

忍冬藤泡白酒可治肩周炎

【配方及用法】忍冬藤 250 克，白酒 250 毫升。用时将上药兑入两倍量净水中浸泡，19~21 时（戌时）用文火炖至忍冬藤烂熟。21~23 时（亥时）滤出药液，趁热一次服下；将药渣用生白布包好，热敷患侧肩部，使其微有汗出。此时患者自觉疼痛减轻，可令其安睡，待 1~3 时（丑时）醒来就会疼痛消失，活动自如。

黄芪、桂枝五物汤治肩周炎

【配方及用法】黄芪 30 克，桂枝、赤芍、羌活、姜黄各 6 克，桑寄生 9 克，地龙 10 克，当归 6 克。水煎服，每日 1 剂。

【功效】益气补血，温经和营，祛风利湿，活血通络。

【备注】在治疗过程中，配合肩锅、曲池、外关、合谷穴针刺治疗，效果甚佳。

热水袋熨烫治肩周炎

【配方及用法】用热水袋装热水（90℃）熨烫患处，每晚睡觉时热敷2小时，坚持20多天即可治愈，手臂伸屈自如。

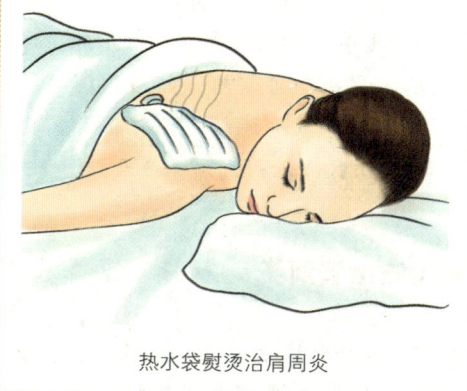

热水袋熨烫治肩周炎

以细辛生姜酒敷患部治肩周炎

【配方及用法】细辛80克，老生姜300克，60度高粱白酒100毫升。细辛研末，生姜洗净，混合捣成泥蓉状，铁锅内炒热，入白酒调匀，再微炒。将药铺于纱布上，热敷肩周疼痛部位，每晚1次。敷药时避免受凉感寒。

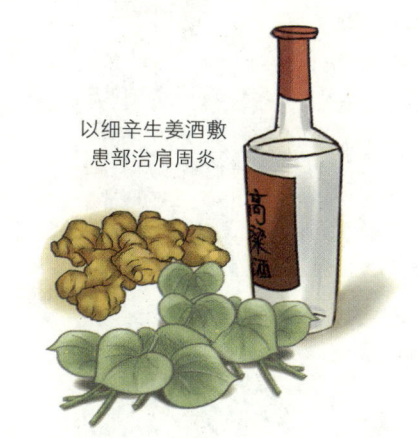

以细辛生姜酒敷患部治肩周炎

五角星根可治肩周炎

【配方及用法】五角星根40克，倒崖根20克，苕叶细辛、桂皮、川芎、茜草、指甲花各15克。这7味药无毒。五角星根、倒崖根可到山上采挖，指甲花又名凤仙花（其子又名急性子，但子不能代替）。这7味药用50度以上白酒浸泡1周后，每日服3次，每次50毫升。服药时倒一点儿药酒加热后擦患处至发热。最多2剂即可根除病痛。该药方还可治风湿性关节炎，小儿麻痹症。

头压手掌法治肩周炎

【方法】晚上睡前和早上起床前，仰躺在床上，两腿直伸，手掌伸到后面头下，手掌心向上，手掌背向下；用头紧紧压在手掌中心（哪边肩周疼就压哪边手掌），每次压20分钟。开始做的头几天，肩周还痛，手臂不能变度过大，手臂很难伸到后面头下，可先用手臂变度较小、侧睡头压手掌的办法，经多次锻炼后，才能用仰睡头压手掌的办法。只要依照方法认真去做，定能收到良好的效果。

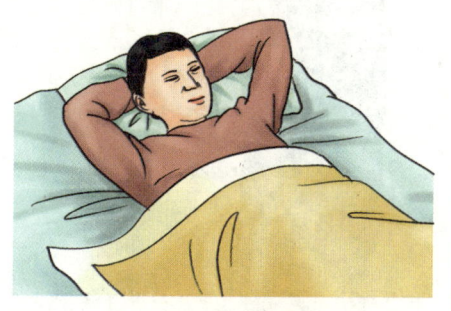

头压手掌法治肩周炎

故纸、防风治肩周炎

【配方及用法】故纸、防风、防己、炮姜、乳香、没药、秦艽、杜仲、元胡、独活、茯苓、桃仁、红花各 15 克，川断、当归、地龙各 20 克，鸡血藤、苡仁各 30 克，肉桂枝、细辛各 10 克，木瓜 25 克。上药粉碎成极细面，每次 6 克，温开水送下。每日 3 次，20 天为 1 疗程。类风湿加蜈蚣 15 克，全蝎 10 克，炙川乌 10 克。

用刺血拔罐法治肩周炎

【方法】在患者曲池、阿是穴（肩部疼痛点）进行常规消毒，以中号玻璃拔火罐拔吸 6 分钟起罐，用七星针（也叫皮肤针）在预拔罐的部位内叩击 50 次，见有微出血时，再在此处拔罐 15 分钟，见有一颗颗像黄豆大的水珠（即风水）冒出即可起罐，然后用消毒棉球擦洗净。每次连续拔三罐，如需进行第二次拔罐治疗，须隔 3 天。

抡臂法治肩周炎

【方法】患病肩做上臂内外旋转活动（或反复上伸），每次内外各旋转 50 圈。反复锻炼，每天可多做几次。开始时有疼痛感，可缓慢进行，如能坚持，很快会缓解或痊愈。为了预防肩周炎，平时可双肩轮换旋转上臂。经常坚持锻炼，可防止复发。

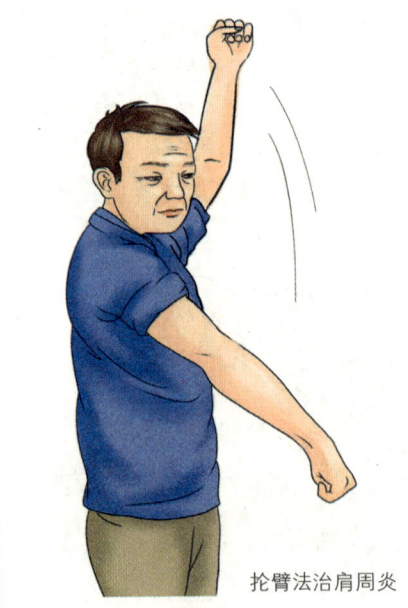

抡臂法治肩周炎

耸肩法治肩周炎

【方法】每天边走边做，两肩上提，颈微缩，腿脚和腰部都一齐扭起来，两手随着腰腿的扭动也前后左右摆动起来，形似扭秧歌的姿势，同时别忘了耸肩。开始因为肩部疼痛不太敢动，可循序渐进，先轻点慢点，再逐渐加大力度和速度。除早、晚定时去公园活动外，其他时间地点场合也做，比如坐办公室累了，可放下笔，站起来耸耸肩伸伸腰活动活动。这样可提高工作效率。又如在家闲时或临睡觉前，都可做一些耸肩活动。

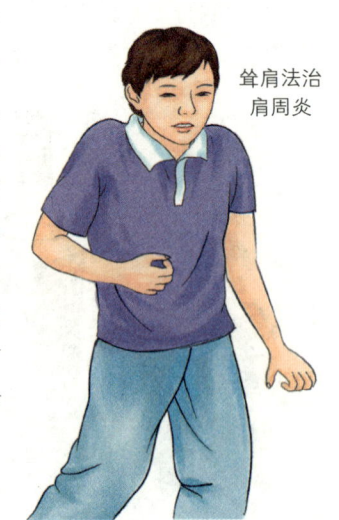

耸肩法治肩周炎

颈椎病

颈椎骨关节炎、增生性颈椎炎、颈神经根综合征、颈椎间盘脱出症等病症，统称为颈椎病，又叫作颈椎综合征。这些病症都是以退行性病理改变为基础的疾患。颈椎长期劳损、骨质增生，或椎间盘脱出、韧带增厚，都会引起颈椎病。颈椎病患者主要有颈背疼痛、上肢无力、手指发麻、下肢乏力、行走困难、头晕、恶心、呕吐等症状，有的还会视物模糊，心动过速，吞咽困难。

乌梢蛇、甘草等治颈椎病

【配方及用法】乌梢蛇、甘草各15克，蜈蚣2条，穿山甲12克，全蝎8克，川芎、自然铜、木瓜各10克，细辛3克，葛根40克，白芍50克。将上药水煎3次后合并药液，分早、中、晚3次饭后服，每日1剂。5剂为1个疗程，直至痊愈。

头写"米"字治颈椎病

【方法】先将两掌搓热，擦后颈和颈部左右侧，然后两脚并立，吸气时提肛收腹，头后仰，同时两手在身后互握，用力向上提，呼气时放松还原。接着两脚与肩同宽站稳，两手叉腰，以头部带动颈部写"米"字，做八个方位的旋转。写完8个"米"字后即可休息。每日早晚各做一次。

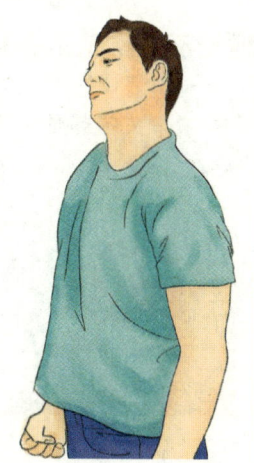

头写"米"字
治颈椎病

葛根、白芍等治颈椎病

【配方及用法】葛根、白芍、当归各30克，丹参、木瓜、生地、全蝎、川芎、桂枝、酸枣仁、乳香、没药各10克，细辛3克，生甘草12克。每日1剂，水煎分3次口服。

转体摆臂后瞧法治颈椎病

【方法】肩部放松，两臂各弯曲约成90度，两手半握拳，自然摆动，前摆时稍向内，后摆时稍向外。摆动的幅度不要太大，用力不要过猛。散步速度以每分钟60~90步为宜，每天不超过半小时。

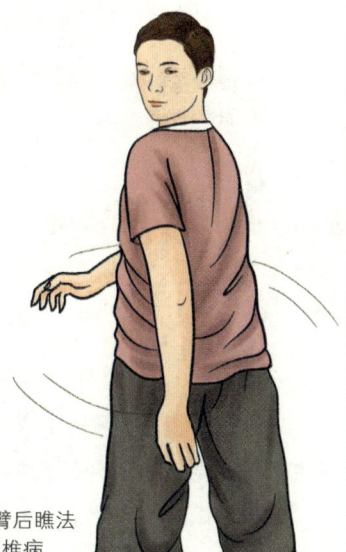

转体摆臂后瞧法
治颈椎病

电吹风温熨法治颈椎病

【方法】首先，自己以正坐位姿势，用左手先在颈部扪及压痛点，随后将右手握着的吹风机接通电源，将热风对着压痛点频频温熨，并使颈部做左右旋转、前后俯仰动作，再用左手指轻轻按摩压痛点。如熨时局部有灼热感，则可能电压偏高，或熨时过长，或吹风机距皮肤太近。为防皮肤灼伤，可关上开关，暂停操作，待灼热感消失后，继续操作，感到热风作用于皮肤的温度适宜，持续一刻钟左右即可。除炎热天气外，每天早、晚按上法分别操作一次。

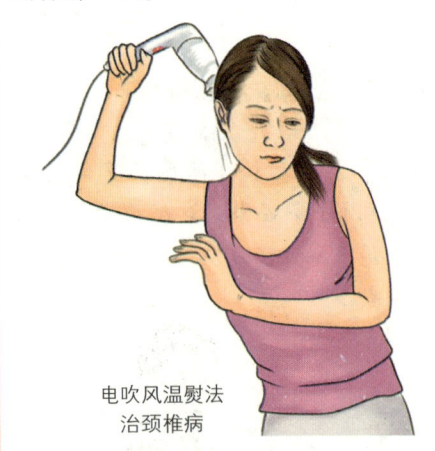

电吹风温熨法
治颈椎病

葛根、丹参等治颈椎病

【配方及用法】葛根、丹参、白芍、威灵仙、防风各 50 克，川芎、乳香、没药、川椒、五加皮、桂枝、桑枝、荆芥、生甘草各 20 克，细辛 3 克，全蝎、蜈蚣各 10 克。将上药研为极细末，装入瓶内备用，每次服 3 克，黄酒或温开水送服。每日 3 次。

全当归、细辛等治颈椎病

【配方及用法】全当归、三七、红花各等量。将上药共研为极细末，过120 目筛后，装瓶备用。用时，每次服 3 克，用黄酒或温开水送服。本方也可做成胶囊吞服，每粒重 0.5 克，每 服 4~5 粒。 每 日 3 次。10 天 为1 个疗程。

用臭梧桐根治颈椎病

【配方及用法】根据病人具体情况不同，取臭梧桐根 30~60 克，体质好、症状重者用量可大些，反之则小些。水煎取汁，每日服 2 次，5 天为 1 疗程，同时配合卧床休息、颈部保暖等措施。

用黄豆枕头治颈椎病

【方法】将 2500 克左右的黄豆晒干拣净后，装进一个用布缝好的口袋里，把口袋当枕头用。

睡觉不枕枕头治颈椎增生病

【方法】头颈部伸直平躺着，不枕枕头入睡。

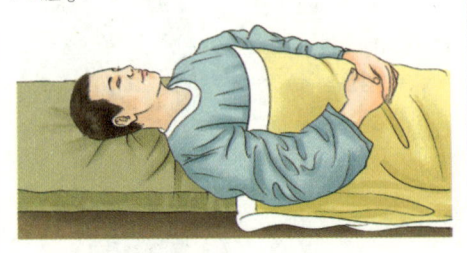

睡觉不枕枕头治颈椎增生病

落枕

落枕又叫失枕，是一种冬春季常见病症，好发于青壮年，患者晨起后项背酸痛，颈部活动不便。引起落枕的原因主要有睡眠时头颈姿势不当，枕头过高、软硬不当或高低不平，颈部外伤，颈部受风着凉等。颈椎病也能引起落枕，并可反复发作。落枕易于发病，也容易痊愈，一般一周即可恢复正常，但不予治疗的话，会比较容易复发。

防落枕妙招

【方法】开始两臂侧平举与肩平，再把手弯向前胸握拳，拳心向下，耸肩缩颈，然后脖子慢慢转到左边看到肩，再从左边慢慢转到右边，再转回到左边，依次做七八次就行了。一下不能做七八次，可以少做，每天坚持活动一次。

拔火罐治落枕

【方法】取颈部压痛最显处拔火罐。用一直径约5厘米的火罐，罐口涂以少许凡士林，然后点燃一酒精棉球，放入罐内，迅速拔罐。

【备注】少数患者有局部过敏现象，一般不需特殊处理，在局部涂以甲紫即可。

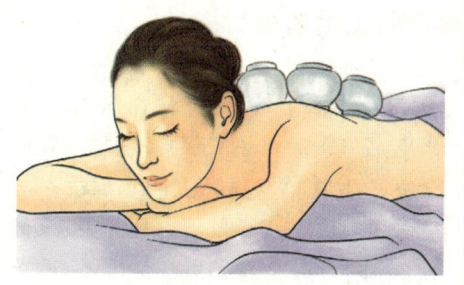

拔火罐治落枕

点穴法治落枕

【方法】令患者将患侧手伸出，用大拇指端紧按液门穴（位于第四、五掌指关节间凹陷中，属于少阳三焦经），同时嘱患者颈部尽力做前屈后伸、左右旋转动作约半分钟，其疼痛即可缓解。然后在原痛处稍加按摩，有温热感即可，症状即可全部缓解。

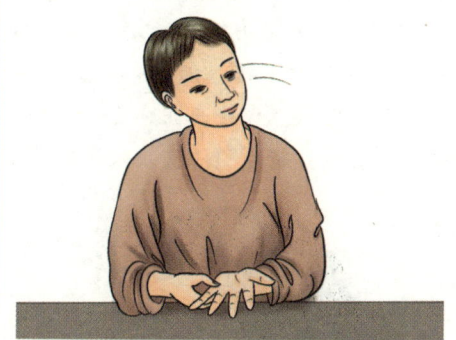

点穴法治落枕

整砖治落枕

【配方及用法】整砖1块。患者平躺在床上，两腿自然合拢，全身放松，由一人扶住其双腿，另一人将一本薄书垫在其落枕一侧的脚底处，用一块整砖隔书猛击脚底三四下即可。

【功效】用治落枕牵动脖颈疼痛难忍。

旋转脚指头解决落枕

【方法】把落枕侧的脚抬起来，将大脚趾掰开，按顺时针或逆时针的方向慢慢地按摩、旋转，约每秒一圈，有胀痛的感觉时落枕便可缓解。按摩旋转大约需要10分钟，以感到脖子疼痛缓解为宜，这样可以对落枕起到很好的缓解作用。

按压天窗穴治落枕

【方法】患者取坐位（以右侧为例），右手前臂放在诊桌上，术者站在患者右侧，用左手拇指按压天窗穴，由轻到重向颈椎方向按压，直至患者感到酸胀，并持续2~3分钟，患者自觉症状可立即消失，头项部活动自如。当患者仍感项部疼痛，活动不便时，增加按压痛侧或双侧手三里穴2~3分钟，并嘱患者做环绕颈项运动，效果更佳。

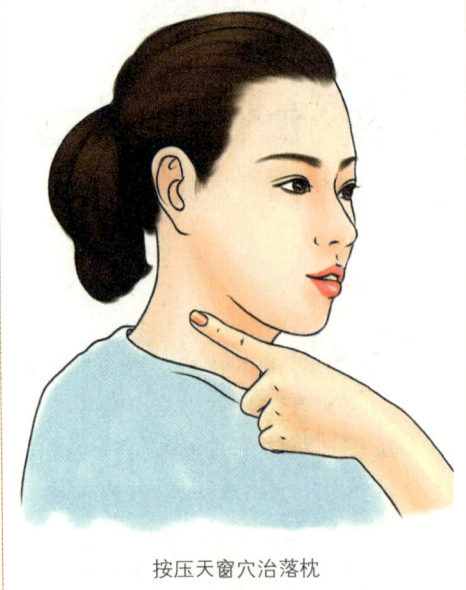

按压天窗穴治落枕

耳穴压豆可治落枕

【方法】取颈、神门穴。用绿豆1~2粒放在活血止痛膏或伤湿止痛膏剪成的约1厘米×1厘米方块中间，粘贴在选定的耳穴上，将边缘压紧。同时按压已贴好的耳穴0.5~1分钟，手法由轻到重，按至有热胀感和疼痛（以患者能忍受为度）。并嘱患者转动头颈，在这期间大多数患者可自觉症状缓解或消失，再用手时常按压粘贴耳穴，以巩固疗效。第二天取掉止痛膏，一般即可痊愈。

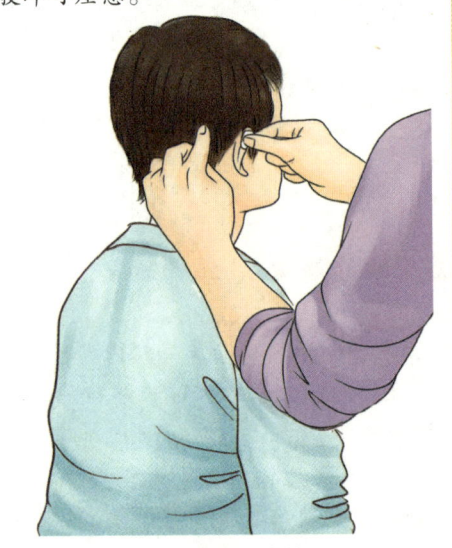

耳穴压豆可治落枕

葛根菊花治落枕

【配方及用法】葛根30克，菊花、粉丹皮各15克，生白芍24克，柴胡12克，生甘草9克。上药水煎后，加红糖30克，一次服下。服后卧床休息1小时（以全身稍发汗为度），即可痊愈。

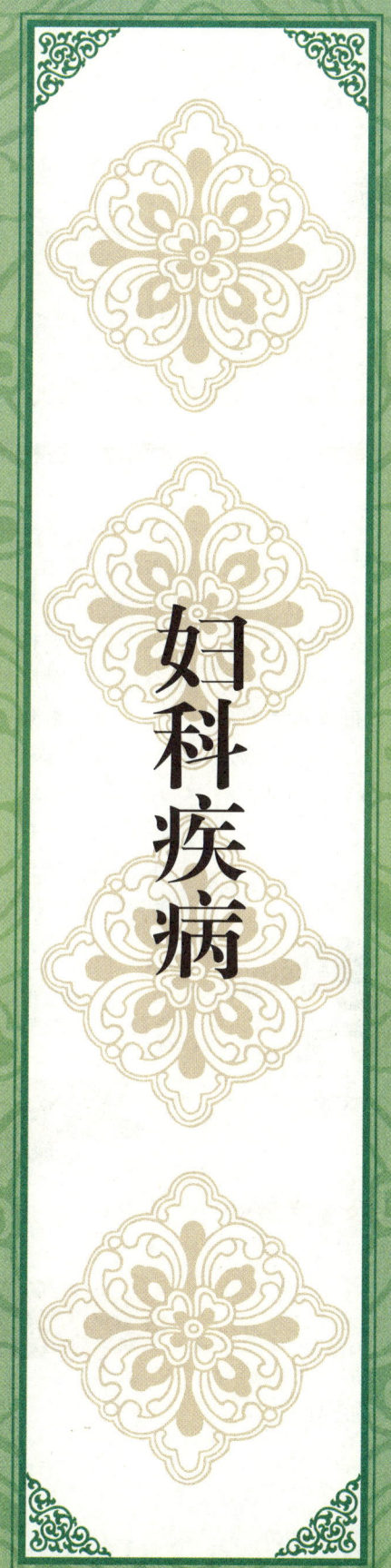

第十二章

妇科疾病

子宫类疾病

子宫类疾病是女性的常见病患。子宫区域发生的炎症、损伤、肿瘤以及癌前病变等，都可归为子宫类疾。常见的子宫疾病有子宫内膜炎、子宫内膜异位症、子宫肥大、子宫息肉、子宫肌瘤、子宫囊肿、子宫脱垂、子宫内膜癌等。流产、放取环等宫腔操作以及感染均能导致子宫疾病的发生。子宫疾病是不孕症的重要起因。

黄柏、炒蒲黄等治宫颈糜烂

【配方及用法】黄柏 7.5 克，炒蒲黄 3 克，五倍子 7.5 克，冰片 1.5 克。上药共研细末，装瓶备用。先用 1% 绵茵陈煎剂冲洗阴道并拭干，再将上药粉喷洒于子宫口糜烂处，以遮盖糜烂面为度（如果阴道较松，再放入塞子，保留 24 小时，自行取出）。隔日冲洗喷药 1 次。10 次为 1 疗程。治疗期间停止性生活。

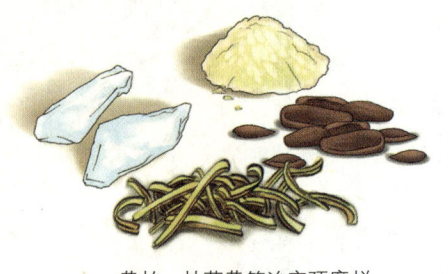

黄柏、炒蒲黄等治宫颈糜烂

紫草根、黄柏治宫颈糜烂

【配方及用法】紫草根 9 克，黄柏、生大黄各 15 克，芝麻油 150 克。先将前 3 种药物放入麻油中浸泡半天，再倒入小锅中炸枯去渣，待药油温后装瓶备用；同时用消毒脱脂药棉做如荸荠大小之棉球 10 个，并以消毒棉线扎好，分别将棉球放入药油中浸泡 1 日后备用。每晚临睡时取药棉球 1 个，塞入阴道深部宫颈处，留长线在外，并用消毒药棉堵住阴道口，以月经带护之就寝，翌晨拉出药棉球。

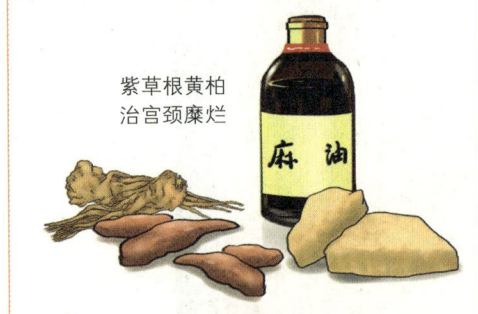

紫草根黄柏
治宫颈糜烂

以水煎益母、枳壳治妇女子宫脱出

【配方及用法】用益母草 15 克、枳壳 6 克，水煎，每日 2 次分服。另用益母草、枳壳各 15 克水煎熏洗患处。

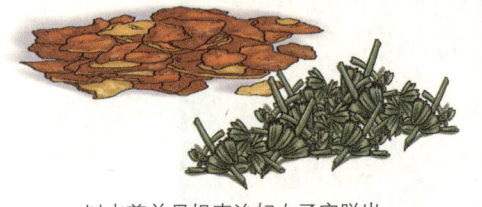

以水煎益母枳壳治妇女子宫脱出

阴道疾病

阴道是女性的性交器官，也是导入精液，排出月经和娩出胎儿之处。阴道是一个非常脆弱的器官，极易受到细菌感染或因生活、性交习惯引起酸碱平衡而发生疾病。阴道疾病危害很大，有可能造成早产、胎儿畸形、盆腔炎、肾周炎等。常见的阴道疾病有滴虫性阴道炎、霉菌性阴道炎、宫颈糜烂、非特异性阴道炎、细菌性阴道炎等。

鬼针草洗剂治疗阴道炎

【配方及用法】新鲜鬼针草全草和蛇泡筋的全草各 60 克。水煎出味，将药液倒在盆内，趁热熏后坐盆浸洗，边浸边洗净阴道分泌物。

【备注】治疗期间勿使用其他药，禁房事；内裤需煮沸消毒，勤换勤晒；月经期禁止用药；已婚者夫妇同时治疗为好。

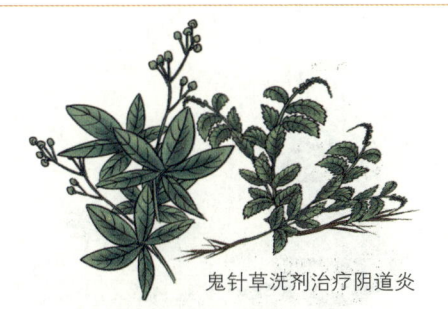
鬼针草洗剂治疗阴道炎

白萝卜加醋治滴虫性阴道炎

【配方及用法】醋酸、大白萝卜。用醋酸冲洗患处，再用白萝卜榨汁擦洗及填塞阴道。

【功效】活血，解毒。用治滴虫性阴道炎。

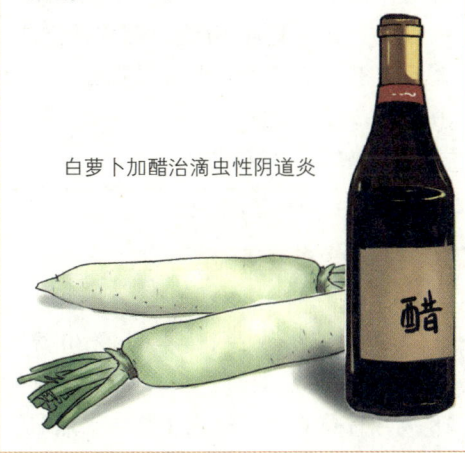
白萝卜加醋治滴虫性阴道炎

六神丸外用治滴虫性阴道炎

【配方及用法】本丸是中成药，药店有售。患者临卧前用洁净开水清洗外阴，上床后取仰卧位，取六神丸 15 粒塞入阴道，每晚 1 次，经期停用。6 天为 1 疗程，一般在 2 个疗程内痊愈。

【功效】治阴道炎有疗效。

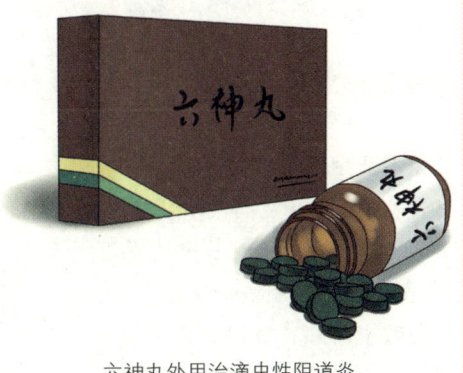
六神丸外用治滴虫性阴道炎

青萝卜治滴虫性阴道炎

【配方及用法】青萝卜1个。将青萝卜洗净，捣烂成泥糊，用消过毒的纱布包青萝卜泥两汤匙，做成纱布卷，卷的一端留长线。然后用手将卷送入阴道内，线留在阴道口外，以便拉线取出。在放入前须用高锰酸钾液将阴道内外的分泌物洗净，防止感染。秋天放1小时取出，冬天放4~10小时取出，每日1次。

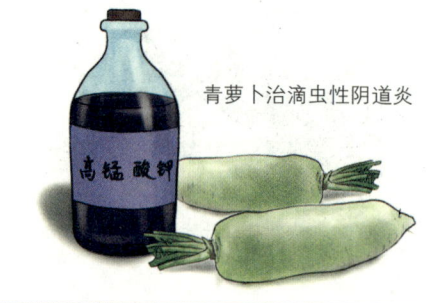

青萝卜治滴虫性阴道炎

大蒜治阴痒

【配方及用法】大蒜2头。大蒜去皮，捣碎，加水熬汤。每日局部浸洗2或3次。

【功效】杀菌，消炎，止痒。用治阴痒及妇女滴虫病。

猪肝马鞭草治阴痒

【配方及用法】猪肝60克，马鞭草30克。将猪肝及马鞭草切成小块拌匀，放入盖碗盖好，放蒸锅内蒸半小时即可食用。一次服。

【功效】清热，祛湿，解毒。用治妇女阴痒、白带过多及经闭、经少。

鲜桃树叶治阴痒

【配方及用法】鲜桃树叶30克，灰藜25克。用水1000毫升，将上述二味药煮沸20分钟。待稍温，用此液冲洗阴道。每日1或2次，连续1周为一疗程。

【功效】杀滴虫，止阴痒。

龙胆草、龙黄治阴痒

【配方及用法】龙胆草50克，龙黄、生苡仁、苦参各25克，蛇床子、白鲜皮、薄荷各30克，川黄柏、全当归、益母草、蝉衣、茯苓各20克。用纱布包煎，加水至300ml，煮沸后先作热熏，待温度适当时坐浴，每日1剂，早、晚各洗1次。1周为1个疗程。

黄柏、枯矾治阴道滴虫

【配方及用法】黄柏15克，枯矾、雄黄各10克，轻粉、冰片各5克。上药研为细末，用凡士林60克调成软膏，备用。先用鲜大青叶100克、蛇床子、地骨皮、五灵脂各50克，煎水冲洗阴道后（每天早晚各1次），再取此膏涂敷患处。每日1次。

【功效】解毒，燥湿，杀虫。

以黄芪、党参治阴吹

【配方及用法】黄芪、党参各30克，升麻、白术、陈皮各12克，当归18克，甘草6克。每天1剂，水煎服。

带下病

带下病又称"下白物""流秽物"，指带下的周期、量、颜色、气味、品质发生异常，并伴有局部或全身症状的疾病。冲任不固，带脉失约；饮食劳倦，损伤脾胃；肾气不足，下元亏损；情志不舒，肝气郁结，均能引起带下病。带下病拖延过久，会暗耗津液，导致腰酸乏力、小腹坠痛等，重者还会影响生育，甚至造成堕胎、小产等不良后果。

白扁豆止带

【配方及用法】白扁豆、红糖、怀山药各适量。白扁豆用米泔水浸后去皮，同另两味药共煮，至豆熟为度。每日2次，经常服用收效。

【功效】健脾祛湿，化带浊。

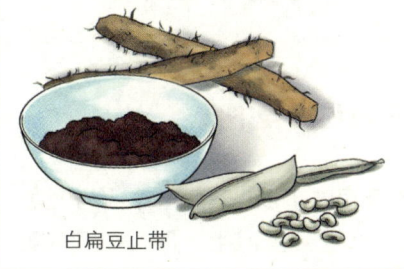

白扁豆止带

高粱根止带

【配方及用法】陈年（3年以上）高粱根、红糖各适量。将高粱根洗净，晾干，炒研为末。用红糖水或米汤送服。

【功效】温中散寒，化湿止带。用治白带过多、有臭味。

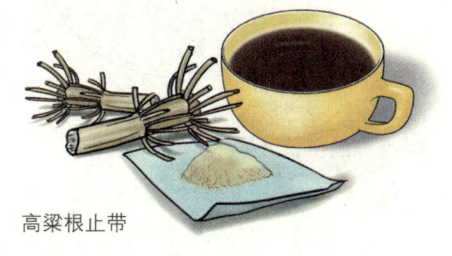

高粱根止带

荞麦粉鸡蛋止带

【配方及用法】荞麦粉500克，鸡蛋10个，甘草末60克。将荞麦粉炒成金黄色，凉凉，鸡蛋清倒入碗内，放入甘草末搅拌，再加入荞麦粉和温水调为小丸，晒干备用。每日早晚各1次，每次30克，以开水送下。

【功效】健脾祛湿，理中止带。用治白带相兼，伴小便胀满、头晕目眩、食欲不振、面色苍白、身有微热。

胡椒鸡蛋止带

【配方及用法】胡椒7粒，鸡蛋1个。先将胡椒炒焦，研成末，再将鸡蛋捅一小孔，把胡椒末填入蛋内，用厚纸将孔封固，置于火上煨熟。去壳吃，每日2次。

【功效】温中散寒，化湿止带。用治寒性白带色清如水、面色苍白、口淡无味。

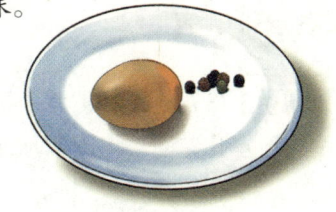

胡椒鸡蛋止带

小丝瓜止带

【配方及用法】小丝瓜（经霜打的）三指长。置新瓦焙焦黄，研末。每服6克，临睡时开水送服。

【功效】清热凉血，止带浊。用治年久不愈的赤白带下。

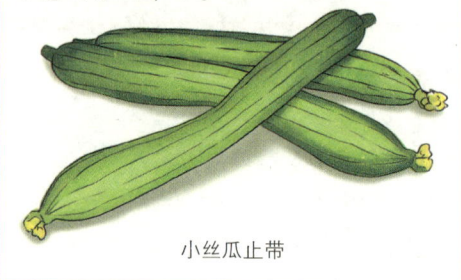

小丝瓜止带

墨鱼猪肉补虚止带

【配方及用法】墨鱼2个，瘦猪肉250克。两味药加食盐煮食。每日吃1次，连吃5日。

【功效】补虚损，止带下。用治妇女白带过多。

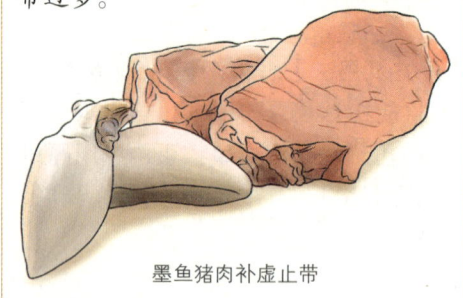

墨鱼猪肉补虚止带

黑鱼屋衣治带下病

【配方及用法】黑鱼1条，屋衣（旧房屋垂吊尘土）不定量。将屋衣从鱼口装入鱼腹，再用面包裹，火烧熟，食鱼，每日1条。

干墨鱼加鸡蛋治带下病

【配方及用法】干墨鱼1只，温水泡软后，切成细丝，和3个新鲜鸡蛋搅拌均匀。用少许清油入锅炒热，把墨鱼和鸡蛋倒入，翻动1~2次，接着倒入25毫升甜米酒或葡萄酒炒几下即好，不放盐，趁热吃下。

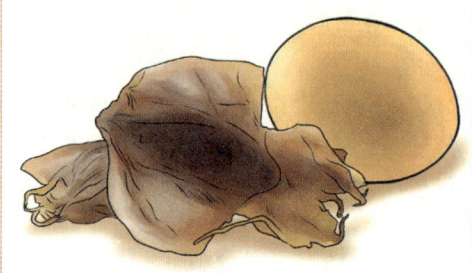

干墨鱼加鸡蛋治带下病

木槿花治妇女带下病

【配方及用法】取木槿花干品10克，加水500毫升浸泡半小时后，先用旺火煮沸，再改文火煎至200毫升温服。每日1次，连服5~7天。

【功效】木槿花能清热凉血，解毒消肿。可用于痢疾，腹泻，痔疮出血，白带；外用治疮疖痈肿，烫伤。

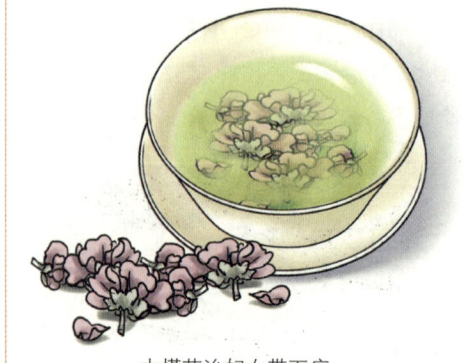

木槿花治妇女带下病

鱼鳔胶、猪前蹄止带下

【配方及用法】鱼鳔胶 6 克，猪前蹄 1 只。以清水四碗，于砂锅内文火炖烂。食肉饮汤。

【功效】行瘀补血。用治带下。

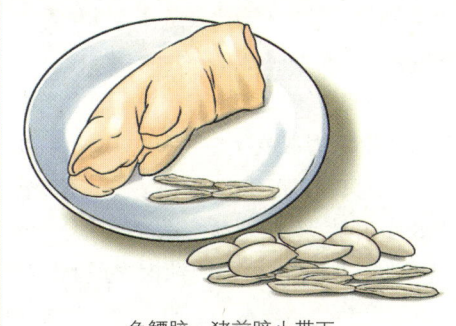

鱼鳔胶、猪前蹄止带下

向日葵梗和荷叶治带下病

【配方及用法】向日葵梗或根 12 克，荷叶 12 克，红糖适量。以向日葵梗或根与荷叶加水三碗煎至半碗，加红糖当引子。每日 2 次，饭前空腹服下。

【功效】温中止带。用治白带过多。

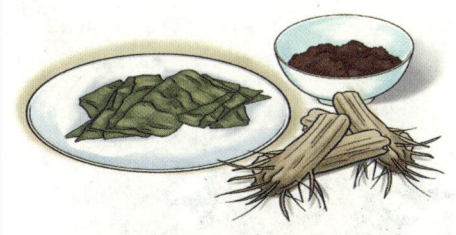

向日葵梗或根荷叶治带下

土霉素末拌猪油治妇女白带过多

【配方及用法】土霉素 3 片研细末后拌猪油，用单层生白布包好塞入阴道中，每天换药 1 次，白带自退。

白果莲肉粥对妇女带下有效

【配方及用法】白果 6 克，莲肉 15 克，优质米 50 克，乌骨鸡 1 只去内脏。制作时先将白果、莲肉研成细末，将细末纳入鸡膛，再加入米、水，慢火煮熟。食肉喝粥，日服 2 次。

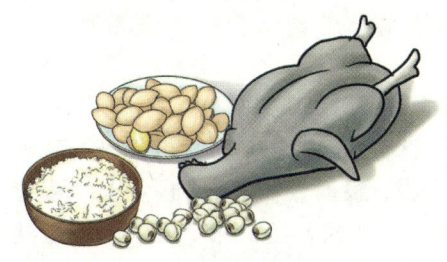

白果莲肉粥对妇女带下有效

藕汁鸡冠花治白带病

【配方及用法】藕汁半碗，鸡冠花 30 克。水煎，以红糖调味服用，每日服 2 次。

【功效】适用于治疗温热型白带病。

吃花生米治白带病

【配方及用法】取生、熟花生米 2 千克，每天早、中、晚适量食用。将 2 千克花生米吃完，此病可治好。病情严重者，再吃 1 千克可痊愈。此方无副作用。

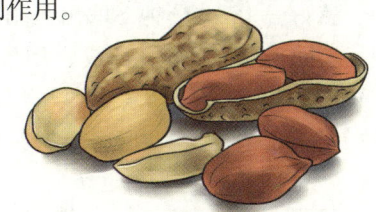

吃花生米治白带病

月经病

月经周期、经期、经量的异常，经色、经质的异常，月经的非生理性停闭以及与月经周期、绝经相关的疾病，都可称为月经病。常见的月经病有月经不调、闭经、痛经、崩漏、经行吐衄月经色淡、月经色紫等。七情所伤、先天禀赋不足、房事过度、过劳、饮食不节、跌打损伤都能够导致月经病。

白胡椒、鸡蛋治月经淋漓不断

【配方及用法】白胡椒、鸡蛋。用鸡蛋2个各打开一孔，将胡椒粒平均装入孔内，根据患者岁数（虚岁），1岁装1粒（如患者是47岁，则一个鸡蛋装入24粒，另一个鸡蛋装23粒），然后用纸将口封住，放在柴灶中烧熟，剥皮后一次吃下。连吃3天。服药期间忌食辛辣食物，忌生气。

【备注】一般吃3天后，即可止住，严重者可连吃6天。

辣椒根、鸡爪治妇女经血过多

【配方及用法】辣椒根15克，鸡爪3~4只，加水800毫升，煎至200毫升，留渣复煎，分2次服，每日1剂。本方也可单用辣椒根煎服。

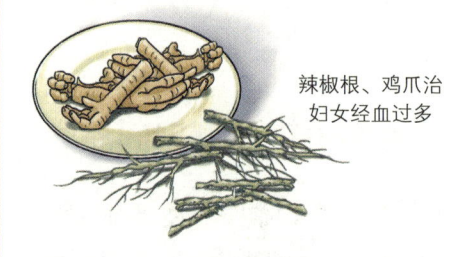

辣椒根、鸡爪治妇女经血过多

牡丹甜糕治月经不调

【配方及用法】牡丹花2朵，鸡蛋5个，牛奶250克，白面200克，白糖150克，小苏打少许。牡丹花洗净，将花瓣摘下切成丝。鸡蛋去壳打花，同牛奶、白糖、小苏打混拌在一起，搅匀。倒一半儿在开了锅的湿屉布上，摊平，上面撒匀牡丹花丝，然后再倒入余下的一半儿混合料，摊平，盖好盖蒸20分钟，取出，扣在案板上，上面再撒牡丹花丝即成。食之。

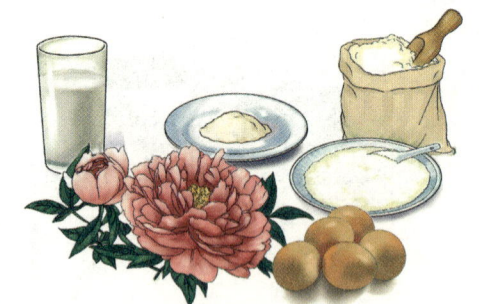

牡丹甜糕治月经不调

【功效】益气养血，清三焦虚火，调经，活血，止痛。用治月经不调、行经腹痛。

【备注】血虚有寒者、孕妇及月经过多者忌食。据分析，牡丹花瓣内所含的黄芪苷性平，味微苦，无毒，有调经活血之功。

当归、白芍、三棱治月经不调

【配方及用法】当归、白芍、三棱、莪术、红花各9克，川芎、肉桂、熟地、元胡、生地、麻黄各6克，斑蝥2个（去壳、头、足），榔片12克，红娘2个（去壳、头、足），粉草、山甲、血竭（烧）、血余各3克。用香油250毫升，先炸斑蝥、红娘，后入余药，炸透后再用火点着烧之。烧时把血竭同烧一处，烧至烟尽为度。将烧剩之灰，一次服下，黄酒为引。1次不愈，再服即愈。

【备注】用药期间，忌食豆面、杂面、荞麦面、小米饭3天；最忌驴马肉，食之复发，必不能治。

益母草、党参等治月经不调

【配方及用法】鲜益母草200克，党参、当归、制香附、丹参、熟地、白术、五灵脂（炒）、生地各100克，陈皮、青皮、乌药、柴胡、丹皮、地骨皮、川芎、酒芍、半夏、麦冬、黄芩、杜仲、续断、延胡索、红花、川楝子、苍术各50克，没药、远志肉、炒、枳壳、吴茱萸、黄连、厚朴、茴香、木通、木香、官桂、甘草各25克，炮姜15克，雄乌鸡骨1只（毛刀破腹去毛杂或用全副骨亦可）。以麻油熬、黄丹收、牛胶100克蒸化搅匀，贴脐下（气海、关元穴）。

【功效】调和气血，疏肝解郁，温经散寒，活血调经。

丁香、肉桂等治痛经

【配方及用法】丁香、肉桂、延胡索、木香各等份。上药共研末，过100目筛，和匀贮瓶备用。月经将行或疼痛发作时，用药末2克，置胶布上，外贴关元穴，痛甚则加贴双侧三阴交。隔天换药1次。每月贴6天为1疗程。

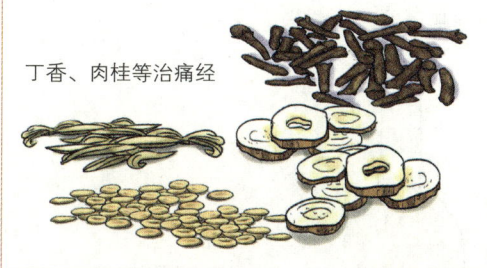

丁香、肉桂等治痛经

制香附、当归治痛经

【配方及用法】制香附15克、当归15克、玄胡10克、肉桂6克。经行不畅或量少、有瘀血者加丹参15克。月经来时或来前1天每天1剂，煎汤日2~3次分服。亦可研末炼蜜为丸，每粒10克，每服1~2粒，日3次，连服数日。

【功效】香附理气疏肝，调经止痛；当归补血和血，调经止痛；玄胡活血理气止痛；肉桂通血脉，散寒止痛。四药合用相得益彰，有理气活血，散寒调经止痛之功。

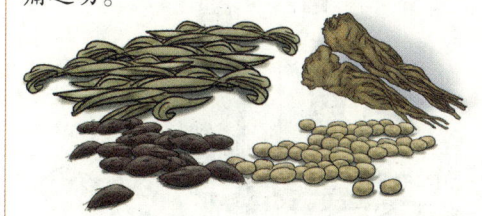

制香附当归治痛经

团鱼治闭经

【配方及用法】团鱼（鳖）1 只，黄酒适量。将鲜活肥大的团鱼头砍下，取其血滴入碗内，对入同等量的黄酒搅匀，再用同等量的开水冲服。

【功效】滋阴养血。

【备注】团鱼取备后，洗净同瘦猪肉炖食，连服数只亦有同等功效。

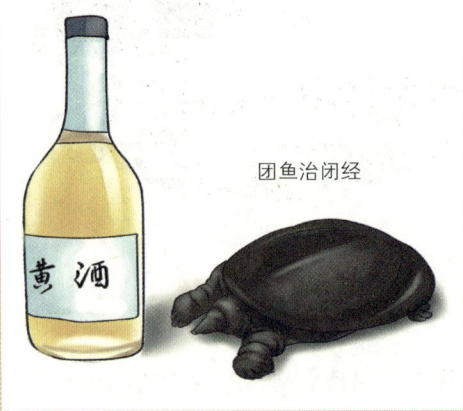

团鱼治闭经

丹参、穿山甲治闭经

【配方及用法】丹参 50 克，穿山甲 5 克。上药共研细末，以醋、酒各半调匀成膏，备用。每取 10~15 克贴神阙穴上，外用胶布固定，每日换药 1 次，5 次为 1 疗程，以经通为度。

【功效】养血通经。

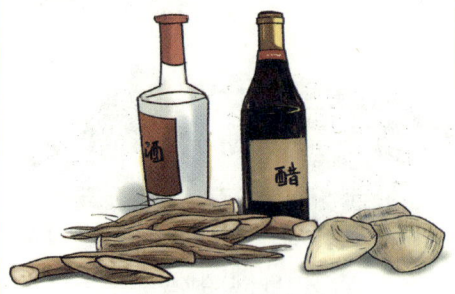

丹参、穿山甲治闭经

急性子治闭经

【配方及用法】急性子 15~30 克。将上药水煎，分早、晚 2 次口服；或日服 3 次。每日 1 剂。此药可单独煎服，亦可配伍其他药物同时服。

【功效】本方适用于气血两虚、肝郁气滞、脾虚血虚、心肾亏损、气滞血瘀等引起的闭经及哺乳时间太长而不来月经者。

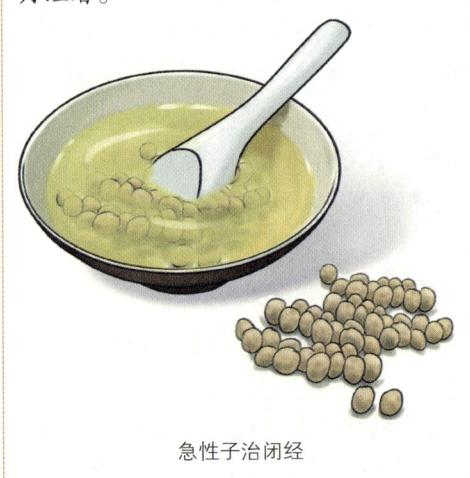

急性子治闭经

乌鸡丝瓜汤治血虚闭经

【配方及用法】乌鸡肉 150 克，丝瓜 100 克，鸡内金 15 克。共煮至烂，服时加盐少许。

【功效】健脾消食，养阴补血。用治体弱血虚引起的经闭、月经量少。

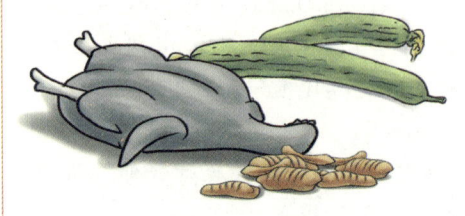

乌鸡丝瓜汤治血虚闭经

蜣螂治闭经

【配方及用法】蜣螂 1 个（焙干），威灵仙 10 克（烤干）。上药研极细末，以白酒调匀为膏状，备用。贴神阙穴上，约 1 小时去药，每天 1 次。

【功效】活血通经。

娃娃拳头等可治闭经

【配方及用法】娃娃拳头（大叶茜草果实）25 克，当归 10 克，川芎 10 克，酸枣根（色红者）50 克。水煎服，每日 1 剂。月经前 3~4 天开始服，月经后 3~4 天停服。

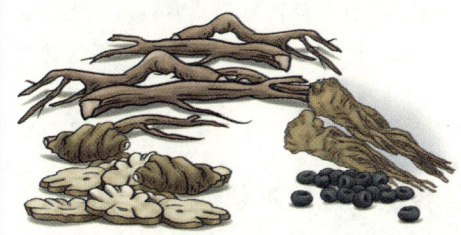
娃娃拳头等可治闭经

绿豆猪肝治闭经

【配方及用法】绿豆 150 克，猪肝 200 克。先将绿豆煮熟，加入新鲜猪肝（洗净剁碎），煮沸约 5 分钟后食用。分 3 次口服，每日 1 剂，至治愈为止。

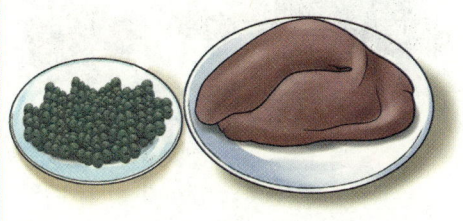
绿豆猪肝治闭经

芒硝治倒经

【配方及用法】芒硝 50 克，生甘草 10 克。将上药水煎 1 小时后，过滤去渣，顿服。若未愈，可再服 1 剂。

全当归等治倒经

【配方及用法】全当归、代赭石、珍珠母各 20 克，生地黄、玄参、黄芪、川牛膝、茜草、赤芍、香附、白茅根、益母草各 15 克，黄芩、川黄连、红花、生甘草各 6 克。在月经来潮前 7 天开始服药，每日 1 剂，水煎服，一般服药 2 个周期即可见效。

路参、黄芪等炖黄老母鸡治倒经

【配方及用法】路参、条参、黄芪、薏米、熟地各 9 克，炖黄老母鸡，吃肉喝汤。

治月经不调两方

【配方及用法】1.鲜月季花 15~20 克，放入保温杯内，开水冲泡，连服数次，可治妇女月经不调。2.用生姜 250 克，艾叶少许，水煮泡脚。

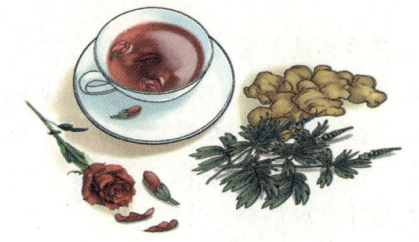
治月经不调两方

不孕症

一年之内没有采取任何避孕措施，且性生活正常而未能怀孕，即为不孕症。按发病原因，可分为男性不孕和女性不孕两类。药物刺激，手术，内分泌失常，病毒、细菌、支原体、衣原体感染，排卵障碍、输卵管异常、子宫内膜异位症，精液异常、排精障碍及一些免疫因素，都能造成不孕。还有些不孕症目前尚不知道其起因。

红花鸡蛋治不孕症

【配方及用法】取鸡蛋 1 个，打一个口，放入藏红花 1.5 克，搅匀蒸熟即成。此方又名红花孕育蛋。经期临后 1 天开始服红花孕育蛋，一天吃 1 个，连吃 9 个，然后等下一个月经周期的临后 1 天再开始服，持续 3~4 个月经周期。若服后下次月经未来就暂停，去医院做妊娠试验。

【备注】此方为健身强壮之佳品，无副作用，为调经安胎之妙方。

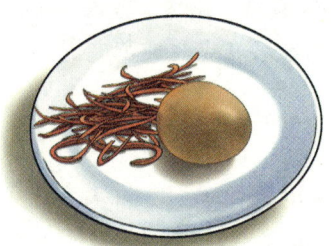

红花鸡蛋治不孕症

逍遥散治不孕症

【配方及用法】柴胡 15 克，当归 15 克，白芍 15 克，白术 15 克，茯苓 15 克，生姜 15 克，薄荷 6 克，炙甘草 6 克。酌定用量，作汤剂煎服。

【功效】疏肝解郁，健脾和营。

狗头骨黄酒红糖治不孕症

【配方及用法】全狗头骨 1 个，黄酒、红糖适量。将狗头骨砸成碎块，焙干或用沙炒干焦，研成末备用。月经过去后 3~7 天开始服药。每晚睡时服狗头散 10 克，黄酒、红糖为引，连服 4 天为 1 疗程。

【备注】服药期间可以正常行房，但忌食生冷之物。服 1 疗程未孕者，下次月经过后再服。

桂枝茯苓丸治不孕症

【配方及用法】桂枝、茯苓、牡丹（去心）、桃仁（去皮、尖，熬）、芍药各等分。上五味药，研成细末，过筛混匀，每 100 克加炼蜜 90~110 克，制成大蜜丸如兔屎大。每于空腹时服 1 丸，最多加至 3 丸。

【功效】活血化瘀，缓消症块。

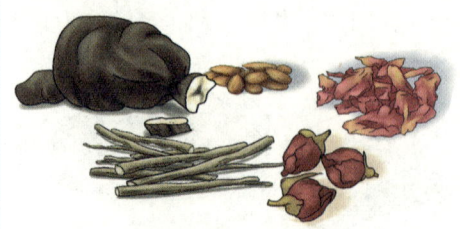

桂枝茯苓丸治不孕症

覆盆草、紫石英治不孕症

【配方及用法】覆盆草 500 克，紫石英 100 克，鹿角霜、女贞子各 500 克，珍珠 25 克，紫河车、当归、肉苁蓉、茺蔚子、紫珠各 500 克。将上述药研末混匀口服，日服 3 次，每次 10 克，3 个月为 1 疗程。

枸杞汁治不孕症

【配方及用法】新鲜枸杞 250 克。将枸杞洗净，用干净纱布包好，绞取汁液。每日 2 次，每次 10~20 毫升。

【功效】适用于肝肾阴虚、肝气郁结。症见多年不孕、腰膝酸软、两胁胀满等。

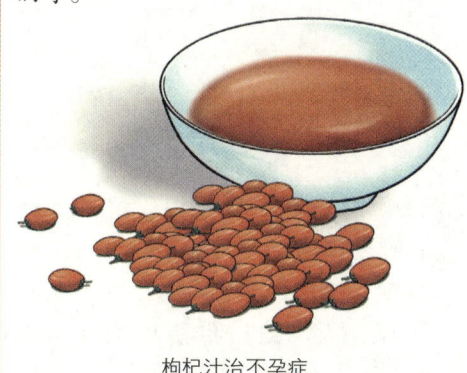

枸杞汁治不孕症

归脾汤可治不孕症

【配方及用法】白术 3 克，当归 3 克，白茯苓 3 克，黄芪（炒）3 克，远志 3 克，龙眼肉 3 克，酸枣仁炒 3 克，人参 6 克，木香 1.5 克，炙甘草 1 克。加生姜、大枣，水煎服。

【功效】益气补血，健脾养心。

柚子炖鸡可治痰湿型不孕症

【配方及用法】柚子 1 个，雄鸡 1 只，姜、葱、盐、味精、绍酒适量。将柚子去皮留肉，鸡杀后去毛，除内脏、洗净。将柚子肉放入鸡腹内，再放入锅中，加葱、姜、绍酒、盐、水适量，将盛鸡肉的锅置盛有水的大锅内，隔水炖熟即成。本品可供佐餐，宜常吃。

【功效】适用于痰湿型不孕症患者。

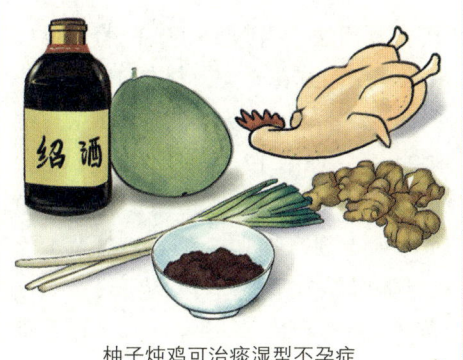

柚子炖鸡可治痰湿型不孕症

左归饮治不孕症

【配方及用法】熟地 9~30 克，山药 6 克，枸杞子 6 克，炙甘草 3 克，茯苓 4.5 克，山茱萸 3~6 克（畏酸者少用）。以水二盅，煎至七分，食远服。

【功效】补益肾阴。

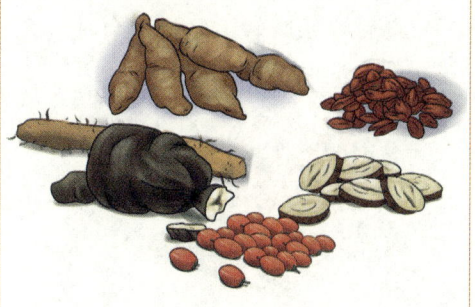

左归饮治不孕症

当归、熟地、鸡屎藤可治不孕症

【配方及用法】当归、熟地、鸡屎藤各 10 克，西红花 3 克，益母草、杜仲、定经草各 6 克。每日 1 剂，煎汤饮用，半月即可生效，最多服 20 剂即可受孕。

当归、白芍等治妇女不孕

【配方及用法】当归 18 克，白芍 21 克，川芎 9 克，红花 6 克，桃仁 12 克，芹子 18 克，泽兰 12 克，杞子 30 克，生地 24 克，香附 12 克，天茄子 24 克，穿山甲 12 克。上药水煎服，月经干净后每天 1 剂，连服 3 剂。3 剂为 1 疗程，需服 3 个疗程方可受孕。

【备注】各味药缺一不可，勿用相近药代替，否则无效。

当归、生姜治宫寒不孕

【配方及用法】当归 30~50 克，生姜 15~30 克，羊肉 500~1000 克。羊肉切块，洗净，放滚水内先滚一下，取出。当归、生姜洗净切片，布包，与羊肉一起入锅煨汤，熟后去药包，饮用。1 个月后症状减轻，坚持 3 个月，经事可调。半年后可望得子。

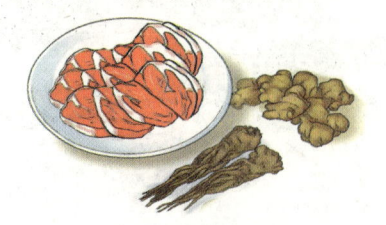

当归生姜治宫寒不孕

米酒炒海虾治多年不孕

【配方及用法】鲜海虾 400 克，米酒 250 克，菜油、葱花、姜末适量。把海虾洗净去壳，放入米酒，浸泡 10 分钟。将菜油放入热锅内烧沸，再入葱花爆锅，加入虾、盐、姜连续翻炒至熟即成。每日 1 次，每次 50~100 克。

【功效】适用于肾阳不足，形寒肢冷，性欲冷漠者。

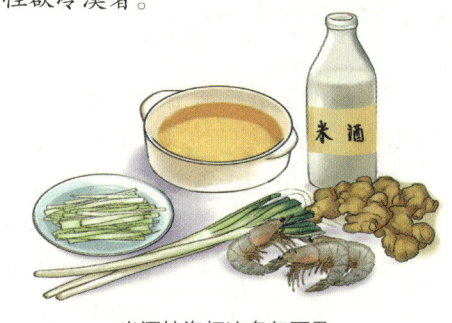

米酒炒海虾治多年不孕

蒸姜糖治宫寒不孕

【配方及用法】鲜姜 500 克，红糖 500 克。鲜姜洗净切成片，捣烂如泥，调入红糖，放锅内蒸 1 小时，取出在烈日下晒 3 天，然后再蒸再晒，如此 9 次（三伏天每伏晒 3 天最好）。月经来潮头一天服用，每次一汤匙，每日 3 次，连服 1 个月。服药期间忌房事，不久即可受孕。如果配合针灸、按摩，效果更佳。

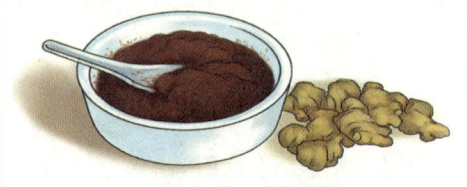

蒸姜糖治宫寒不孕

妊娠疾病

在妊娠期间发生的与妊娠相关的疾病，统称为妊娠疾病。孕妇阴血偏虚，阳气偏亢，又因胎儿的成长而有生理状态的变化，若有情志内伤以及劳逸过度、房事不节、跌仆闪挫，极易发生妊娠疾病，对孕妇和胎儿的健康造成不良影响，甚至会造成堕胎、小产。常见的妊娠疾病有妊娠恶阻、妊娠腹痛、异位妊娠、胎漏、胎动不安、胎水肿满、妊娠肿胀、妊娠心烦、妊娠眩晕、妊娠小便淋痛等。

黄芩、藿香治妊娠剧吐

【配方及用法】黄芩 50 克，藿香 6 克，半夏 6 克，竹茹 10 克，生姜 10 克，水煎服，每日 1 剂。为了防止进药时恶心或呕吐，亦可将药煎好后 1 天内频频呷服。一般用本方 3 剂便可痊愈。

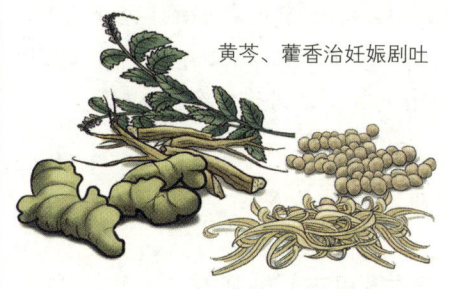

黄芩、藿香治妊娠剧吐

参橘饮治妊娠恶阻

【配方及用法】党参、炙杷叶、苏叶、佩兰、寸冬、橘红各 10 克，白芍、竹茹各 15 克，玫瑰花、砂仁各 6 克，扁豆 25 克。以上药材头煎加水 400 毫升，浸泡 30 分钟，煎 20~30 分钟，取汁 150 毫升；二煎加水 300 毫升，取汁 150 毫升；两煎混合，早、晚各服一半儿。痰盛而见呕吐痰涎者加半夏 6 克，生姜 3 片；津亏者加天花粉、生地各 15 克。

代赭石、半夏治妊娠恶阻

【配方及用法】代赭石 30 克，半夏 30 克，蜂蜜 100 克。每日 1 剂，先煎赭石、半夏，煎至 300 毫升，再加蜂蜜煮沸，嘱病人频服代茶饮。临床加减：胃脘灼热，喜冷饮，口苦便干加生石膏 30~50 克；呕吐清水，胸脘滞闷，舌淡苔白腻加茯苓 10 克，伴头晕体倦，语声低怯，加西洋参 10 克；呕吐伴腰腹疼痛加白芍 15 克，川断 10 克。

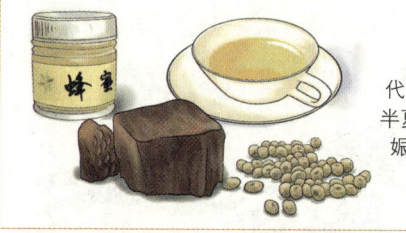

代赭石、半夏治妊娠恶阻

丹参、红花等治宫外孕

【配方及用法】丹参 20 克，红花、赤芍、木香、川芎、桃仁、延胡索、灵脂、蒲黄各 10 克，桂枝 5 克。上药煎 15~20 分钟取汁约 200 毫升，日服 3 次。大便秘结者加大黄 5 克，肉苁蓉 10 克；气虚甚者加生黄芪 30 克，党参 20 克；汗多脉沉伏者加红参 10 克，山萸肉 20 克，龙骨、牡蛎各 15 克。

当归、白芍治胎位不正

【配方及用法】当归、白芍各12克，白术、茯苓各15克，川芎6克。每晚1剂，水煎服。

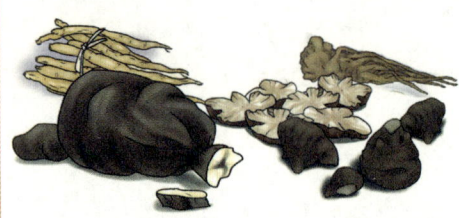

当归、白芍治胎位不正

苏叶等治胎位不正

【配方及用法】全当归、苏叶、枳实、陈皮各8克，川芎、生甘草各6克。将上药水煎，每日1剂，连服5天后，停药3天观察疗效，作为1个疗程。

【备注】服药后将裤带放松，平卧2个小时为宜。

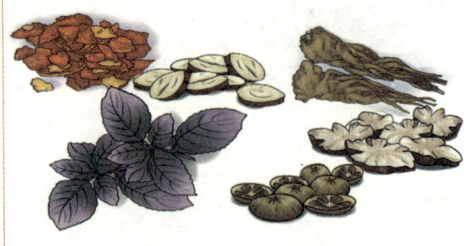

苏叶等治胎位不正

当归、川芎等治胎位不正

【配方及用法】当归、川芎、黄芪、党参、白术、白芍、川续断、枳壳、熟地、甘草各10克。将上药水煎，每日1剂，分2次服。

升麻、熟附子治胎位不正

【配方及用法】升麻3克，熟附子3克，归身31克（后下），石柱参6克（滚水冲，如买不到，可用党参15克代），牛膝6克，川芎6克。水一碗半煎至一碗入归身，再煎2分钟取出，冲参水一次服。

条悬灸可治胎位不正

【方法】艾条悬起灸，孕妇取仰卧位两腿伸直，或正坐位，解松腰带，将两根艾条点燃后同时施灸两侧至阴或三阴交穴，每次灸治15~20分钟，以局部皮肤潮红为度，每日1~2次。3天复查，灸至胎位纠正为止。如以上法灸治无效，请到妇产医院处理。

醋熏治产妇血晕

【配方及用法】好陈醋100克。醋放碗内，净石一块烧红，放在醋碗内。以所淬的热气熏产妇鼻孔2~3分钟，即愈。

【功效】解毒，散瘀。用治产妇血晕痉挛。

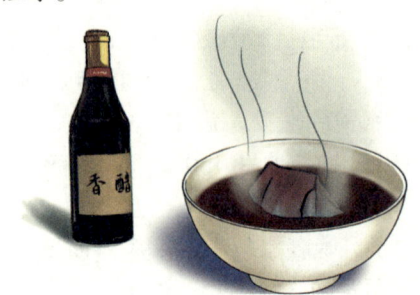

醋熏治产妇血晕

糯米稻草汤临产催生

【配方及用法】糯米 100 克，禾秆（稻草）300 克。将糯米淘洗，禾秆洗净，切段，用水五碗，煮成一碗后服。如放鸡煮，效果更好。

【功效】补中，益气。用治妇女临产用力过早，无力努下，3~4 日生不出者。

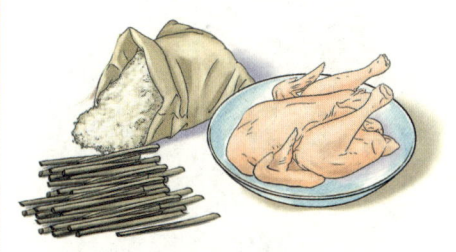

糯米稻草汤临产催生

乌梅等催产

【配方及用法】乌梅 1 粒，白胡 7 粒，巴豆 3 粒。上药共研为细末，以白酒适量调匀成膏状，备用。用时取药膏分贴于产妇的两侧三阴交穴上，外以纱布盖上，胶布固定。产下即去除药物。

【功效】催产助产。

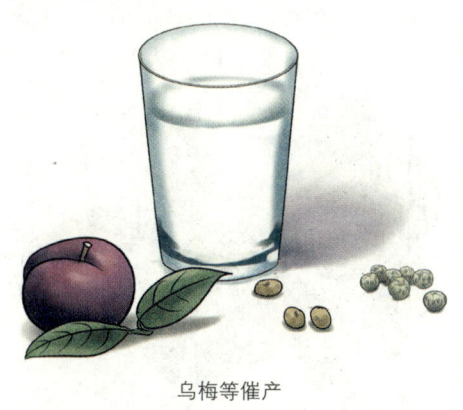

乌梅等催产

大麻子催产

【配方及用法】大麻子 30 克。将大麻子剥去皮，捣碎成泥状，备用。敷白布上，贴产妇脚心处（涌泉穴）。

【功效】泻下通滞，出有形之滞物。

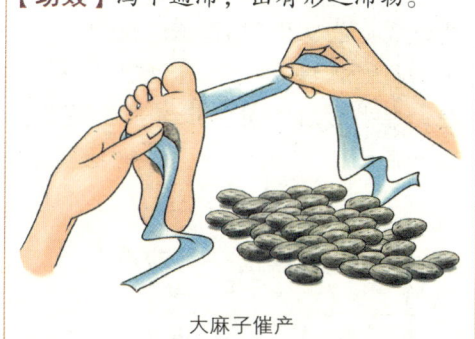

大麻子催产

猪肉汤催生保胎

【配方及用法】鲜猪肉 1 千克。将肉切大块，急火煎汤，去浮油。令产妇尽量饮用。

【功效】补肾益气，催生保胎。用治胎涩不下。

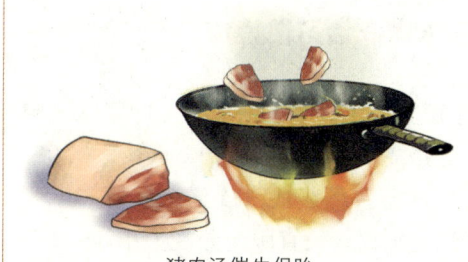

猪肉汤催生保胎

地龙汤治妊娠中毒症

【配方及用法】稀莶草、钩藤各 35 克，地龙 15 克。每天 1~2 剂，水煎频服。不能自服者，给予鼻饲。

当归、川芎、生龟板治难产

【配方及用法】当归 31 克，川芎 21 克，生龟板一大块（如手一样大，要确实是生龟板，用后才可产生药效）。上药用醋炙之后研制成末，用妇人之乱发约鸡蛋大之一团（用瓦焙烤存性），并用水两碗煎至一碗后，让难产妇人服之，半小时后即可生产，虽是死胎，亦可催下。

炙黄芪、潞党参治先兆流产

【配方及用法】炙黄芪 30 克，潞党参 15 克，熟地 30 克，山萸肉 30 克，怀山药 30 克，桑寄生 30 克，杜仲 15 克，川续断 20 克，菟丝子 15 克，炒白术 10 克，当归 10 克，川芎 6 克，升麻 6 克，济阿胶（烊冲）10 克，荆芥炭 6 克。每日 1 剂，水煎 3 次分 3 次服。5 剂为 1 疗程。

玉米嫩衣治习惯性流产

【配方及用法】玉米嫩衣（即紧贴米粒之嫩皮）。怀孕后每天以 1 个玉米的嫩衣煎汤。代茶饮，饮到上次流产期则用量加倍，一直服至分娩为止。

【功效】固摄安胎。

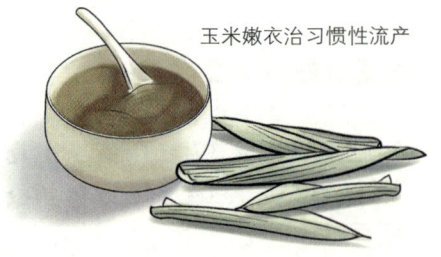
玉米嫩衣治习惯性流产

母鸡、黄米粥治习惯性流产

【配方及用法】老母鸡（4 年以上）1 只，红壳小黄米 250 克。将鸡宰杀去毛及内脏，煮汤，用鸡汤煮粥。可连续服用。

【功效】益气养血，安胎定志。用治习惯性流产。

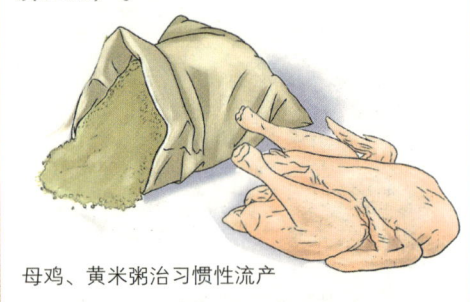
母鸡、黄米粥治习惯性流产

雄鸡可治胞衣不下

【配方及用法】活雄鸡，带毛剖开，去肠杂，趁热贴敷产妇脐中，鸡头向上，包扎固定。胞衣下后即去掉。

蝉蜕治胎盘不下

【配方及用法】蝉蜕 20 只，加水一碗半，煎至半碗，冲米酒 50 毫升内服（不能喝酒者，酒量可酌减）。

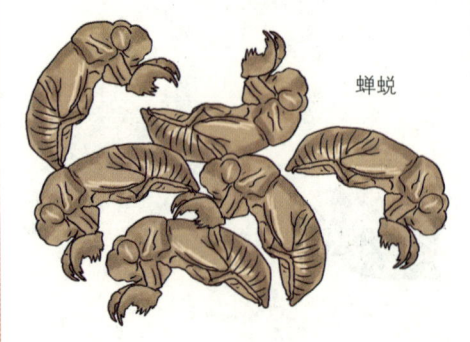
蝉蜕

缺乳、回乳

妇女产后乳汁过少，不够喂养婴儿，甚至没有乳汁，就叫作缺乳，又叫产后乳汁不行。产妇的营养、睡眠、健康状态以及情绪等都能影响乳汁的分泌，造成缺乳。含雌性激素的避孕药，以及一些治疗其他疾病的药物也能引起缺乳。给婴儿断奶后，则需要让乳房不再分泌乳汁。这就叫作回乳。

赤小豆治缺乳

【配方及用法】赤小豆 500 克。每天早、晚各服 1 半的煎赤小豆汤液（去豆、饮浓汤）。连服 3~5 天。

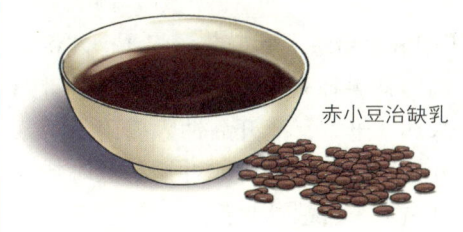

赤小豆治缺乳

服南瓜子仁治缺乳

【配方及用法】每次用生南瓜子 15~18 克，去皮取仁，用纱布包裹，捣碎成泥状，加开水酌量口服。加入少许豆油或食糖搅拌，则味美可口。早、晚空腹各服 1~2 次，2 日后，即见乳汁增多，至断乳时，奶水仍然充足，不需配合其他疗法。

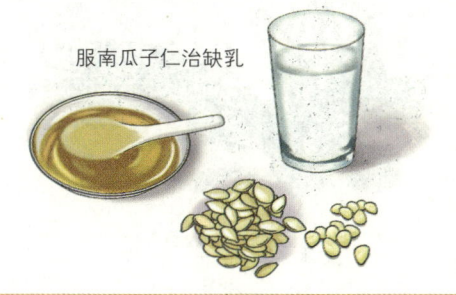

服南瓜子仁治缺乳

黑芝麻、僵蚕等治缺乳

【配方及用法】僵蚕 6 克，黑芝麻、红糖各 30 克。将僵蚕研细，芝麻捣碎，加入红糖后拌匀。用时，将药放入茶杯内，倒入沸开水，加盖后待 10 分钟左右，1 次顿服，每日服 1 次，空腹时服。

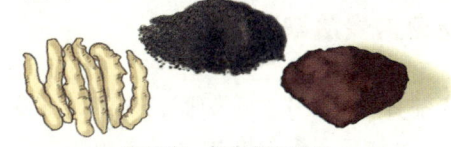

黑芝麻、僵蚕等治缺乳

芝麻丝瓜汤治产后缺乳

【配方及用法】把黑芝麻、胡桃肉各 15 克分别炒熟，加入新鲜嫩丝瓜 50 克，共捣为泥，以沸水 500 毫升冲服（连药渣同服），每日 1 剂。若无新鲜丝瓜，可用丝瓜络 60 克先煎汤，去渣，冲服炒黑芝麻、炒胡桃肉泥。

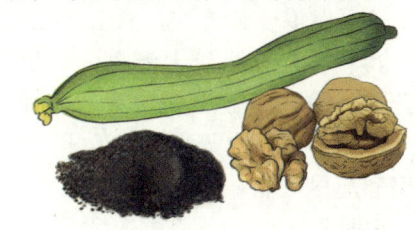

芝麻丝瓜汤治产后缺乳

金银花等治缺乳

【配方及用法】金银花、蒲公英、王不留行各15克。将上药水煎3次后合并药液，分3次服，并以黄酒少量为引。每日1剂。

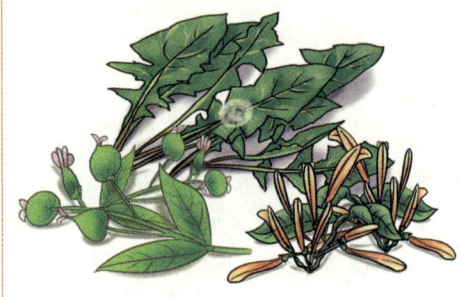

金银花等治缺乳

吃兔肉蛋治缺乳症

【配方及用法】买一只野母兔，杀死掏出内脏后，将兔肉连同6个鸡蛋进行炖烧，调好味料，把兔肉、蛋及汤汁一同吃完（可分次食用）。4天后，产妇奶如泉涌，再无奶汁不足之忧！

穿山甲、王不留行治缺乳症

【配方及用法】穿山甲2克，王不留行3克，葛根3克，麻黄1克，豆腐500克，白糖100克。前4味药共研细末。豆腐取一长方块，靠上方先切下一薄片，再在豆腐上方挖一方坑，把药放入坑内，盖上先切下的薄片，放上白糖，放锅内蒸半小时取出。将豆腐和药尽可能一次吃完，盖被稍发汗，病即愈。

黑芝麻、鱼腥草使乳汁通畅

【配方及用法】黑芝麻150克，鱼腥草120克，鸡血藤90克，香附6克，水煎服。

牛鼻散通乳

【配方及用法】水牛鼻1个，洗净，加水文火久煮，煮成羹状服用。

雄鸡睾丸治产后无乳

【配方及用法】雄鸡睾丸2~4个。将雄鸡睾丸去掉外膜捣碎，用甜酒适量加水约3毫升，煮开后冲入捣碎的鸡睾丸即可，也可用开水冲服。服时加少许白糖，但忌用火煮。

麦芽饮内服法回乳

【配方及用法】麦芽120克，车前子15克，每日1剂，煎汤代茶，不拘时服。一般1~2天即可回乳。

【备注】麦芽能疏肝和胃，车前子利尿，使乳汁有出路，故能回乳。

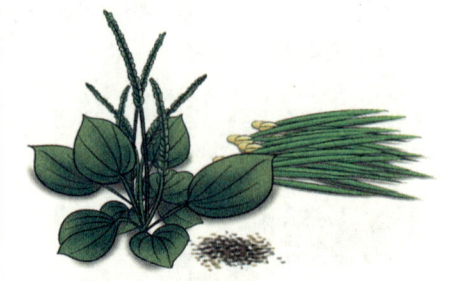

麦芽饮内服法回乳

神曲、蒲公英回乳

【配方及用法】神曲、蒲公英各 30 克。将上药水煎，每日 2 次，每日 1 剂。同时，趁热将药渣用干净纱布包好，放在乳房上热熨。

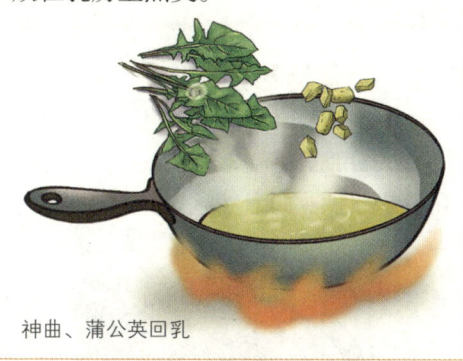

神曲、蒲公英回乳

莱菔子回乳

【配方及用法】莱菔子 30~40 克。将上药打碎，加水浸泡 30 分钟后，水煎分 3 次温服。每日 1 剂。

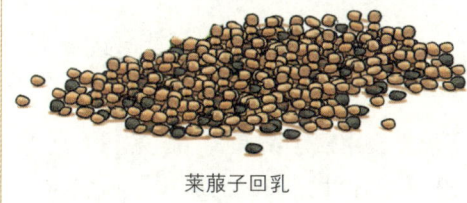

莱菔子回乳

酒浸当归、赤芍等治回乳

【配方及用法】当归、赤芍、红花（酒浸）各 15 克，川牛膝（酒浸）30 克，山楂 20 克，麦芽（炒）60 克，蝉蜕 12 克。上药每日煎服 1 剂，头煎加水 800 毫升，文火煎取约 400 毫升；二煎加水 600 毫升，煎取约 300 毫升；两汁合对，分早、晚 2 次温服。

生麦芽回乳

【配方及用法】生麦芽 120 克。将上药微火炒黄，置锅内，加水 800ml，煎至 400ml，再加水 600~700ml，煎至 400ml，将 2 次药汁混合为 1 日量，分 3 次温服。

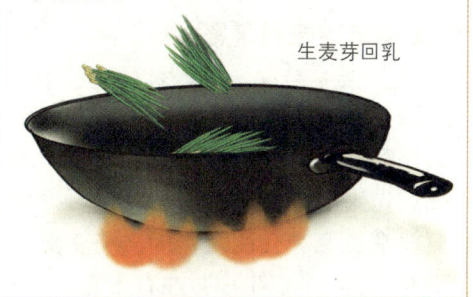

生麦芽回乳

芒硝治回乳

【配方及用法】芒硝 200 克。上药用纱布包裹，分置于两侧乳房上，用胸带固定，经 24 小时（天热 12 小时）取下。如 1 次未见效，可继续敷 1~2 次。

陈皮等回乳

【配方及用法】陈皮、莱菔子、柴胡各 15 克。将上药水煎分 2 次服，每日 1 剂。

花椒断乳

【配方及用法】花椒 6~15 克，以水 400~500 毫升浸泡后煎煮浓缩成 250 毫升，然后加入红糖（白糖效果不佳）50~100 克，于断奶当天服下。日服 1 剂。

乳腺疾病

乳腺病是一种常见、多发的妇女疾病，青春期以后的妇女是主要受害人群。乳腺病的致病因素比较复杂，卵巢功能、遗传因素、婚育哺乳、生活习惯、性格特点等都与乳腺病的发生有关。此病若没有得到及时而正确的治疗，很可能会发生病变，对女性生命造成威胁。

半夏闻鼻治急性乳腺炎

【配方及用法】半夏6克，大葱根7个。共捣烂如泥，分7份，用纸卷筒状即成。先用手指按压健侧鼻孔，再将药筒放在患侧鼻孔闻之，如法将7份药筒闻完，一般以半小时左右为宜。

水煎当归、川芎等治急性乳腺炎

【配方及用法】当归、川芎、益母草、泽兰、苍耳子各12克。水煎，冲黄酒服。
【功效】活血祛瘀通络，用治乳痈（急性乳腺炎）初起，尚未成脓者。

全瓜蒌、赤芍治急性乳腺炎

【配方及用法】全瓜蒌、赤芍、生甘草各30克，丝瓜络15克，水煎后加红糖适量趁热饮服，微出汗。每日1剂。

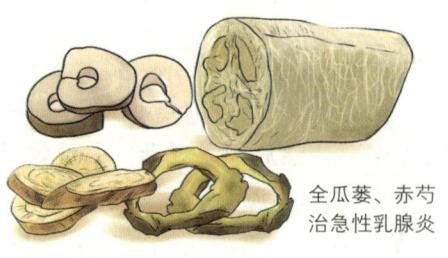

全瓜蒌、赤芍治急性乳腺炎

陈皮、甘草治急性乳腺炎

【配方及用法】陈皮60克，甘草8克。用砂锅水煎，每日1剂，分早、晚服。

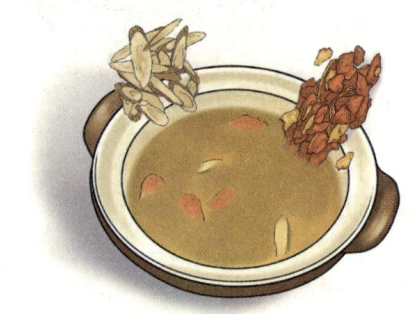

陈皮、甘草治急性乳腺炎

鲫鱼草治急性乳腺炎

【配方及用法】鲫鱼草60克。上药与酒捶烂榨汁，加温内服（服后食道可有热感）。第一天服2次，以后每天服1次。如病情重，可兼用药渣敷于患处。

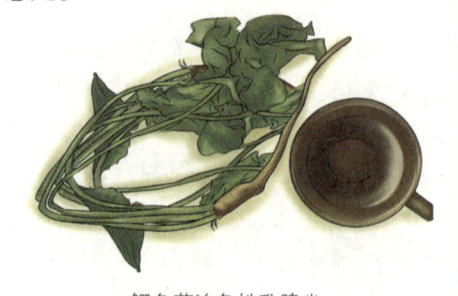

鲫鱼草治急性乳腺炎

水煎赤芍、甘草治疗急性乳腺炎

【配方及用法】赤芍 50 克，甘草 50 克，水煎，每日 1 剂，分 2 次饭后服，3 天为 1 疗程。局部脓性分泌物较多者加黄芪 30 克；局部湿疹瘙痒者加地肤子 20 克；乳房结核伴乳腺炎者加穿山甲 10 克，昆布 20 克。

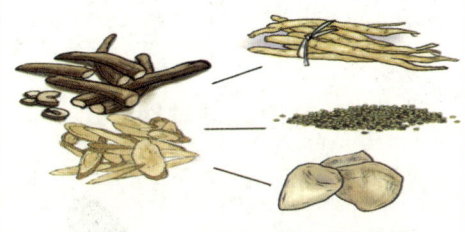

水煎赤芍、甘草治疗急性乳腺炎

威灵仙治急性乳腺炎

【配方及用法】鲜威灵仙根。将威灵仙平地面砍去泥土外的藤蔓，挖出长在泥土里的根须，去泥土，用冷水洗干净，切下根须约 50 克，用旧棉纱布包裹，以针线悬吊于内衣，使药囊贴近乳房肿痛处即可。

【备注】本方所选为毛茛科多年生攀援性灌木威灵仙的新鲜根须，刺激性很强，易使皮肤发红起疱。

乳香、没药等治急性乳腺炎

【配方及用法】乳香、没药、大黄、蜂房各 10 克，蜂蜜适量。将前 4 味药混合研细末，再加蜂蜜调成膏状，敷盖于乳房结块处，用布覆盖，胶布固定，每天换药 1 次。

白矾、大葱白治急性乳腺炎

【配方及用法】白矾（研末）6 克，大葱白 7 节（根底部 2 厘米为一节），葱根（带须）7 个。将大葱白切碎捣成泥糊，与白矾末合在一起，分成 7 小堆，然后将 7 个葱根洗净放在碗内，用滚开水冲泡，待温后用葱根水送服药，分 7 日连续服下，服药后见汗即愈，一次成功。

大青叶、双花治乳腺炎

【配方及用法】大青叶 30 克，双花 30 克，鹿角霜（研细末）30 克，米酒或白酒 30 毫升。水煎大青叶、双花约 300 毫升，去渣冲服研为细末的鹿角霜，饮米酒或白酒 30 毫升，盖被出微汗即愈。每日 1 剂，3 剂 1 疗程。

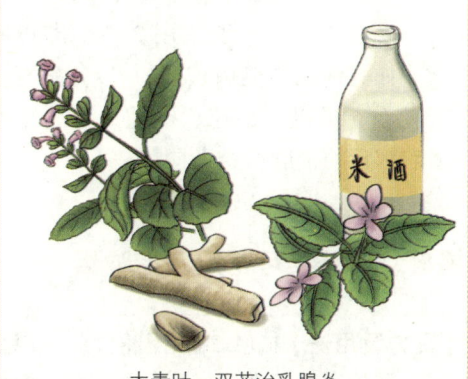

大青叶、双花治乳腺炎

酢浆草塞鼻治急性乳腺炎

【配方及用法】取鲜酢浆草（全草）洗净捣烂，搓成黄豆大小药丸，塞入患乳侧对侧鼻孔。

泥鳅、土豆外敷治乳痈

【配方及用法】土豆1个（要选用无斑点者），泥鳅1条（约有10厘米长为佳）。以上为1次量。将土豆洗净和泥鳅同时放入器皿中捣烂，捣至黏腻沾手时，取出做成小饼（大小视病灶而定）贴敷患处，每天1次，一般2次即见效。

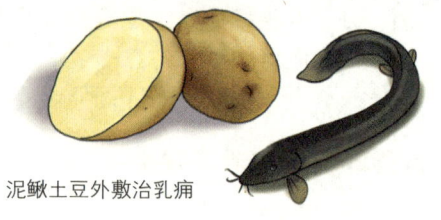

泥鳅土豆外敷治乳痈

鹿角粉治早期乳痈

【配方及用法】取鹿角1根，以刀或锉刮取粉末，保存备用。每次取鹿角粉3~5克，清水煎沸5分钟，吞服，每日早、晚各1次。一般服用2~3次即可收效。如乳痈红肿热痛较甚，可与蒲公英、天花粉、贝母、银花、连翘、地丁草等清热解毒、消肿散结药同用。

橘叶、蒲公英可化结乳痈肿毒

【配方及用法】橘叶20克，蒲公英30克。将上药加水适量煎煮15分钟左右，撇药汁加水再煎15分钟取汁，同前药汁混合，分2次温服。

橘叶、蒲公英
可化结乳痈肿毒

皂刺、陈皮等治乳腺增生

【配方及用法】皂刺、陈皮、水八角各15克，木莲藤、白蒺藜花、炮山甲各30克，昆布、海藻各10克，龙衣5克，共研细粉，加水搓为绿豆大小丸。每次服5克，每日2次，以黄酒100毫升冲服。一般15天见效，30~60天痊愈。

仙人掌外敷治乳房结块

【配方及用法】用新鲜仙人掌除去表面的刺和绒毛，洗净，捣烂外敷，每天更换5次。

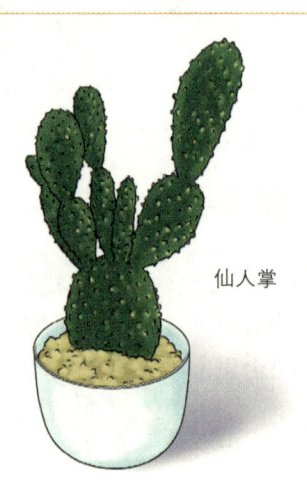

仙人掌

白蒺藜花、柴胡等治各种乳腺病

【配方及用法】白蒺藜花、柴胡、黄芩、通血香各15克，炮山甲20克，柏花、白花蛇、水八角各10克。上药研为细末，水调制成丸。每天服2次，每次4克，饭后1小时温开水或黄酒冲服。一般服半个月即可见效，30~60天即可根治。有疼痛加全虫、玄胡各15克，有癌变加山慈菇、蚤休各20克。

更年期综合征

妇女从生育期向老年期过渡的一段时期出现的以自主神经功能失调为主的症候群，称为更年期综合征。患者会有月经紊乱、潮热、出汗、头痛、头晕心悸、胸闷、恶心、思想不集中、易激动、失眠、多虑、郁抑、乳房萎缩下垂、尿频、尿失禁、骨质疏松等症状。营养不良、精神情绪不稳定者及曾接受手术、放射治疗者比较容易患此病。

百合、粳米治更年期综合征

【配方及用法】百合 50 克，粳米 100 克同煮粥，加冰糖调味食用，连服两周。

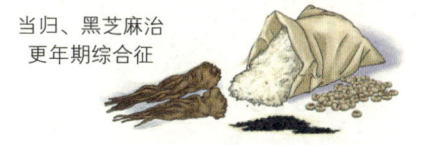

百合、粳米治
更年期综合征

当归、黑芝麻治更年期综合征

【配方及用法】当归 9 克，黑芝麻、薏苡仁各 12 克，大米 50 克，加适量水，共煮成粥食用，连服 15 至 30 日。

当归、黑芝麻治
更年期综合征

何首乌等治女性更年期综合征

【配方及用法】何首乌 15 克，怀山药、山萸肉、仙茅、益母草、生地黄、熟地各 12 克，茯苓、丹皮、炒当归、炙甘草各 10 克。将上药水煎 3 次后合并药液，分 3 次日服，每日 1 剂。1 周为 1 个疗程。

浮小麦治疗妇女更年期综合征

【配方及用法】浮小麦 100 克，炙甘草 10 克，先将炙甘草加水煎煮取汁、备用，再用炙甘草与小麦、红枣同煮。先用武火煮沸，后用文火煨至小麦烂熟成粥状。每天早晚各空腹食 1 碗。

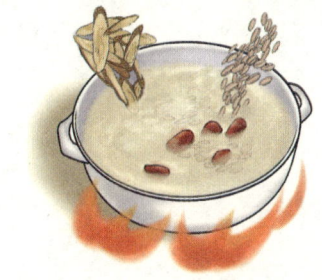

浮小麦治疗
妇女更年期
综合征

牵牛花子治疗更年期综合征

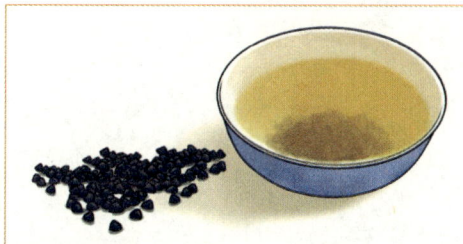

【配方及用法】每天用 10 粒牵牛花子压碎，泡热水饮用。

【功效】牵牛花子富含脂肪油、有机酸等成分，具有泻水利尿之效，可用于治疗水肿腹胀、大小便不利等症。

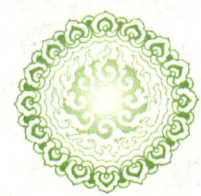